全国高等医药教育规划教材

社区急救

主　审　戴玉英　蔡文伟
主　编　朱　宁　费　敏
副主编　陈利丽　袁永生　谢民民

ZHEJIANG UNIVERSITY PRESS
浙江大学出版社

陈　略（杭州医学院附属人民医院　浙江省人民医院）

蒋建平（杭州医学院）

许利明（杭州医学院附属人民医院　浙江省人民医院）

陈　杰（杭州医学院附属人民医院　浙江省人民医院）

蒋成行（杭州医学院附属人民医院　浙江省人民医院）

胡朝洲（杭州医学院附属人民医院　浙江省人民医院）

汪亨通（杭州医学院附属人民医院　浙江省人民医院）

韩楠楠（杭州医学院附属人民医院　浙江省人民医院）

邓　晶（杭州医学院）

程志刚（杭州市临安区人民医院）

费　敏（杭州医学院附属人民医院　浙江省人民医院）

王　郦（杭州医学院）

甘宜超（杭州医学院附属人民医院　浙江省人民医院）

庞凌霄（杭州医学院附属人民医院　浙江省人民医院）

张美齐（杭州医学院附属人民医院　浙江省人民医院）

袁永生（杭州医学院附属人民医院　浙江省人民医院）

南　勇（杭州医学院附属人民医院　浙江省人民医院）

王　力（杭州医学院）

郑若妲（杭州医学院）

潘杭丽（萧山医院）

陈　环（杭州医学院附属人民医院　浙江省人民医院）

盛　斌（杭州医学院附属人民医院　浙江省人民医院）

前　言

　　三年制临床医学专业学生毕业后主要就业单位是城乡社区基层医疗卫生机构。作为一名社区一线医务工作者，在所辖社区人群突发各种意外和急症时，常常最先到达急救现场，最先对急症患者实施救治，这往往对患者后续救治起到重要作用，有时甚至是挽救生命的作用。

　　因此，社区急救基本技能，包括常见急症的诊断、鉴别诊断、紧急救护和及时转送，是以三年制临床医学专业学生为代表的所有毕业后进入基层医疗机构工作的医学生和基层医疗机构所有医务工作者必须熟练掌握的知识和技能。

　　为了更有效地开展社区急救的人才培养工作，杭州医学院联合浙江省人民医院、杭州市临安区人民医院组织了一批在社区急救方面既有丰富临床经验又有坚实理论基础的教授、专家、业务骨干编写了本教材。

　　在编写过程中遵守以下原则：

　　①紧密结合三年制临床医学专业培养高素质应用型基层医学人才的目标，遵从专业技能教学基本要求，强调基本技能、初步诊断、现场急救、早期处理和及时转诊，切合社区实际，满足岗位需求。

　　②顺应高等医学教育改革趋势，创新编写体例，采用病例与教学内容相结合的形式编写。注重学生如何运用所学的知识和技能去分析、判断临床上一个真实的急症患者，同时引导学生从临床一个个病例中去学习相关知识和技能。这样通过正反两方面的思维训练，让学生逐渐实现从课堂走向临床实践。

　　本教材的编写，得到各参编院校领导的大力支持，全体参编人员付出了辛勤的劳动，杭州医学院临床医学院执行院长戴玉英教授、浙江省人民医院急诊科蔡文伟主任对教材进行了认真的审定，使得本教材方向明确、内容丰富、文字精炼、突出实用，注重理论联系实际。

　　由于社区急救发展迅速，加之编写时间较紧、编者经验有限，本教材在内容和文字上可能存在不少缺点甚至错误，恳请读者多提宝贵意见，反馈使用信息，以便我们后续能更好地修改和完善教材内容，提高教材质量。

主　编

目录 CONTENTS

第一章 绪 论

第一节 急诊与急救概述

急诊医学(emergency medicine)是临床医学领域中一门新兴的、实践性很强的、跨学科的综合性学科,既有自身的理论体系,又与临床医学各科和基础医学联系密切。急诊医学是研究急性危重病症和急性创伤的基本理论、诊断、治疗技术以及组织管理体系的一门科学,它包括急救医学、灾难医学、危重医学、急诊医疗体系的组织和管理等。一般认为,急诊不同于急救,急救从属于急诊。急救是急诊的一种重要临床救治手段,是急诊医学的一个重要组成部分,主要是指为抢救生命、改善病情和预防并发症所采取的紧急救治措施,它不处理伤病的全过程,而是把重点放在处理伤病急救阶段,其内容主要包括:心肺脑复苏等急救技术,创伤、急性中毒和各种急症的初步处理、安全转运和急救组织管理等。

简单而言,急诊是指急速地为急症患者进行检查、诊断、处理所采取的一系列行动。急救是为防止处于危急状态下的患者死亡和其后致残,而对患者提供的紧急医疗服务。

一、急诊医学的发展简史

急诊医学是一门年轻的学科,世界上发展最早的是美国。在 20 世纪 60 年代初,美国就有一些医生、护士从事急诊工作;20 世纪 70 年代,美国率先将急诊医学独立于其他专科,开始出现急诊医学的雏形;1979 年,急诊医学获得美国医学会的承认,从而正式成为一门独立的学科。当今欧美一些发达国家,多数已建立起相对完善的急救网络,大大地推动了急诊医学的发展。

我国现代急诊医学起步较晚,1980 年 10 月,卫生部颁布《关于加强城市急救工作的意见》;1984 年 6 月,卫生部颁布《医院急诊科(室)建设方案(试行)》,随即全国各地城市中很多医院组建独立的急诊科(室);1986 年 11 月,卫生部颁布《中华人民共和国急救医疗法(草案)》;1987 年 5 月,中华医学会急诊医学专科学会在杭州成立;1997 年 3 月,急诊医学专科学会根据中华医学会的要求正式更名为中华医学会急诊医学分会;2009 年 5 月,卫生部颁布《急诊科建设与管理指南(试行)》。上述法规的实施和机构的运行,有力地促进了我国急诊医学的发展,目前我国二级以上医院普遍单独设置了急诊科(室),配备了专门从事急诊工作的医护力量,专用的器械设备也日臻完备先进,正向专业化、系列化、标准化方向前进。全国的急救电话号码统一为"120",基本建立了以城市为中心的"120"急救中心,逐渐形成并完善了集院前急救、院内急诊科诊治、重症监护病房(intensive care unit,ICU)救治等有机联系的急诊医疗服务体系(emergency medical service system,EMSS)。

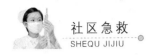

二、急诊医学的内容

(一)院前急救

院前急救也称初步急救,包括现场急救和途中急救,是指在到达医院前急救人员对急症患者开展现场和转运途中的紧急医疗救治。院前急救是急诊医疗服务体系的重要组成部分,也是国家整体医疗水平的体现。

现场急救包括在社区、农村、家庭、机关、学校、建设工地和交通事故发生地等处的急救处理。现场的最初目击者首先给患者进行必要的初步急救,如徒手心肺复苏、清除呼吸道异物等,并通过急救电话向急救中心(站)呼救,然后在进行不间断现场急救的同时等待急救医护人员到达。在医务人员到达现场前,对伤病员的初步急救,往往需要依靠具有初级现场急救知识与技能的现场目击者来完成。

院前医疗急救也包括急救医师所进行的途中救护。在伤病员出现后立即进行现场救治的同时,呼叫急救中心、急救站或就近医院派出急救人员赶赴现场,将经过现场急救的伤病员转送至合适的医疗急救单位。在转送途中,急救人员应继续对伤病员进行必要的抢救,以防止途中发生意外或延误抢救时机。如短时内呼叫不到急救人员,则途中救护仍可由具有初级现场急救知识和技能的人员担负,其目的是维持患者的主要生命体征并尽可能快速、平稳地将其送往医院急诊室。

尽管院前急救是暂时的、应急的,但对于一些危重患者,如果没有在院前急救过程中所争取到的分分秒秒,医院内的设备再先进、医生的医术再高也难以发挥最佳作用,如果院前急救做得好,就能大大降低伤病员的死亡率和致残率。因此,院前急救是急诊医疗服务体系的重要基础部分,但在我国院前急救还是薄弱环节,还需要进行广泛的现场急救知识的宣传普及和教育培训。

(二)复苏学

复苏学是针对心搏呼吸骤停患者的抢救,按心搏呼吸骤停的救治程序进行。其研究目的,不仅要使患者呼吸心跳恢复,还要使患者脑功能得到保护,最后还要使整个机体的功能活动尽可能恢复正常。现代复苏学经过几十年的实践,有了较快的发展,尤其是心肺脑复苏技术的改进与规范化,使复苏成功率不断提高。

心肺复苏大致分为三个阶段:①基础生命支持,包括尽早识别心搏骤停和启动应急反应系统,尽早开始心肺复苏术(cardiopulmonary resuscitation,CPR),尽早电除颤;②高级生命支持,包括呼吸支持、恢复和维持自主循环、CPR期间的监测、药物治疗;③复苏后治疗,包括呼吸管理、维持血流动力学稳定、多器官功能障碍或衰竭的防治、脑复苏。

2015年,美国心脏协会(American Heart Association,AHA)心肺复苏指南将原来的一条生存链分成两条,将在院内和院外出现心搏呼吸骤停的患者区分开以确认不同的情况下患者获得不同的救治途径。院内心搏骤停生存链包括:①监测和预防;②识别和启动应急反应系统;③即时高质量心肺复苏;④快速除颤;⑤高级生命支持和心搏骤停后护理。院外心搏骤停生存链包括:①识别和启动应急反应系统;②即时高质量心肺复苏;③快速除颤;④基础及高级急救医疗服务;⑤高级生命支持和心搏骤停后护理。

(三)危重病医学

针对急诊医学主要处理各种急危重症患者的特点,危重病医学是急诊医学的重要组成部分,是指受过危重病医学专业培训的医护人员,在配备先进监护设备和急救设备的重症监护病房中,对继发于多种严重疾病或创伤的急危重患者进行全面监护及治疗,包括各种类型的休克、严重感染、急性中毒、心肺脑等重要脏器的危急重症及多器官功能障碍综合征等。这要求急诊医师掌握跨学科、跨专业的知识和技能,才能满足治疗这类患者的需要。

(四)灾害医学

灾害医学是研究人群受灾后的医疗急救以及灾害预防等有关内容的一门综合性医学学科。灾害常突然发生,可造成大批人员受到伤害,例如地震可造成大量伤亡、感染、休克,洪水可造成溺水、胃肠道传染病、皮肤病,火灾可造成烧伤、感染、休克,而交通事故可造成多发伤等。灾害医学的研究内容包括灾害发生前如何做好预防和准备,灾害一旦发生,即应立即组织医务人员奔赴现场进行抢救、安全转送及途中救护,以使伤病员的受伤致残率和死亡率降至最低,同时要采取有效措施做好灾后各种疫情控制和人群心理干预。

(五)创伤学

意外创伤作为造成人身损害的常见重要原因,已越来越受到各国的重视。创伤学主要研究各种机械因素、物理因素、化学因素、生物因素等造成人体皮肤、黏膜和组织器官的损伤,引起局部或全身的功能障碍和病理生理变化。近年来创伤学已成为我国许多医院急诊科室重点发展的部分。严重创伤尤其是多发伤和复合伤的救治原则是早期处理,先"救"后"查"。

(六)毒理学和急性中毒

研究和诊治各类急性中毒的危害、临床表现和解救方法是急诊医学的重要内容。毒物的范围包括化工毒物、农药、医用药物、有毒动植物等。以最快的速度诊断、治疗和预防急性中毒是急救人员的重要任务,如发生群体性中毒,应及时上报上级主管部门。

(七)急诊医疗管理学

急诊医疗管理学的目的是构建高效的急诊医疗服务体系,实现及时将有效的医疗措施送到伤病员身边实施现场初步急救,然后安全转送到医院进一步诊治。急诊医疗管理学的研究内容包括如何组织急救网络,建立有效的现代化急救呼救和通信系统,配备各种救护伤病员的抢救设备和交通工具,规范化培训急诊急救专业人员等。

第二节 社区急救

社区急救又称社区紧急救护,是以社区卫生服务机构为主体,全科医师为骨干,社区为范围,对社区内发生的各种急症(包含急性病或慢性病急性发作)、创伤、中毒、灾难事故等进行正确诊断、紧急救治和及时转送,最大限度挽救患者生命、稳定病情、减少并发症或后遗症。社区急救是院前急救的重要组成部分和必要延伸,是整个急诊医疗体系最前沿的部分,直接影响伤病患者的安危和抢救的成败,是社区卫生服务的重要内容之一。

一、社区急救的重要性

随着社会的发展与生活节奏的加快,各种常见危急病症、意外事故不断发生,并且大多

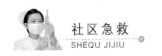

数发生在医院外的社区或在各种事故和灾难现场。如何及时、有效地抢救这些急危重患者的生命,迅速控制各种常见急症,是摆在我们各级医务人员面前亟待解决的问题。社区急救可有效地实现将初步急救医疗措施迅速地送到现场急危重患者身旁,从而及时抢救患者生命,控制病情,减少伤残和死亡,为后续医院进一步救治赢得时间。因此,在人民生活水平不断提高和急救事业蓬勃发展的当下,社区急救必将越来越受到重视,作为基层医务工作者,必须学习、掌握和运用好社区急救的相关知识和技能。

二、社区急救的主要任务

(一)对呼救患者的社区急救

这是主要和经常性的任务。呼救患者一般有两类:一类为短时间内有生命危险的患者,称为危重患者或急救患者,如窒息、休克、心肌梗死等,此类患者约占呼救患者的10%～15%,其中要进行现场心肺复苏抢救的特危重患者的比例小于5%。另一类为病情紧急但短时间内尚无生命危险的患者,如急腹症、哮喘、骨折等,此类患者约占呼救患者的85%～90%,对这类患者社区急救的目的在于稳定病情,减轻患者在运送过程中的痛苦和避免并发症的发生。

(二)灾害或事故时对伤员的社区急救

遇特大灾害或重大事故时,社区急救人员需与其他专业救灾队伍密切配合,结合实际情况执行有关抢救预案,负责伤员现场救护和分类,区别不同情况,做到合理分流转送。

(三)急救知识的普及

社区急救工作不仅仅与社区急救人员有关,还与全体公民的自我保护意识、自救与互救能力密切相关。因此,社区急救工作者日常需注意通过手机、广播、板报等媒体对公众开展有关现场救护及心肺复苏的培训,以增强公民的自我保护意识,提高自救互救能力,这样一方面可以有效预防一切可能发生的伤害,另外,公众在突然发生各种急症和意外事故时能够立刻运用所学急救知识和技能就地取材,采取紧急而正确的急救措施,为进一步救护争取时间,有利于降低急症伤病患者的死亡率和致残率,提高最终的急救成功率。同时要加强普及紧急呼救知识和"120"急救电话的用途及拨打要点。

1.拨通电话后,应说清楚患者所在方位、年龄、性别和病情,如不知道确切的地址,应说明大致方位,如在哪条大街、哪个方向等。

2.尽可能说明患者典型的发病表现,如胸痛、意识不清、呕血、呕吐不止、呼吸困难等。

3.尽可能说明患者患病或受伤的时间,如意外伤害,要说明伤害的性质,如触电、爆炸、塌方、溺水、火灾、中毒、交通事故等,并报告受害人受伤的部位和情况。

4.如果了解患者的病史,在呼叫急救服务时应将病史提供给急救人员参考。

5.尽可能说明其他特殊需要,了解清楚救护车到达的大致时间,准备接车。同时需知道"120"急救电话免收电话费,投币、磁卡等公用电话均可直接拨打。

三、社区急救的常见急症

(一)危急病症

1.心搏呼吸骤停　可由心脏病、溺水、电击、过敏等引起。主要依据:①意识突然丧失;

②大动脉搏动消失。

2.休克 可由大量失血失液、过敏、感染、心脏病等严重致病因素引起。主要依据：①有诱发休克的原因；②意识障碍；③脉搏细速(>100 次/min)或测不到；④四肢湿冷，皮肤出现花纹，尿量<0.5ml/(kg·h)或<30ml/h；⑤收缩压<90mmHg；⑥脉压<30mmHg；⑦原有高血压者收缩压较基础水平下降 30％以上等。

3.严重创伤 包括严重烧伤、复合伤、多发伤、多处骨折等。

4.高热 各类流行病、传染病(如伤寒、结核病、流行性脑膜炎、流行性出血热、鼠疫、艾滋病等)。

5.昏迷 可由脑血管意外、脑炎、脑膜炎、颅内占位、脑外伤、癫痫、糖尿病、甲状腺功能亢进、严重感染、中毒等引起。临床可分为浅昏迷、中度昏迷、深昏迷。

6.心血管系统 心律失常、心绞痛、急性心肌梗死、急性心力衰竭等。

7.呼吸系统 大咯血、哮喘持续状态、急性呼吸窘迫综合征、急性自发性气胸、肺性脑病等。

8.消化系统 消化道大出血、急性腹痛、肝性脑病等。

9.神经系统 脑血管意外、急性脑膜炎、颅内压增高及脑疝等。

10.泌尿系统 急性肾衰、尿闭、血尿等。

11.血液系统 急性全身性出血疾病、急性溶血性贫血等。

12.内分泌系统 甲亢危象、糖尿病酮症酸中毒、高渗性非酮症性糖尿病昏迷等。

13.多器官系统功能衰竭 多继发于某一原发性疾病。

14.各种中毒 如 CO 中毒、有机磷农药中毒、安眠药中毒和其他化学药物中毒等。

15.意外伤害 毒蛇咬伤、狗咬伤、电击、淹溺、自缢等。

16.其他各专科的各种危重急症 如难产、宫外孕、阴道大出血、急性喉梗阻等。

对以上危急病症,社区医生应立即采取有效措施进行急救处理,并联系转送至上级医疗机构治疗。

(二)一般急症

平时大多数急症患者并非危重,但如诊断、处理不当,也可能转变为危重病症,如感染性发热、高血压、高血糖、呕吐、腹泻、哮喘、鼻出血等,故对一般急症也应认真诊治,必要时送上级医院治疗。

四、社区急救的目的

社区急救的主要目的是挽救患者生命、防止并发症、减少伤残、减轻转运途中患者的痛苦,为患者接受进一步治疗争分夺秒。当人们遇到意外创伤或急性疾病时,时间就是健康、时间就是生命,因此快速有效的社区急救工作,对维护患者生命,降低患者的伤残率和死亡率是非常重要的。

五、社区急救的原则

社区急救的总体原则是先救命、后治病。首先应迅速而果断地处理直接威胁患者生命的伤情或症状,同时迅速对患者进行生命救治性的体格检查,这对因创伤所致的昏迷患者从外观上不能确定损伤部位和伤情程度时尤为重要。除了上述总体原则外,社区急救还必须

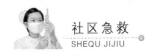
遵守下列原则:

1.先复后固　遇有心搏呼吸骤停又有骨折者,应首先实施心肺复苏,直到心跳呼吸恢复后再进行骨折固定。

2.先重后轻　遇到垂危和较轻的伤病员时,优先抢救危重者,后抢救较轻的伤病员,但必须注意有效地区分重症患者和较轻患者。

3.先止后包　遇到大出血又有创口者,首先立即用指压、止血带或药物等方法止血,接着再消毒创口进行包扎。

4.先救后送　现代社区急救颠覆了传统先送后救的做法,实施先救后送,同时在运送途中要求连续救治、注意观察病情变化,做到搬运与救护在思想和行动上达到一致。

5.急救与呼救并重　社区急救往往受人员、设施等方面条件所限,特别是面对复杂或成批伤病员时,在紧急救治的同时要立即向上级医疗机构呼救,必要时需向疾控中心、政府有关部门报告。

6.顾全大局、团结协作　社区急救一切行动必须服从上级领导部门的命令和统一指挥。

六、社区急救的体格检查

社区急救的体格检查应突出重点,目的是迅速查出对生命威胁最大的问题,并给予及时有效的救治。体格检查项目主要以生命体征、头部体征为主,并包括颈部体征、脊柱体征、胸部体征、腹部体征、骨盆体征、四肢体征等。

(一)生命体征

1.体温及末梢循环状况　必要时测体温,否则主要观察和触摸患者肢体末梢血液循环情况,有无皮肤湿冷、发凉、发绀或发花。体温升高多见于感染、甲状腺功能亢进、中暑、流感等;体温低于正常可见于休克、大出血、年老体弱、甲状腺功能低下、重度营养不良、在低温环境中暴露过久等。

2.血压　常规测量肱动脉压,若患者双上肢受伤,应测量腘动脉压。高血压可以是原发性高血压病,也可能为继发性高血压病。血压过高需立即给予降压措施;血压过低提示可能有大量出血或休克存在。

3.脉搏　测量脉率和脉律,常规触摸桡动脉。若桡动脉触摸不清,则提示收缩压<80mmHg。脉搏增快可见于发热、贫血、心力衰竭、心律失常、休克、甲状腺功能亢进等;脉搏减慢可见于颅内压增高、阻塞性黄疸、甲状腺功能减退;脉搏消失多见于重度休克、重度昏迷等急症患者。

4.呼吸　测量呼吸频率,观察其深浅度和节律有无异常。注意有无呼吸困难、被动呼吸体位、发绀及三凹征等。

在测量生命体征时,可通过与患者对话判断其意识状态、反应程度、能否正确表达病情和有何医疗需求,如患者是否感到疼痛难忍、体位不适、口渴等。回答问题准确,说明大脑血液供应良好,颅脑无严重损伤;烦躁不安提示脑缺氧;精神异常或神志不清是伤情严重的表现。

(二)头部体征

1.眼　检查瞳孔是否等大等圆,对光反射是否灵敏,瞳孔是否固定,压眶或角膜反射是否存在。瞳孔不等大常提示有颅脑损伤;瞳孔一侧散大常提示有颅脑血肿及脑疝;双瞳孔缩小如针尖大小常提示有有机磷、吗啡、毒蕈中毒及脑干病变;双侧瞳孔散大到边,对光反射消失,眼球固定常是濒死或已死亡的征象。同时观察眼球表面及晶状体有无出血、充血,询问患者视物是否清楚等。

2.鼻　检查鼻腔是否通畅,有无呼吸气流,有无血液或脑脊液自鼻孔流出,鼻骨是否完整或变形等。

3.口　检查口唇有无发绀,口腔内有无呕吐物、血液、食物或脱落的牙齿。如发现牙齿脱落或安装有假牙要及时清除。观察口唇色泽及有无破损,有无因误服腐蚀性液体致口唇烧伤或色泽改变。经口呼吸者,观察呼吸的频率、幅度、有无呼吸阻力或异味。

4.耳　检查耳内有无液体流出,是血性的还是清亮的,耳道中有无异物,听力如何,耳廓是否完整。

5.面部　检查面色是否苍白或潮红,有无大汗。

6.头颅骨　检查是否完整,有无血肿或凹陷。

(三)颈部体征

检查颈前部有无损伤、出血、血肿;颈后部有无压痛点。触摸颈动脉,检查脉率的快慢和脉律,注意有无颈椎损伤。

(四)脊柱体征

主要是针对创伤患者,在未确定是否存在脊髓损伤的情况下,切不可盲目搬动患者。检查时,用手平伸向患者后背,自上向下触摸,检查有无肿胀或形状异常。对神志不清者,如确知患者无脊髓损伤或非创伤性急症,应把患者放置侧卧位,这种体位能使患者被动放松并保持呼吸道通畅。

(五)胸部体征

观察患者在呼吸时两侧胸廓起伏是否对称,胸部有无创伤、出血或畸形。双手平开轻轻在胸部两侧施加压力,检查有无肋骨骨折。检查锁骨,有无异常隆起或变形,在其上稍施压力,观察有无压痛,以确定有无骨折并定位。

(六)腹部体征

观察腹壁有无创伤、出血或畸形。检查腹部有无压痛、反跳痛和肌紧张,确定可能受到损伤的脏器及范围。

(七)骨盆体征

两手分别放在患者髋部两侧,轻轻施加压力,检查有无疼痛或骨折。观察外生殖器有无明显损伤。

(八)四肢体征

上肢:检查上臂、前臂及手部有无异常形态、肿胀或压痛。如患者神志清醒,能配合体检,可以让患者自己活动手指及前臂。检查推力和皮肤感觉,并注意肢端、甲床血液循环状况。

下肢:用双手对患者双下肢同时进行检查,两侧对照,观察有无变形或肿胀,但不要抬起患者的下肢。检查足背动脉搏动情况,检查患者的足能否有力地抵住检查者的手。

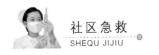
七、社区急救的处理

社区急救的处理是采取及时有效的急救措施抢救生命,最大程度减轻患者痛苦,减少和预防病情加重及并发症,正确而迅速地把伤病员转送到医院,为后续进一步抢救打好基础。

1.迅速排除致命和致伤因素,如搬开压在患者身上的重物,撤离中毒现场,触电时应立即切断电源,窒息者应清除伤病员口鼻内的泥沙、呕吐物、血块或其他异物,保持呼吸道通畅等。

2.对昏迷患者,未明了病因前,注意心跳、呼吸、两侧瞳孔大小变化。有舌后坠者,应将舌头拉出,防止窒息。

3.检查伤员的生命体征,包括伤病员的呼吸、心跳、脉搏情况。如有呼吸心跳停止,应就地立刻进行胸外心脏按压和人工呼吸。

4.有创伤出血者,应迅速包扎止血,材料就地取材,可采用加压包扎、上止血带或指压止血等。

5.如有腹腔脏器脱出或颅脑组织膨出,可用干净毛巾、软布料、碗、盆等加以保护。

6.有骨折者,用木板等临时固定。

7.迅速而安全地转运。根据不同的伤情和病情,按轻重缓急原则选择适当的工具进行转运,运送途中随时注意观察处理伤病员病情变化。能尽快地把伤病员搬上救护车或病床。最常使用的安全搬运方法是用担架搬运。急救运输既要快速,又要平稳安全。为避免紧急刹车可能造成的损伤,伤病员的体位和担架均应很好固定,医务人员和陪护人员要使用安全带或抓牢扶手。伤病员在车内的体位要根据病情放置,如平卧位、坐位或头高(低)位。脊柱伤患者应下垫硬板,骨折患者要防止因车辆剧烈颠簸造成疼痛加重,昏迷、呕吐患者应把头转向一侧,以防呼吸道阻塞。

社区急救应在保证维持伤病员生命的前提下,分清主次,有条不紊地进行,切忌慌乱,以免延误、丧失有利时机。

八、社区急救的特点

1.灾害性事件具有突发性。各种急危重症、灾害事故往往突然发生,此时必须一有呼救立即出发,一到现场迅速抢救。

2.患者伤情具有复杂性。伤病患者常涉及临床各科病种,而且是未经分科筛选的急、危、重症患者。

3.抢救过程具有艰难性。社区急救因受客观条件限制,往往会缺乏病因诊断的客观依据,给抢救过程带来一定难度。

4.现场急救具有灵活性。社区急救多在现场实施,有时会出现缺少抢救器材和转运设备,各项诊疗措施难以按常规运行,因此要注意随机应变、就地取材,善于借助伤病员周围各种医疗的和非医疗的人力、物力资源,灵活地为伤病患者提供救治。

九、社区急救的人员素质要求

1.极端负责的医疗作风和热情真挚的服务态度。做到无论在什么情况下均应主动接诊,积极抢救,只要有百分之一的抢救希望,就应做百分之百的努力,急患者所急,想患者所想,尊重、爱护患者。

2.熟练掌握常用的各种急救操作技能。

3.严密观察病情,果断谨慎处置。

4.具备丰富的全科医学知识和专业能力。

5.具有充足的体力。社区急救工作强度大,条件艰苦,现场环境复杂多样,急救人员可能需要背负急救箱及其他相应设备,可能要爬高楼、过街串巷,既要救治患者又要搬运患者,因此平时要注意加强自身锻炼,具备健康的体魄。

十、社区急救注意事项

1.到达事发现场必须保持冷静,以增强伤病患者及其家属的信心。

2.向患者及其其家属表明自己是社区急救医生。

3.察看现场环境,去除或远离危险因素。

4.当面对伤病患者人数较多时,须快速初步筛查决定处理的优先次序。

5.抢救过程中如有必要须向家属做好相应的解释工作。

6.保存一切后续治疗可能需要的现场证据。

十一、社区急救的意义

社区急救是在各种急症、创伤、意外伤害、中毒、灾难事件的现场和转运途中进行的,社区急救的成功与否,直接影响到危急重症患者的安危和预后。

社区急救工作存在许多的不利因素,如人员较少、设备不完整、各种辅助检查方法缺乏,但也有其有利的一面,如对社区环境和人员比较熟悉,距离短,到达患者身旁时间较早,必要情况下可调动社区其他人员协助救护。如果社区卫生服务人员能充分利用这些有利因素,在社区急救工作中对常见急症患者进行快速的正确初步诊断处理,对病情严重、复杂须尽早送医院进一步诊治者,则尽可能做好初步急救,避免不必要的病情恶化,这些对保证患者后续治疗和远期预后都有重要意义。

社区急救需涉及医疗救护、疾控中心、消防、交通、公安、政府等多个部门的共同协助,因此社区急救水平能反映一个国家的组织管理、医疗服务及公共福利的综合能力。

十二、国内外社区急救进展

发达国家社区急救起步较早,经过多年发展,加之医疗资源相对丰富,目前,在多数发达国家中社区已成为急救服务的重点地区。在美国,社区医院与城市医院及急救中心已形成了较完善的急诊医疗服务体系,急救中心划片分区,城乡兼顾,地面与空中救护并举,任何地点发生突发事件,急救人员均可在 10min 内到达现场。同时,政府要求每个成年人都学习基本的心肺复苏抢救技能,因而在救护人员到达现场之前,"第一目击者"对心搏呼吸骤停患者的早期心肺复苏业已展开,高效的急救工作给后续治疗赢得了时间,也大大提高了急救成功率。在英国的急救医疗服务体系中,家庭医生和全科医生处于急救服务的第一线,发挥着重要的作用。在德国,社区卫生服务机构是急救网络不可或缺的一部分,在专业的急救队伍到来之前,社区医生对突发急病患者实施院前急救。澳大利亚也非常重视社区急救的发展,专门有社区急救服务部,以协调与当地社区的急救工作。

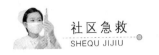

　　我国社区急救水平还很不平衡,多数地区主要以快速转运为主,现场治疗为辅。总体而言,我国的社区急救存在两大薄弱环节:第一是在体制和程序上,在当前医疗体系中,医院的急救工作已经形成了相对完整而科学的工作体系,而社区急救在很多地方还处在发展的初级阶段,还没有形成公认的科学体系;第二是社区急救人员的素质问题,承担社区急救的医务人员大多为最基层的医生,包括社区全科医生、个体诊所医生、单位医务室医生、乡村卫生室医生以及"120"系统的专职急救医生等,而受过专门急诊急救教育和培训的、经验丰富的医院急诊科医生一般不会出现在事发现场。

　　近年来,随着医疗体制改革的深入,各级政府加大了对社区卫生服务和社区急救的重视和投入,我国的社区急救事业也有了长足的进展。例如,北京市急救中心的各社区急救站在参与社区急救方面取得了相当大的成功,有效缓解了大城市急救需求日益增加与急救资源相对匮乏的矛盾。在全国其他不少地区,一些综合性医院指导数家社区卫生服务中心,建立了急救医疗互动绿色通道,当社区内患者本人或"第一目击者"发出呼救信息后,社区服务中心(站)急救人员迅速奔赴现场,进行社区急救,同时根据病情决定是否求助医院急诊科。

　　社区急救服务地域优势明显,可以缩短呼叫反应时间,提高急救的成功率,成为院前急救体系的重要力量,而且社会效益比较高。但目前,社区急救如何与"120"系统配合以及与医院急诊科(室)衔接还没有统一的模式和标准,社区医生则肩负着重任,进行着开拓性的工作,他们在一定程度上决定了一个地区急救水平的高低和急救网络发挥作用的程度。

第二章　常用社区急救技术

第一节　外伤急救基本技术

【病例 2-1-1】

　　患者,男,45 岁,1h 前酒后骑电动车摔倒,致全身多处疼痛,头部有出血,右前臂开放性外伤伴出血,伴局部畸形,活动明显受限;即时无昏迷,有头晕、头痛,有恶心、无呕吐;伴胸痛,呼吸和活动时加重,无胸闷气促;无血尿血便;由救护车送入我院。

　　问题:

　　1. 外伤时引起呼吸道阻塞的常见原因有哪些?

　　2. 该患者右前臂出血量大,考虑血管损伤,请问使用止血带止血的注意事项是什么?

　　3. 哪些情况需要对患者进行颈托固定?

　　外伤急救基本技术包括解救、现场心肺复苏、通气、止血、包扎、固定和搬运七大技术,为抢救伤员生命和进一步治疗所必需。本节主要讨论创伤的院前急救后五项技术。

一、通气

【概述】

在急救复苏中,保持呼吸道通畅,进行呼吸道管理是必须掌握的基本技能。

【判断】

发现患者面色、口唇发绀,呼吸困难或消失。

【开放气道方法】

　　1. 仰头抬颏法　患者取仰卧位,头、颈、胸处于同一轴线,双肩略垫高。操作者一手置于患者前额用力加压,使其头后仰,另一手置于颌骨下方,提起下颌,使颏上抬(图 2-1-1)。

　　2. 仰头抬颈法　操作者一手置于伤员前额向下用力,一手置于颈后向上用力,双手用力配合,使头后仰(图 2-1-1)。通过上述方法达到伸直呼吸道,保持通气的

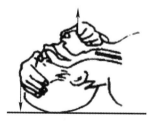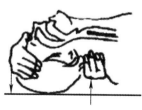

图 2-1-1　仰头抬颏法(左)、仰头抬颈法(右)

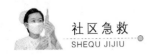

目的。

3.双手抬颌法　操作者位于患者头顶侧,双手分别放于患者头部两侧,手指置于患者下颌角下方并用双手提起下颌,将患者下颌骨向前移动(图2-1-2)。当怀疑患者有颈椎损伤时,不可用上述方法,可选择推举下颌法。

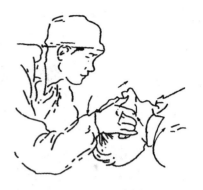

图 2-1-2　双手抬颌法

【气道异物梗阻的处理方法】

1.指抠口咽法　操作者一手用拇、示指拉出患者舌头,另一手示指伸入患者口腔和咽部,迅速将血块等异物抠出。

2.海姆立克急救法(Heimlich maneuver)　操作者站在患者身后,用两手环绕在患者腰部(图2-1-3A),一手握拳,将握拳拇指一侧放在患者正中线脐上的腹部,另一手握住攥紧拳的手(图2-1-4B),向上快速按压患者的腹部,直到异物排出。

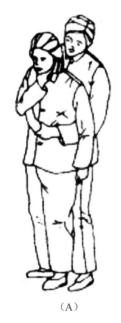
（A）

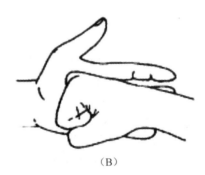
（B）

图 2-1-3　海姆立克急救法

【注意事项】

1.若怀疑患者有颈椎损伤,则应避免头过分后仰,更不可左右转动颈部;若必须转动,则应多人协作保持头、颈、胸在同一轴线上转动。

2.在通气时,若患者有呕吐,应将其头部偏向一侧,防止误吸呕吐物入肺,引起窒息和其他并发症。

3.对于各种呼吸道急性阻塞引起窒息,使用上述方法失败者,可使用其他较复杂的方法,如环甲膜穿刺、气管切开或气管内插管等。

4.在使用海姆立克急救法时,不可用拳击患者的腹部或者是挤压胸廓。

5.异物梗阻引起窒息的患者,不能说话、不能呼吸,需要紧急救护,但不要去叩击患者的背部,否则将使情况恶化,可立即采用海姆立克急救法。

患者舌根后坠、异物、分泌物、口咽及呼吸道出血、黏膜水肿、喉或支气管痉挛等均可引起呼吸道阻塞,多见于各种原因引起的昏迷患者。

二、止血

【概述】

适用于各种创伤外出血的院前急救止血。

【判断】

发现患者创伤外出血。

【救治】

1. 加压包扎止血法 用敷料盖住伤口,再用绷带加压包扎。本方法常用于一般的伤口止血,并应注意包扎要松紧适度。

2. 指压止血法 将中等或较大的动脉压在深面骨骼的表面(图 2-1-4)。本方法适用于头、面、颈部及四肢的动脉出血急救,此法仅用于短时间内控制动脉血流,应尽早采用其他方法止血。

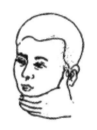
颞浅动脉指压点

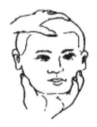
面动脉指压点

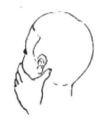
枕动脉指压点

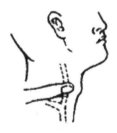
颈总动脉出血指压点

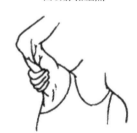
肱动脉指压点

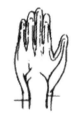
桡、尺动脉指压点

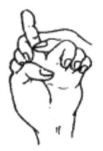
指动脉压迫点

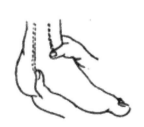
足部出血指压点

图 2-1-4 体表主要动脉压迫点

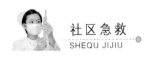

3.填塞止血法　用大块纱布条、绷带等敷料填充在伤口内,外面再加压包扎。本方法常用于深部伤口出血,如肌肉、骨端等。

4.加垫屈肢止血法　适用于无骨折的四肢出血,用绷带卷、衣物卷等做成的垫子放在腋窝、肘窝、腘窝等部位,而后屈曲相应的肢体并固定。如前臂出血,在肘窝部加垫、屈肘;若上臂出血,在腋窝内加垫,上臂紧靠胸壁(图2-1-5)。

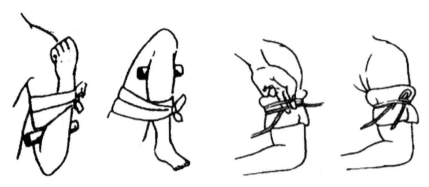

图 2-1-5　加垫屈肢止血法　　　　　图 2-1-6　橡皮止血带止血法

5.止血带止血法　以橡皮止血带(1m 左右的橡皮管)为例:先在止血带缚扎处垫上数层纱布,再以左手拇指、示指持止血带头端,另一手拉紧止血带绕肢体缠 2 圈,并将止血带末端压在紧缠的橡皮管下固定(图2-1-6)。本方法适用于暂不能用其他方法控制的四肢大血管损伤性出血。使用止血带应注意以下几点:

(1)扎止血带时间越短越好,一般每隔 0.5～1h 放松 2～3min,且总缚扎时间最长不宜超过 3h。

(2)缚扎止血带松紧度要适宜,以出血停止、远端摸不到动脉搏动为准,过松达不到止血目的,且会增加出血量,过紧易造成肢体肿胀和坏死。

(3)缚扎部位原则上,上臂应在中上 1/3 处,大腿应在中下 1/3 处。

(4)止血带能有效控制四肢出血,但损伤最大,可致肢体坏死、急性肾功能不全等严重并发症,故应尽量少用。

(5)在紧急情况下可用布带、有弹性绳索等代替橡皮管,可采用绞紧法缚扎止血带。

【注意事项】

1.加压包扎止血法是院前用于急救止血最直接、最常用,也是最简单的方法。

2.若四肢出血,则应抬高患肢。

3.填塞止血法所用的填塞物要尽量无菌或干净,并且应使用大块的敷料,以便既能保证止血效果,又能尽可能避免在随后的进一步处理时遗漏填塞物在伤口内。此法的缺点是止血不甚彻底,且易增加感染机会。

4.加垫屈肢止血法伤员痛苦较大,不宜作为首选,且疑有骨折时忌用此法。

三、包扎

【概述】

包扎的目的是保护伤口、帮助止血、减少污染、固定敷料、固定骨折与关节、减少疼痛。

【救治】

1.绷带包扎法　一般用于四肢和头部伤,有环形包扎法、螺旋形及螺旋反折包扎法、"8"字形包扎法和头顶双绷带包扎法等。先在创口覆盖无菌纱布,然后从远端开始,先环形包扎两周固定,再向近端包扎。

(1)环形包扎法:第一圈作稍斜缠绕,第二、三圈作环行重叠缠绕,并将第一圈斜出的绷带角压于环行圈内,然后重复缠绕,最后用胶布将绷带尾端固定,也可将绷带尾部剪成两头并打结(图 2-1-7)。

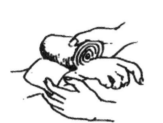
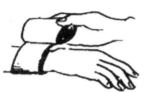
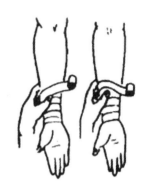

图 2-1-7　环形包扎法　　　　　　　图 2-1-8　螺旋形包扎法

(2)螺旋形包扎法:先环行包扎数圈,然后将绷带渐渐地斜旋上升缠绕,每圈盖过前圈1/3或2/3,即螺旋形上缠(图 2-1-8)。

(3)螺旋反折包扎法:先将绷带按环行缠绕数圈,再作螺旋形包扎,待到肢体较粗处,将每圈绷带反折盖住前圈的 1/3 或 2/3(图 2-1-9)。此法主要用于粗细不等的四肢,如前臂、小腿等。

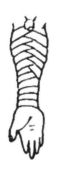
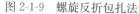
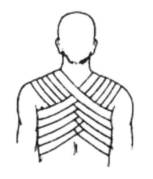
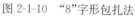

图 2-1-9　螺旋反折包扎法　　　　　图 2-1-10　"8"字形包扎法

(4)"8"字形包扎法:将绷带一圈向上、一圈向下作"8"字形来回缠绕(图 2-1-10)。此法适用于四肢各关节处的包扎。

2.三角巾包扎法　三角巾制作简单、方便(图 2-1-11),包扎时操作简捷,几乎能适应全身各个部位,但缺点是不便于加压,也不够牢固。

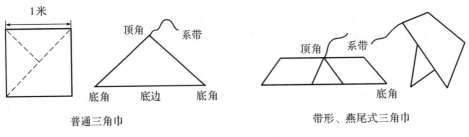

普通三角巾　　　　　　　　　　　　带形、燕尾式三角巾

图 2-1-11　三角巾

(1)三角巾风帽式包扎法:将三角巾顶角打结放在前额,底边中点打结放在枕部,底边两角拉紧包住下颌,再绕至枕骨结节下方打结(图 2-1-12)。此法适用于包扎头顶部和两侧面、枕部的外伤。

(2)三角巾帽式包扎法:将三角巾底边折叠约两横指宽,底边正中放在前额,两底角包到头的后方相互交叉,打平节,再绕至前额打结(图 2-1-13)。

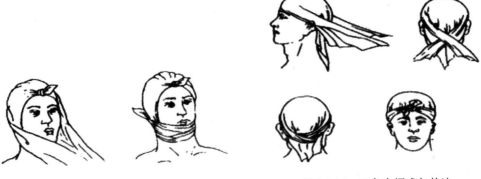

图 2-1-12　三角巾风帽式包扎法　　　　图 2-1-13　三角巾帽式包扎法

(3)三角巾面具式包扎法:把三角巾顶角打结放在头顶正中,两手拉住底角罩住面部,然后两底角拉向枕后交叉,最后在前额部打结。在眼、鼻和口处提起三角巾剪成小孔(图 2-1-14)。

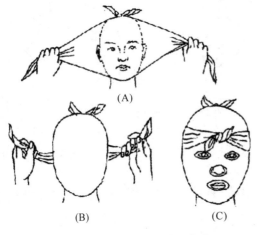

(A)

(B)　　　　　　　(C)

图 2-1-14　三角巾面具式包扎法

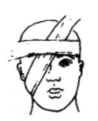

图 2-1-15　单眼三角巾包扎法

（4）单眼三角巾包扎法：将三角巾折成带状，以其 2/3 斜放在伤侧眼睛的下方，下端从耳下至枕部，再经健侧耳上至前额，压住另一端，再绕经伤侧耳上，枕部至健侧耳上与带巾另一端在健耳上打结固定（图 2-1-15）。

（5）胸背部三角巾包扎法：三角巾底边向下，左右底角绕过胸部以后在背后打结，其顶角放在伤侧肩上，系带穿过三角巾底边并打结固定（图 2-1-16）。如为背部受伤，包扎方法相同，只要在前后面交换位置即可。

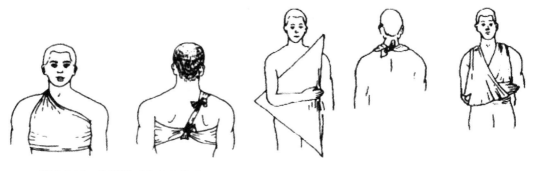

图 2-1-16　胸背部三角巾包扎法　　　　　　　　图 2-1-17　前臂大悬吊带

（6）前臂大悬吊带：先将三角巾平展于胸前，顶角对着伤侧肘关节稍外侧，与肘部平行，屈曲伤肢，然后将三角巾下端提起，两端绕到颈后打结，顶角反折用别针扣住（图 2-1-17）。此法适用于前臂外伤或骨折。

（7）手部三角巾包扎法：将带状三角巾的中段紧贴手掌，将三角巾在手背交叉，三角巾的两端绕至手腕交叉，最后在手腕绕一周打结固定（图 2-1-18）。

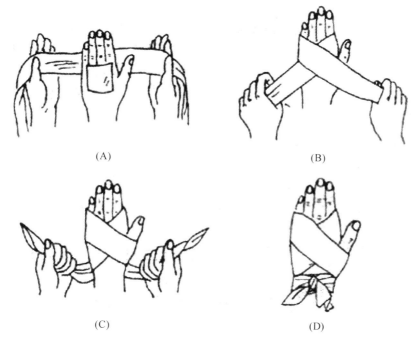

(A)　　　　　　　　　　　　　(B)

(C)　　　　　　　　　　　　　(D)

图 2-1-18　手部三角巾包扎法

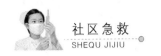
(8)肩部三角巾包扎法:先将三角巾放在伤侧肩上,顶角朝上,两底角拉至对侧腋下打结,然后操作者一手持三角巾底边中点,另一手持顶角,将三角巾提起拉紧,再将三角巾底边中点由前向下、向肩后包绕,最后顶角与三角巾底边中点于腋窝处打结固定(图 2-1-19)。

(9)残肢三角巾包扎法:将三角巾铺平,残肢放在三角巾上,使其对着顶角,并将顶角反折覆盖残肢,再将三角巾底角交叉,绕肢打结(图 2-1-20)。

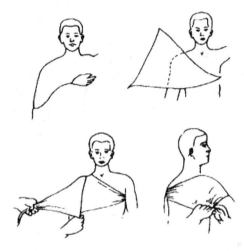

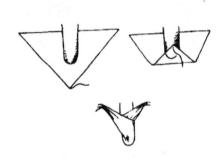

图 2-1-19　肩部三角巾包扎法　　　　图 2-1-20　残肢三角巾包扎法

(10)下腹及会阴部三角巾包扎法:将三角巾底边横放于下腹部,左右底角包绕腰部打结,顶角兜住会阴部在臀部打结固定(图 2-1-21)。

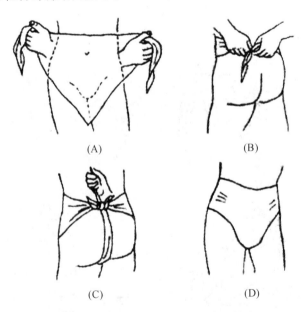

(A)　　　　　　　　　　　　　　(B)

(C)　　　　　　　　　　　　　　(D)

图 2-1-21　下腹及会阴部三角巾包扎法

【几种特殊伤的包扎法】

1.开放性颅脑损伤包扎法　颅脑伤有脑组织膨出时,不要随意还纳,应该用等渗盐水浸湿了的大块无菌敷料覆盖后,再扣以无菌换药碗,以防止脑组织进一步脱出,然后再进行包扎固定(图 2-1-22)。同时将伤员取侧卧位,并清除其口腔内的分泌物、黏液或血块,保持呼吸道通畅。

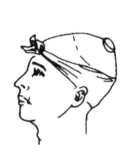

图 2-1-22　开放性颅脑伤包扎法

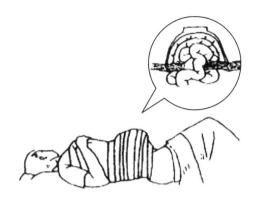

图 2-1-23　腹部内脏脱出包扎法

2.开放性气胸包扎法　在胸部贯通伤、开放性气胸时,应立即以大块无菌敷料堵塞封闭伤口,帮助止血,将开放性气胸变为闭合性气胸,防止纵隔扑动和血流动力学的严重改变而危及生命。在转送医院的途中,伤员应该取半卧位。

3.腹部内脏脱出包扎法　腹部外伤有内脏脱出时,不要还纳,应该用等渗盐水浸湿了的大块无菌敷料覆盖后,再扣上无菌换药碗或无菌的盛物盆等,以阻止肠管等内脏的进一步脱出,然后再进行包扎固定(图 2-1-23)。如果脱出的肠管已破裂,那么直接用肠钳将穿孔破裂处钳夹后一起包裹在敷料内。

4.异物插入体内的包扎法　刺入体内的刀或其他异物,不能立即拔除,以免引起大出血。应该用大块敷料支撑异物,然后用绷带固定敷料以控制出血。在转运途中需小心保护,并避免移动。

【注意事项】

1.直接覆盖在内脏上的敷料一定要用等渗盐水浸透,以免粘连,造成肠浆膜或其他内脏损伤,发生肠梗阻或其他远期并发症。

2.包扎材料尤其是直接覆盖伤口的纱布最好应严格无菌,没有无菌敷料则尽量应用相对清洁的材料,如干净的毛巾、床单、布类等。

3.包扎不能过紧或过松,打结或固定的部位应尽量在肢体的外侧面或前面。

四、固定

【概述】

急救时的固定主要是对骨折临时外固定,防止骨折断端活动刺伤血管、神经等周围组织造成继发性损伤,并减少疼痛,便于抢救和搬运。

【救治】

1.上臂骨折固定

(1)夹板固定法:将夹板放在骨折上臂的外侧,用绷带固定;再固定肩肘关节,用一条三角巾悬吊前臂于胸前,另一条三角巾围绕患肢于健侧腋下打结(图 2-1-24)。

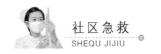
（2）三角巾固定法：用三角巾先将伤肢固定于胸廓，然后用三角巾将伤肢悬吊于胸前（图 2-1-25）。

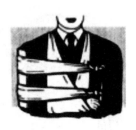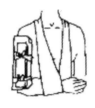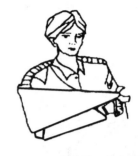

图 2-1-24　上臂骨折夹板固定法　　　　图 2-1-25　上臂骨折三角巾固定法

2.前臂骨折固定

（1）夹板固定法：将夹板置于前臂四周，然后固定腕、肘关节，用三角巾将前臂屈曲悬吊于胸前，用另一条三角巾将伤肢固定于胸廓（图 2-1-26）。

（2）三角巾固定法：用三角巾先将伤肢固定于胸前，然后用三角巾将伤肢固定于胸廓。

3.股骨骨折固定

（1）健肢固定法：用绷带或三角巾将双下肢绑在一起，在膝关节、踝关节及两腿之间的空隙处加棉垫。

（2）躯干固定法：用长夹板从脚跟至腋下，短夹板从脚跟至大腿根部，分别置于患腿的外、内侧，用绷带或三角巾捆绑固定（图 2-1-27）。

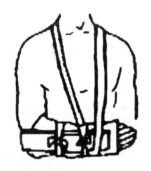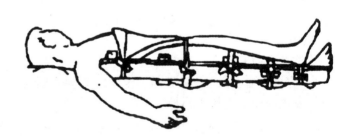

图 2-1-26　前臂骨折夹板固定法　　　　图 2-1-27　股骨骨折躯干固定法

4.小腿骨折固定　用长度由脚跟至大腿中部的两块夹板，分别置于小腿内外侧，再用三角巾或绷带固定。亦可用三角巾将患肢固定于健肢。

5.脊柱骨折固定　将伤员仰卧于木板上，用绷带将脖、胸、腹、髋及脚踝部等固定于木板上。

【注意事项】

1.有创口者应先止血、包扎，再固定。

2.固定前应先用布料、棉花、毛巾等软物，铺垫在夹板上，以免损伤皮肤。

3.用绷带固定夹板时，应先从骨折的一端缠起，以减少患肢充血水肿。

4.夹板应放在骨折部位的下方或两侧，应固定上下邻近的关节。

5.大腿、小腿及脊柱骨折者，不宜随意搬动，应临时就地固定。

6.固定应松紧适宜。

五、搬运

【概述】

现场救治伤员,必须尽快运送。

【救治】

1.徒手搬运

(1)单人搬运法:适用于伤势比较轻的伤病员,可采取背、抱或扶持等方法(图2-1-28)。

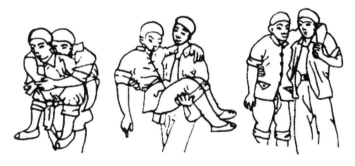

图 2-1-28 单人搬运法

(2)双人搬运法:一人搬托双下肢,一人搬托腰部。在不影响病情的情况下,还可用椅式、轿式和拉车式(图2-1-29)。

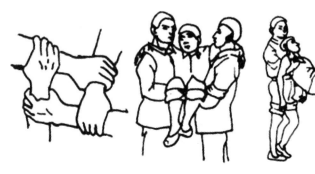

图 2-1-29 双人搬运法

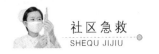

（3）三人搬运法：由三人配合搬运。一人托住肩胛部，一人托住臀部和腰部，另一人托住两下肢，三人同时把患者轻轻抬放到硬板担架上（图2-1-30）。

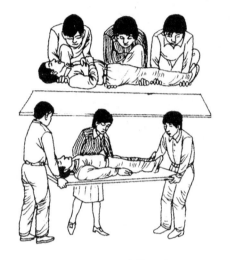

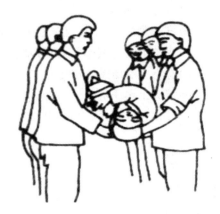

图 2-1-30　三人搬运法　　　　　　图 2-1-31　多人搬运法

（4）多人搬运法：将脊椎受伤的患者向担架上搬动应由4～6人一起完成。先使患者双下肢伸直，两手相握放在身前。担架放在伤员一侧，两人专管头部的牵引固定，始终保持与躯干成直线的位置，维持颈部不动。另两人托住臂背，两人托住下肢，协调地将患者平直放到担架上，并在颈、腘窝放一小枕头，头部两侧用软垫沙袋固定（图2-1-31）。

2.使用工具搬运　使用工具搬运患者，不但使患者较为舒适，而且保护性强。工具对于搬运意识不清、脊椎受伤或肢体骨折的患者尤其重要。

搬运工具有担架、轮椅、脊柱板等。

用工具搬运患者至救护车时，有以下五个步骤：

（1）选择合适的搬运工具及路线。

（2）预备担架等器材。

（3）搬运患者上担架或其他器材。

（4）安全运送患者。

（5）固定担架等器材于救护车上。

担架是运送患者最常用、最适宜的工具。救护车上备的走轮担架、可升降担架、铲式担架、长脊板等最符合人体的生理特点，这些担架可起到保护、固定患者的作用。

在现场可临时就地取材，使用木板、毛毯、床单等物品制作简易担架，但是，除非万不得已，应使用正规、标准的担架。

上下担架的方法为：

（1）将患者抬上或抬下担架，至少需要3～4人。

（2）一人用手托住患者的头部、肩部，两人用手托住腰部、臀部、膝部、腿部，三人同时将患者抬起，轻轻放在担架上或从担架移到病床上。

（3）抬担架的人脚步要协调，行动要一致，平稳前进。

（4）上下楼梯或台阶,担架应始终保持平稳。

【注意事项】

1.必须在原地检伤、包扎止血、固定等救治之后再行搬动及转运。

2.最好首先用装备较齐全的救护车运送伤员,以提高转运的效率、提高救治成功率。

3.在救护车不能迅速到达的边远地区,宜选择能使伤员平卧的车辆转运伤员;条件允许时,最好采用航空救护。

4.颈部要固定,注意轴线转动,骨关节、脊椎要避免弯曲和扭转,以免加重损伤(图 2-1-32)。

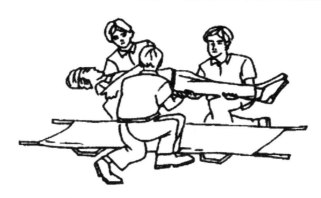

图 2-1-32 脊椎、脊髓伤伤员的搬运法

5.在转运中要由专业医务人员严密观察其生命体征变化,保持呼吸道通畅,防止窒息。寒冷季节应注意保暖,但意识不清或感觉障碍者忌用热水袋,以免烫伤(一般的温热水袋长时间接触不动亦可将皮肤严重烫伤)。

6.尽量减少严重创伤患者的不必要搬动,在骨盆骨折中,一次不必要的搬动或扶持等方法,可致胶体额外损失 800～2000ml,甚至更多。

7.创伤患者,若无明显禁忌证,可以使用小剂量吗啡或哌替啶镇痛,以减轻转运伤员途中的疼痛,防止创伤性休克。

【外伤急救流程】(图 2-1-33)

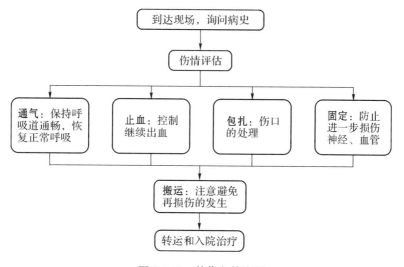

图 2-1-33 外伤急救流程

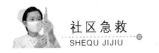

第二节　成人心肺复苏术

【病例 2-2-1】

患者,男性,65 岁,因"手癣"在社区医院门诊就诊。配药期间突发意识丧失,被护士及时发现。

问题:

1.作为医生,请对该患者进行抢救。

2.如何判断患者是否需要心肺复苏?

【目的】

早期识别呼吸和心搏骤停并启动应急反应系统,以人工呼吸替代患者的自主呼吸,以心脏按压形成暂时的人工循环并诱发心脏的自主搏动。心肺复苏术(CPR)包括基本生命支持、高级生命支持和复苏后治疗,最终实现拯救生命的目的。本节重点介绍成人基本生命支持。

【适应证】

呼吸心搏骤停患者。表现为意识突然丧失,无正常呼吸或完全无呼吸,并伴有大动脉搏动消失。

【禁忌证】

无绝对禁忌证。

【操作前准备】

除颤仪;气管插管相关设备(喉镜、气管导管等);简易呼吸球囊;肾上腺素、碳酸氢钠等复苏药物;心电监护仪。

【操作步骤】

1.评估和判断病情

(1)检查周围环境是否安全,如果环境不安全,立即将患者搬运至安全处或使环境安全,使患者仰卧于硬的地面或床面上。

(2)检查患者有无反应:站于患者右侧,轻拍患者双肩,大声呼喊患者:"喂喂,你怎么了?"发现患者意识丧失,呼之不应。

(3)快速判断患者颈动脉搏动及呼吸情况,时间不超过 10s。判断患者有无颈动脉搏动的方法(图 2-2-1):一手置于患者前额,使头部保持后仰,另一手在靠近抢救者一侧触摸颈动脉,可用右手示指及中指指尖先触及气管正中部位。对于男性,可先触及喉结,然后向旁滑移 1~2cm,在气管

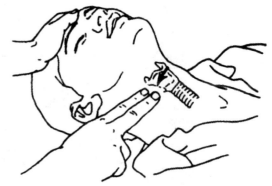

图 2-2-1　检查患者颈动脉搏动情况

旁软组织深处轻轻触摸颈动脉搏动情况。

（4）一旦初步确定患者意识丧失、呼吸停止、颈动脉搏动消失,立即呼叫抢救小组,准备抢救物品,开始心肺复苏。

【病例2-2-1解析】

初步判断该患者为不明原因的心搏骤停。

依据如下:

1.患者突发意识丧失,大动脉搏动消失。

2.既往病史不详。

2.急救

（1）体位:摆放患者为复苏体位,去枕平卧位,解上衣、腰带,使患者头、颈、躯干平直无弯曲,双臂放于躯干两侧。

（2）人工胸外按压:建立人工循环的主要方法。通过胸外按压可以使胸腔内压力升高、维持血液流动,配合人工呼吸为心脏和脑等重要器官提供一定含氧的血流。

①按压部位:胸骨中下段,双乳头连线水平。

②按压手势:用一只手掌根部放在胸部双乳头之间的胸骨上,另一手平行重叠压在手背上,保证手掌根部横轴与胸骨长轴方向一致,保证手掌用力在胸骨上。

③按压方法:肘关节伸直,依靠肩部和背部的力量垂直向下按压,使胸廓下陷,然后放松,放松时双手不要倚靠在胸壁上,按压和放松时间大致相等,反复进行(图2-2-2)。

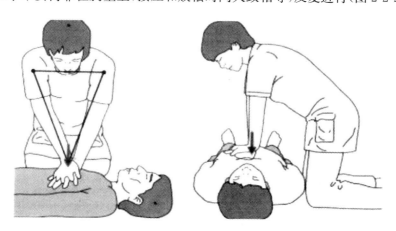

图2-2-2　正确的胸外按压

④按压的速度和幅度:高质量的胸外按压要求以足够的速度和幅度进行,频率为100～120次/min,深度为5～6cm。保证按压后胸廓回弹至原来位置,尽可能减少胸外按压的中断,若中断也应将中断控制在10s以内。

⑤按压的次数:进行30次胸外按压。

（3）开放气道:

①观察口腔有无异物,侧头取异物或假牙。

②采用仰头抬颏法开放气道:抢救者一手置于患者前额用力加压,使其头部后仰,另一

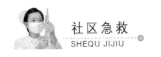

手抬起下颏,使颏尖、耳垂的连线与地面呈垂直状态,通畅气道(图2-2-3)。

(4)人工呼吸:

①通畅患者气道后,首先进行两次人工呼吸,保证足够的潮气量使胸廓起伏。

②人工呼吸方法:用拇指和示指捏住患者鼻孔,正常吸一口气(不必深呼吸),用口唇把患者的口全部罩住,然后缓慢吹气,每次吹气时间持续1s以上,使患者胸廓向上抬起。每吹气一次后,放开捏患者鼻孔的手,使其将气呼出(图2-2-4)。

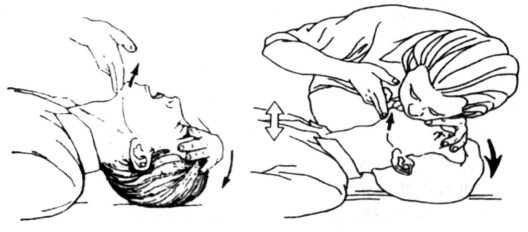

图2-2-3 仰头抬颏法畅通呼吸道   图2-2-4 口对口人工呼吸

(5)重复胸外按压和人工呼吸,按压和通气的比例为30:2,交替进行,可进行5个周期的心肺复苏。

(6)心脏电除颤:当心电监护显示从直线变为室颤时,进行电击除颤。

选择非同步电除颤,电极板上均匀涂抹导电膏,在(上极)右侧锁骨下皮肤与(下极)左乳头齐平的左胸下外侧部皮肤涂导电膏,将电极板以一定压力紧贴胸壁。将除颤仪设置为非同步状态:首次充电能量200J(双相波),充电完毕后暂停心肺复苏,清场,双手同时按压两个电极板的放电电钮进行放电。放电结束后立即进行心肺复苏,约2min后再判断心律情况,必要时再次除颤。

(7)按压和通气按30:2比例交替进行5个周期后,重新检查患者意识、呼吸、颈动脉搏动等情况,包括患者自主呼吸是否恢复及呼吸的频率、节律,自主心跳是否恢复(大动脉搏动及心音)、瞳孔变化(大小、对光反射),脑功能是否有开始好转的迹象(意识、肌张力等)。如患者呼吸心跳未恢复,则继续实施基本生命支持,在院外直至"120"人员到达现场或患者心跳、呼吸恢复,转送医院进一步救治;在院内若有条件可实施高级生命支持及复苏后治疗。

(8)气管插管:联系麻醉科医生行紧急气管内插管,用简易呼吸器进行辅助呼吸。

(9)建立静脉通道:立即建立两条以上静脉通道,一条通道补液,一条使用复苏药物。同时抽血查血气分析、血常规、电解质、心肌酶谱、肌钙蛋白、凝血功能等指标。

①肾上腺素:为首选药物,用法是1mg静脉注射,根据病情每3~5min重复1次。

②碳酸氢钠:1mmol/kg。

③抗心律失常药物:根据心律失常类型选择胺碘酮、利多卡因等抗心律失常药物。

（10）复苏后治疗：维持有效的循环和呼吸功能，防治脑水肿和肾衰竭，纠正水电解质酸碱失衡。

【注意事项】

（1）在心搏骤停的起初几分钟内，人工呼吸的重要性不及胸外按压。因为在心跳刚停止的几分钟内血氧水平仍较高，心肌和脑组织供氧依赖于已降低的血流而不是缺乏的那部分氧，在 CPR 时，通过胸外按压可产生血流。低潮气量和呼吸频率能够保证恰当的通气-血流比值，施救者不应给予过度通气（呼吸过快或潮气量过大）。

（2）检查患者有无反应时要轻拍重唤。

（3）胸外按压时只可掌根部贴在胸骨处，手指不可以压在胸壁上，否则容易引起肋骨或肋软骨骨折。

（4）抢救者按压时肘部不可弯曲，否则用力不垂直，按压力量减弱，按压深度达不到 5～6cm（图 2-2-5）。

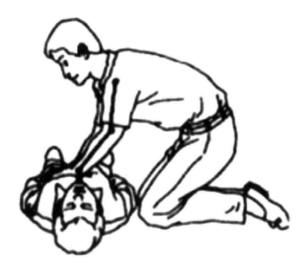

图 2-2-5　按压时肘部弯曲为错误的姿势

（5）不可冲击式按压、猛压，否则不仅效果差，而且易导致骨折。

（6）尽量减少胸外按压的中断时间，中断时间不应超过 10s。

【常见错误】

（1）判断大动脉搏动的位置错误；

（2）判断时间过长；

（3）按压部位错误；

（4）按压过快或过慢，按压深度不够；

（5）按压间隙倚靠患者胸部；

（6）按压中断时间过长；

（7）给予过度通气（呼吸次数太多或呼吸用力过度）。

【思考题】

1.现场心肺复苏的流程是什么？

2.现场心肺复苏的操作要点有哪些？

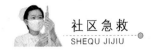
【心肺复苏流程】(图 2-2-6)

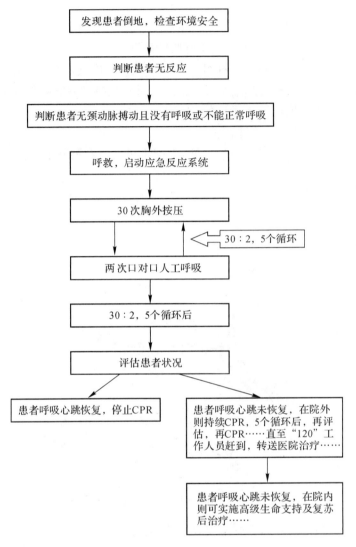

图 2-2-6　心肺复苏流程

第三节　心脏电除颤(非同步电复律)及同步电复律

【概述】

心脏电复律(cardioversion)是指在严重快速型心律失常时,利用外加的高能量脉冲电流通过心脏,使全部或大部分心肌细胞在瞬间同时除极,造成心脏短暂的电活动停止,然后由最高自律性的起搏点(通常为窦房结)重新主导心脏节律的治疗过程。心脏电复律可分为两类。①同步电复律:是以患者自身心电图中的 R 波触发同步信号进行放电,使直流电落在 R 波下降支(即心动周期的绝对不应期),达到转复的目的。同步电复律适用于室性心动过速、室上性心动过速、心房扑动、心房颤动等 R 波清晰可辨的异位快速心律。②非同步电复律:

即电除颤(defibrillation),适用于 QRS 波群和 T 波分辨不清或不存在时(下有详述),不启用同步触发装置,除颤仪可在任何时间放电。对于任何快速型心律失常并导致血流动力学障碍或心绞痛发作加重且对药物不能起反应者均应考虑电复律或电除颤。在室颤(室扑或无脉室速)时的电复律称电除颤,而对其他快速心律失常的电复律一般称为直流同步电复律。

一、心脏电除颤(非同步电复律)

【目的】

终止室颤、室扑等恶性心律失常,恢复有效灌注心律。

【病例 2-3-1】

　　患者,男,75 岁,既往有冠心病史。1h 前突感心前区压榨性疼痛,于急诊就诊。查心电图示:急性心肌梗死。5min 后患者突发意识丧失,心电监护提示室颤心律。

　　问题:

　　1. 作为值班医生,请对该患者进行抢救。

　　2. 作为值班医生,请对该患者进行除颤。

【适应证】

室颤、室扑。

【禁忌证】

无绝对禁忌证。

【操作前准备】

患者平卧位;迅速开放气道,人工呼吸;在准备除颤仪的同时,给予持续胸外心脏按压,对除颤仪进行自检。

【操作步骤】

方法一:使用除颤仪

1. 在电极板上加导电糊或生理盐水纱布垫,在(上极)胸骨上缘右侧锁骨下皮肤与在(下极)左乳头下方(心尖部)皮肤垫盐水纱布或涂导电糊,将电极板以一定压力紧贴胸壁(图 2-3-1)。

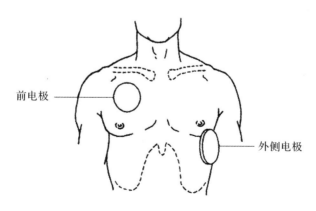

图 2-3-1　心脏电除颤部位示意

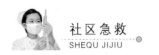
2.将除颤仪设置为非同步状态;首次充电能量 200J(双相波);充电完毕时暂停心肺复苏,检查术者及他人确无与患者身体接触后,同时按压两个电极板的放电电钮,此时患者身躯和四肢抽动一下,通过心电监护观察并记录患者的心律,可能出现下列几种结果:

(1)转为窦性;

(2)如室颤持续存在,可连续电击两次,实施 5 个周期心肺复苏后再评估;

(3)如室颤消失,仍为其他心律失常,患者仍昏迷,可实施 5 个周期心肺复苏,然后再评估。

方法二:使用自动体外除颤仪(automated external defibrillator,AED)

1.除颤电极的位置 将一次性使用的除颤电极贴在患者胸廓的前侧位,即前电极安放在右上胸锁骨下胸骨右缘,侧电极则安放在胸部左下胸乳头左侧,电极的中心正好在腋中线上。

2.AED 的操作 AED 的仪器面板仅有以下三个按钮:

(1)绿色:电源开关(ON/OFF);

(2)黄色:分析(analysis);

(3)红色:电击(shock)。

操作时尚有中文的语音和文字提示。

3.操作步骤 连接电极,按压绿色按钮启动仪器,按压分析按钮,仪器即提示正在分析,并告知分析结果,如建议电击除颤,要求大家离开患者身体,按压电击键,即电击除颤(图 2-3-2)。

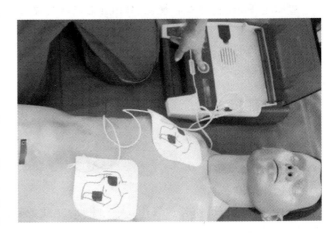

图 2-3-2 AED 除颤

【注意事项】

1.除颤时,如心电监测显示为心电静止,立即给予肾上腺素静脉注射。

2.除颤时,如心电监测显示为细颤,应坚持心脏按压或用药,先用 1‰肾上腺素 1ml 静脉推注,3～5min 后可重复一次,使细颤波转为粗颤波后,再施行电击除颤。

3.转复过程中与转复成功后,均须严密监测并记录心律/心率、呼吸、血压、神志等变化。

4.使用除颤仪除颤时,小儿用 100J,可重复 2～3 次,选非同步,建议除颤前先使用肾上腺素。

5.电击时电极要与皮肤充分接触,勿留缝隙,以免发生皮肤烧灼。

6.AED 一般不适用于 8 岁以下的儿童,因 AED 释放的电能太高,儿童需使用儿童专用的 AED。

【常见错误】

在除颤过程中因紧张而忘涂导电糊,导致患者皮肤烧伤。除颤过程中只顾自己操作,放电时忘提醒周围人员离开患者身体,导致周围人员误受电击。

【心脏电除颤(非同步电复律)流程图】(图 2-3-3)

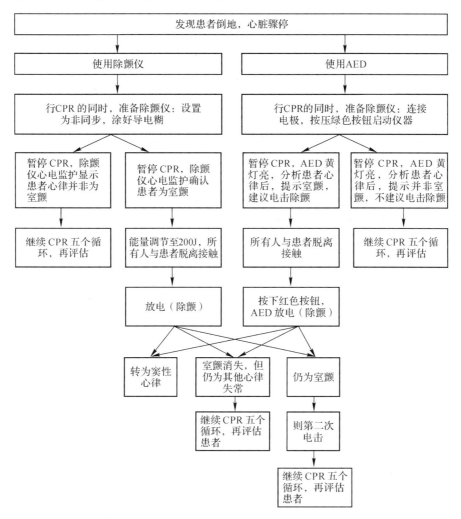

图 2-3-3 心脏电除颤(非同步电复律)流程

二、心脏电复律

【适应证】

1.室性心动过速 患者发生室性心动过速后,如果经药物治疗不能很快纠正或一开始血流动力学即受到严重影响,应立即采用同步电复律,不要因反复选用药物处理而延误抢救。如果室性心动过速不能成功转复或转复后反复发作,应注意有无缺氧、水电解质紊乱或酸碱不平衡等因素。

2.心房颤动 心房颤动需紧急转律的情况:(1)心房颤动后导致心力衰竭或心绞痛恶化和不易控制者。(2)对于药物转律无效或者伴有血流动力学不稳定、严重的心力衰竭可直接同步电复律。电复律前使用胺碘酮、普罗帕酮、伊布利特、索他洛尔均能提高成功率。

3.心房扑动 心房扑动是一种药物难以控制的快速型心律失常。当心房扑动以 1:1 比例下传时,由于心室率加快会导致血流动力学迅速恶化甚至危及生命。这时若进行电复

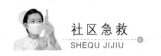
律往往会取得成功。因而有人认为,心房扑动是同步电复律的最佳适应证,成功率几乎达100%,且所需电能较小。

4.室上性心动过速　绝大多数室上性心动过速不需要首选电复律。应根据当时的具体情况选用其他非电转复方法纠正室上性心动过速。但如果以上处理不能使室上性心动过速纠正,且因发作持续时间长使血流动力学受到影响,可予电复律。

【禁忌证】

1.风湿性心脏病二尖瓣狭窄未经手术治疗的房颤患者,复律后多数转回房颤。

2.风湿性心脏病严重瓣膜病和(或)巨大左心房,心功能差的患者,转复成功率低,并发症多。

3.房颤持续5年以上者。

4.冠心病、心肌病心室率缓慢者或者有房室传导阻滞者。

5.病窦综合征者(除非发生异常快的心律失常并在有起搏器护航的情况下才可考虑电复律)。

6.洋地黄中毒、严重水电解质和酸碱失衡都不宜电复律。

【能量选择】

对于心房纤颤,建议双相波能量首剂量是120～200J,单相波首剂量是200J。成人心房扑动和其他室上性心律使用单相波或双相波时,一般采用50～100J的首剂量。如果首次电复律电击失败,再次电击时应逐渐提高能量级别。

对于室性心动过速,首剂能量为100J的单相波或双相波。如果对第一次电击没有反应,应逐步增加剂量。

【操作步骤】

电复律操作步骤同电除颤操作步骤。

【思考题】

1.简述除颤时的能量选择。

2.第一次除颤后心律未转复,这时应该怎么做?

第四节　简易呼吸器的使用

【病例 2-4-1】

患者,男,68岁,反复咳嗽咳痰10余年,活动后气急3年,加重5d而急诊就诊。患者神志模糊,口唇发绀,呼吸微弱,SpO_2 76%,脉搏95次/min。

问题:

1.该患者需要立即使用简易呼吸器辅助呼吸吗,为什么?

2.作为值班医生,请对该患者使用简易呼吸器。

【目的】

通过人工挤压简易呼吸器,紧急开展人工通气,辅助患者呼吸,实现维持和增加机体通气量,纠正低氧血症,抢救生命。

【适应证】

1.各种原因所致的呼吸停止或呼吸衰竭患者的抢救。

(1)呼吸状态:呼吸浅促(成人 R 为 35～40 次/min)、呼吸缓慢(R 为 6～8 次/min)或呼吸不规则或自主呼吸微弱、消失。

(2)缺氧表现:如发绀。

(3)$SpO_2 < 90\%$,并呈急剧下降趋势。

(4)意识障碍。

2.麻醉期间的呼吸管理。

【禁忌证】

1.中等以上活动性出血。

2.颌面部外伤或严重骨折。

3.大量胸腔积液。

4.上呼吸道梗阻未解除者。

【操作前准备】

1.自身准备 七步洗手,戴口罩。

2.用物准备 氧气、流量表、合适的面罩和简易呼吸器(图 2-4-1)、连接管。

3.性能检测 呼吸器球体、单向阀(鸭嘴阀)、压力安全阀、储氧囊、面罩和氧气接口等。

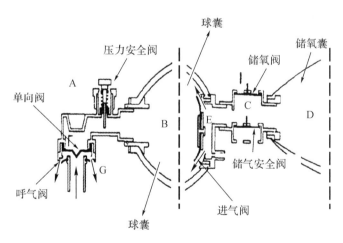

图 2-4-1 简易呼吸器结构示意

【操作步骤】

1.评估和判断病情

(1)评估环境:环顾四周,检查周围环境是否安全,记录抢救时间。

(2)评估患者:意识、呼吸及大动脉搏动情况,确认是否有使用简易呼吸器的指征。

2.急救操作

(1)呼救:立即呼救,并请求身边的人帮助。

(2)安置患者:去枕,解开衣扣与裤带,暴露患者胸壁,放平肢体。

(3)清除异物:评估并清除口咽部分泌物和呕吐物。

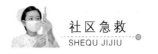

（4）打开气道：确认无颈椎损伤，采用仰头抬颏法（图 2-4-2），操作者用一只手的示指和中指轻抬其下颌骨部位，另一只手压前额，使头后仰，保持打开气道位置；颈椎损伤患者采用下颌前推法（图 2-4-3），用示、中、无名指勾住下颌关节，双手将下颌往前、往上提拉，不能抬颈。必要时以顺插法或反转法放置口咽通气道。

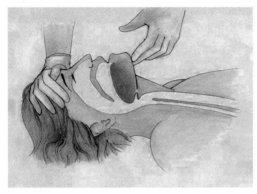
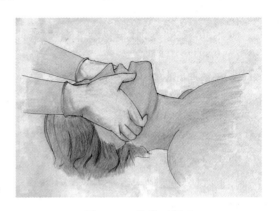

图 2-4-2　仰头抬颏法　　　　　　　　　　图 2-4-3　推举下颌法

（5）连接：连接面罩、球囊与氧气，调节氧流量＞10L/min（供氧浓度为 60％～80％）；用面罩罩住患者口鼻，面罩方向正确，并用"EC"手法按紧面罩，使其不漏气。

（6）挤压球囊：用均等的压力，单手挤压球囊，待球囊重新膨起后开始下一次挤压，确保每次挤压胸廓抬起良好。单人操作如图 2-4-4 所示；双人操作如图 2-4-5 所示。挤压频率为 10～12 次/min，吸气相用时＞1s；潮气量正确，单手挤压 400～600ml，1L 简易呼吸器挤压 1/2～2/3，2L 简易呼吸器挤压 1/3，有自主呼吸者应在患者吸气时挤压球囊。

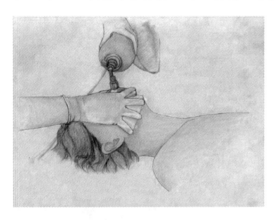
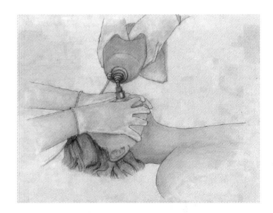

图 2-4-4　单人操作　　　　　　　　　　图 2-4-5　双人操作

（7）复苏后评估：观察通气效果。观察患者胸廓运动情况；面罩内有无雾气；皮肤、口唇颜色；胃部有无胀气；其他如 SpO_2、心率、血压、呼吸音等。记录复苏成功时间。

（8）安置患者及终末处置：妥善安置患者，安慰患者及其家属，告知相关注意事项。消毒呼吸器。洗手、记录抢救过程及患者反应。

【注意事项】

1. 挤压球囊时，频率、潮气量正确，压力不可过大，不可时快时慢，以免损伤肺组织，造成呼吸中枢紊乱,影响呼吸功能恢复。

2.若患者有自主呼吸,则应注意挤压频次与患者呼吸频率协调,尽量在患者吸气时挤压球囊,以免影响患者的自主呼吸。

3.选用合适的面罩,保证扣紧不漏气,以便得到最佳使用效果。

4.连接氧气时,注意氧气管是否连接牢固,氧流量>10L/min。

5.严格掌握简易呼吸器使用有效评估指征:患者胸廓起伏;面色、口唇是否红润;SpO_2 是否改善;呼吸活瓣工作情况;呼气时透明面罩内有无雾气;听诊呼吸音;评估生命体征。

6.使用中严密防范并观察是否有急性胃扩张、窒息、气压伤等并发症的发生。

7.球囊消毒:消毒时机为第一次使用新呼吸器时、不同对象使用时、同一患者使用超过48h。可送供应室消毒,消毒后的部件应完全干燥,检查无损后,将部件依顺序组装备用。

【简易呼吸器使用流程】(图 2-4-6)

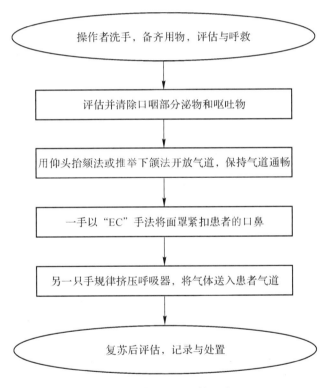

图 2-4-6　简易呼吸器使用流程

【思考题】

1.简易呼吸器的性能检测方法及意义。

2.简易呼吸器的使用指征有哪些?

3.简易呼吸器使用并发症有哪些? 如何防范?

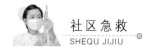
第五节 胃肠减压与洗胃技术

一、胃肠减压术

【病例 2-5-1】

患者,男,32 岁,饱食后感脐周不适 6h,渐加重并感腹胀、腹痛、恶心 3h,呈阵发性绞痛,否认向他处放射。自发病后患者未进饮食,排小便 1 次,色黄,约 150ml,未解大便亦无自肛门排气。查体:T 36.5℃,P 90 次/min,R 24 次/min,BP 102/65mmHg。平卧,自主体位,腹膨隆,见肠型。无腹肌紧张,脐周偏右侧广泛轻压痛,无反跳痛,墨菲征阴性。脐周叩诊广泛鼓音,移动性浊音阳性。肠鸣音 8 次/min,闻及气过水声。X 线立位平片示:回肠末端多处气液平面。

问题:

1. 该患者需要立即实施胃肠减压术的原因是什么?

2. 作为值班医生,请对该患者实施胃肠减压术。

【目的】

胃肠减压术是利用负压吸引原理,将胃肠道积聚的气体和液体吸出,以降低胃肠道内压力,解除或缓解肠梗阻所致症状。进行胃肠道手术的术前准备,以减少胃肠胀气。

术后吸出胃肠道内气体和胃内容物,减轻腹胀,减少缝线张力和伤口疼痛,促进伤口愈合,改善胃肠壁血液循环,促进胃肠功能恢复。通过对胃肠减压吸出物的判断,以助病情观察与诊断。

【适应证】

1. 单纯性肠梗阻、麻痹性肠梗阻。

2. 胃十二指肠穿孔的非手术治疗。

3. 急性胰腺炎。

4. 胃肠道手术后。

5. 幽门梗阻。

6. 预防全身麻醉时并发吸入性肺炎。

【禁忌证】

1. 近期有上消化道出血史。

2. 食管阻塞。

3. 严重的食管静脉曲张。

4. 严重的心肺功能不全、支气管哮喘。

5. 极度衰弱患者。

【操作前准备】

1. 自身准备:七步洗手,戴口罩。

2. 核对医嘱。

3.用物准备:备治疗盘、弯盘2个(内放纱布2块、镊子1把)、治疗巾、水杯、胃管、胃肠减压器、50ml注射器、棉签、手套、石蜡油、手电筒、别针、橡皮筋、胶布、听诊器、导管标识、治疗卡。检查物品质量及有效期。

【操作步骤】

1.评估和解释

(1)核对患者:将用物放于治疗车上,推至患者床旁,确认患者身份。

(2)评估患者:询问患者病情、鼻腔及胃肠道疾病史,有无义齿、插管的经历;检查患者鼻腔、肠鸣音情况。

(3)做好解释:向患者解释操作目的、方法及需配合的注意事项。

2.实施操作

(1)患者体位:协助患者取坐位或半卧位(昏迷患者取平卧位)。

(2)铺治疗巾:放置物品,铺治疗巾于颌下、胸前,弯盘置于便于取用处,内放镊子及石蜡油。

(3)清洁鼻腔:准备胶布,用棉签蘸取温开水清洁、湿润鼻腔。

(4)检查胃管:再次检查胃管及灌注器,打开包装,戴手套,用灌注器检查胃管是否通畅。

(5)测量插管长度:从鼻尖经耳垂至胸骨剑突处(图2-5-1)或前额发际至胸骨剑突的距离,成人一般为45～55cm。

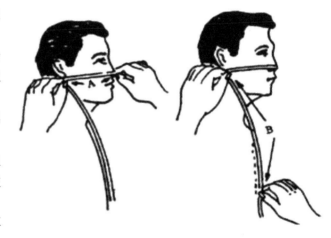

图2-5-1　从鼻尖经耳垂至胸骨剑突处的距离

(6)润滑胃管:用石蜡油或生理盐水润滑胃管前端。

(7)插管:左手拿胃管,右手持镊子(或纱布)夹住胃管前端,沿一侧鼻孔轻轻插入,至咽喉部(插入14～15cm)时嘱患者做吞咽动作[给昏迷患者插胃管时,应先撤去枕头,头向后仰(图2-5-2A),当胃管插入15cm时,将患者头部托起,使下颌靠近胸骨柄以增大咽喉部通道的弧度,便于胃管顺利通过会厌部(图2-5-2B)],随后顺势将胃管插入至预定长度。

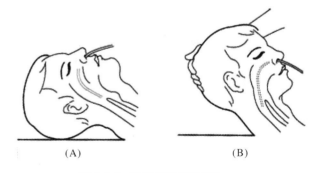

(A)　　　　　　　　(B)

图2-5-2　昏迷患者插胃管法

(8)确认胃管:至少采用两种方法证实胃管在胃内。

①抽取胃液法(图2-5-3);

②听气过水声法(图2-5-4);

③将胃管末端放入水中无气泡逸出(图2-5-5)。

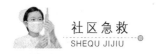

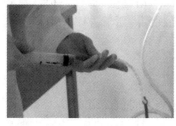

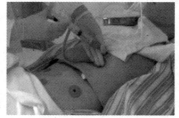

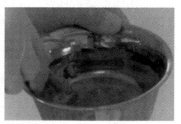

图 2-5-3　抽取胃液　　　　　图 2-5-4　听气过水声　　　　图 2-5-5　将胃管末端放入水中

（9）固定胃管：抽出导丝，擦净鼻部，妥善将胃管固定于一侧鼻翼和颊部。

（10）连接减压装置：正确连接胃肠减压装置，保持负压状态，打开开关，确保通畅。观察引流液的颜色、量、性状及患者反应等。

（11）导管标识：在导管标识处注明导管名称、插入时间及置入深度。

（12）安置患者：妥善安置患者，协助患者取合适体位，交代注意事项。

【注意事项】

1. 插管时，若患者出现恶心反应，应嘱其深呼吸，休息片刻后再行插入；若出现呛咳、呼吸困难、发绀等情况，应立即拔出，休息后再重新插入。

2. 妥善固定引流管，防止牵拉，避免管道滑脱。

3. 正确连接负压吸引装置，调节合适负压，避免堵塞或造成胃黏膜损伤。

4. 保持管道通畅，定时挤压回抽，或向胃管内注入 10～20ml 生理盐水冲洗。食管、胃手术后应少量、低压冲洗，有阻力时不可强行冲洗，以防发生吻合口瘘或出血。

5. 胃肠减压期间，患者应停止进食和口服药物，如需要口服给药时，先将药片碾碎溶解后注入，并用温开水冲洗胃管，夹管 30min 后再开放引流，以免注入的药物被吸出体外。

6. 保持口腔清洁，每日给予口腔护理。必要时予雾化吸入，保持呼吸道的湿润和通畅。

7. 定时更换引流装置。

8. 拔管时，先将吸引装置与胃管分离，捏紧胃管末端，嘱患者吸气并屏气，迅速拔出。

9. 长期胃肠减压者，每月更换胃管 1 次，从另一侧鼻孔插入。

10. 指导要点。

（1）告知患者胃肠减压的目的和配合方法。

（2）告知患者及其家属防止胃管脱出的措施。

（3）告知饮食注意事项。

11. 评估和观察要点。

（1）评估患者的病情、意识状态及合作程度。

（2）评估口腔黏膜、鼻腔及插管周围皮肤情况；了解有无食管静脉曲张。

（3）评估胃管的位置、固定情况及负压吸引装置工作情况。

（4）观察引流液的颜色、性状和量。

（5）评估腹部体征及胃肠功能恢复情况。

12. 预防和处理插管困难、上消化道出血、引流不畅、吸入性肺炎等并发症。

【胃肠减压流程】(图 2-5-6)

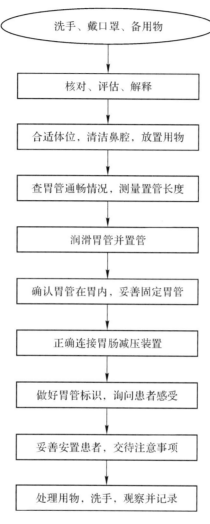

图 2-5-6　胃肠减压流程

二、洗胃术

【病例 2-5-2】

患者,女,51 岁,于家中自服灭鼠药 1h 急诊来院。患者神志清,T 36.7℃,P 90 次/min,R 16 次/min,BP 135/72mmHg,SpO_2 96%。到院后情绪尚稳定,能配合治疗。医生初步判断患者系"灭鼠药中毒",给予催吐洗胃。

问题:

1. 立即给予该患者催吐洗胃的原因是什么?

2. 作为值班医生,请指导该患者进行催吐洗胃。

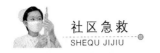

【目的】

1.清除胃内未被吸收的毒物,减少毒物吸收,或利用灌洗液进行中和解毒。

2.清洁胃腔,为胃部手术、检查做准备。

3.减轻胃黏膜水肿。

【适应证】

1.意识清醒,能很好配合的口服急性中毒者。

2.口服毒物时间不久(2h 以内效果良好)。

3.在现场自救无胃管时。

【禁忌证】

1.意识障碍者。

2.抽搐、惊厥未控制者。

3.不能很好配合的患者。

4.腐蚀性毒物及石油制品等急性中毒者。

5.合并有上消化道出血、主动脉瘤、食管静脉曲张等患者。

6.孕妇及老年人。

【操作前准备】

1.自身准备:七步洗手,戴口罩。

2.核对医嘱。

3.用物准备:备治疗盘、量杯、压舌板、水温计、弯盘、围裙。水桶 2 只(一只盛洗胃液,一只盛污水)。患者洗漱用物。

4.洗胃溶液:按医嘱根据毒物性质准备洗胃液(表 2-5-1)。一般用量为 10000～20000ml,将洗胃液温度调节到 25～38℃。

表 2-5-1　常见毒物灌洗溶液及禁忌药物

毒物种类	灌洗溶液	禁忌药物
酸性物	镁乳、蛋清水、牛奶	强酸药液
碱性物	1％～5％醋酸、白醋、蛋清水、牛奶	强碱药液
敌敌畏	2％～4％ SB、1％盐水、1∶15000～1∶20000 高锰酸钾溶液洗胃	
1605、1059、乐果(4049)	2％～4％ SB	高锰酸钾溶液
敌百虫	1％盐水、1∶15000～1∶20000 高锰酸钾溶液洗胃	碱性药液
DDT、666	温开水或等渗盐水洗胃、50％硫酸镁导泻	油性泻药
氰化物	3％过氧化氢饮吐、1∶15000～1∶20000 高锰酸钾溶液洗胃	
巴比妥类(安眠药)	1∶15000～1∶20000 高锰酸钾溶液洗胃,硫酸钠导泻	
异烟肼(雷米封)	1∶15000～1∶20000 高锰酸钾溶液洗胃,硫酸钠导泻	
灭鼠药:磷化锌	1∶15000～1∶20000 高锰酸钾溶液洗胃;0.1％～0.5％硫酸铜洗胃;0.5％～1％硫酸铜溶液,每次 10ml,每 5～10min 服一次,刺激舌根引吐	鸡蛋、牛奶、脂肪及其他油类食物

续表

毒物种类	灌洗溶液	禁忌药物
灭鼠药:有机氟类(氟乙酰胺等)	0.2%～0.5%氯化钙或淡石灰水洗胃,硫酸钠导泻,饮用豆浆、蛋白水、牛奶等	
灭鼠药:抗凝血类(敌鼠钠等)	催吐、温开水洗胃、硫酸钠导泻	碳酸氢钠溶液
除虫菊酯类	催吐、2%～4% SB洗胃、活性炭60～90g用水调成糊状注入胃内、硫酸钠或硫酸镁导泻	
河豚、生物碱	1%活性炭悬浮液	
发芽马铃薯、毒蕈	1%～3%鞣酸	
酚类、石炭酸、来苏儿(煤酚皂)	温水、植物油洗胃至无酚味为止。1:15000～1:20000高锰酸钾溶液洗胃后多次服用牛奶、蛋清水	石蜡油

【操作步骤】

1.体位:协助患者取坐位。

2.安置患者:围好围裙,取下义齿,置污物桶于患者座位前或床旁。

3.自饮灌洗液:指导患者每次饮液量300～500ml。

4.催吐:自呕或(和)用压舌板刺激舌根催吐。

5.反复自饮与催吐,直至吐出的灌洗液澄清无味为止。

【注意事项】

1.做好患者思想工作,具体说明要求和方法,以取得配合。

2.催吐洗胃需防止误吸,剧烈呕吐可能诱发急性上消化道出血。

3.要注意饮入量与吐出量大致相等。

【病例 2-5-3】

患者,女,55岁,自服家中杀虫剂"1605"2h急诊来院。T 37.1℃,P 92次/min,R 28次/min,BP 158/80mmHg。患者神志不清,身上、呕吐物中有大蒜味,大汗淋漓,口吐白沫,瞳孔呈针尖样改变。可见肌肉震颤,两肺可闻及湿啰音。生理、病理反射均未引出,小便失禁。

迅速予清除毒物,行心电监护、吸氧,建立静脉通路,留取血标本并留置胃管自动洗胃机洗胃。

问题:

1.为什么该患者需用自动洗胃机洗胃?

2.作为值班医生,请实施自动洗胃机洗胃。

【适应证】

1.经口摄入非腐蚀性有毒物质。

2.幽门梗阻患者。

3.胃部检查或手术者。

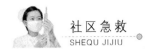

4.催吐洗胃术无效或有意识障碍、不合作者。

【禁忌证】

1.吞服强酸、强碱等腐蚀性毒物者。

2.上消化道溃疡、癌症、食管胃底静脉曲张、近期有上消化道出血及胃穿孔患者。

3.食管或贲门狭窄、梗阻。

4.血小板减少、胸主动脉瘤、深昏迷及严重心肺疾患,慎洗胃。

【操作前准备】

1.自身准备:七步洗手,戴口罩。

2.核对医嘱。

3.用物准备:自动洗胃机、洗胃胃管、有刻度水桶2只(一只盛洗胃液,一只盛污水)、牙垫、压舌板、石蜡油、纱布、治疗巾、50ml冲洗器、围裙、水温计、手套、胶布、弯盘、镊子及血管钳。检查物品质量及有效期。自动洗胃机工作原理如图2-5-7所示。

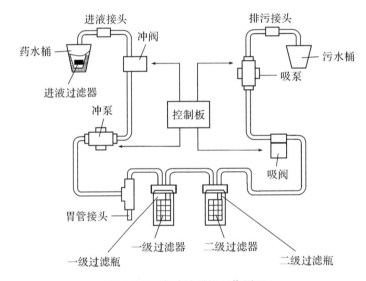

图2-5-7　自动洗胃机工作原理

4.洗胃溶液:按医嘱根据毒物性质准备洗胃液(表2-5-1)。一般用量为10000～20000ml,将洗胃液温度调节到25～38℃。

【操作步骤】

1.评估和解释

(1)核对患者:将用物放于治疗车上并推至患者床旁,确认患者身份。

(2)评估患者:评估患者生命体征、意识状态、合作程度、有无洗胃禁忌证;评估患者为口服毒物中毒,分析摄入毒物的种类、剂量、时间,询问是否曾经呕吐以及入院前是否采取其他处理措施,并询问既往是否有胃部疾病史及心脏病史;评估患者口鼻腔皮肤及黏膜有无损伤、炎症或者其他情况。

(3)做好解释:向患者解释操作目的、方法及需配合注意事项。

2.实施急救

(1)检查性能:接通电源,检查自动洗胃机性能。

（2）安装洗胃机管路：将 3 根管路分别和洗胃机的药管口、胃管口、污水口连接。

（3）安置体位：患者平卧，头偏向一侧或取左侧卧位。

（4）插洗胃管：同胃肠减压置管术经口（鼻）腔插入胃管 55～60cm，确认胃管在胃内（图 2-5-8），固定胃管。

（5）连接洗胃机：将患者的洗胃管与洗胃机胃管端连接。

（6）启动洗胃：设置洗胃液每次为 300～500ml；按"手吸"键吸出胃内容物，必要时送检；按"自动"键，反复冲洗至洗出的液体澄清无味为止。

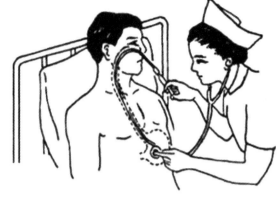

图 2-5-8 确认胃管在胃内方法之一（气过水声法）

（7）观察：洗胃时，注意观察患者的面色、脉搏、呼吸、血压变化，洗胃机运行是否正常，灌入液与排出液是否相等，排出液的颜色、气味、性质，及时发现有无洗胃并发症的发生。

（8）停止洗胃：当洗出的液体澄清无味时，按"停机"键，机器停止工作。

（9）拔出胃管：遵医嘱拔管并记录，拔管时先将胃管反折或将其前端夹住，以免管内液体误入气管。

（10）安置患者：妥善安置患者，协助患者取合适体位，交代注意事项。

【注意事项】

1. 心搏呼吸骤停者，应先复苏，后洗胃。

2. 洗胃前应检查生命体征，如有呼吸道分泌物增多或缺氧，应先吸痰，再插胃管洗胃。

3. 当中毒性质不明时，抽出胃内容物送检，洗胃液可选用温开水或等渗盐水，待毒物性质明确后，再使用拮抗药。

4. 洗胃过程中如发现排出液呈血性或患者感觉腹痛，血压下降，应立即停止洗胃，及时予以处理。若有食物堵塞管道，导致水流减慢、不流或发生故障，可交替按"手冲"和"手吸"键，重复冲洗数次，直到管路通畅，按"手吸"键吸出胃内残留液体后，再按"自动"键恢复自动洗胃。

5. 洗胃完毕，胃管可根据病情保留一定时间，以利再次洗胃，尤其是有机磷农药中毒者，胃管应保留 24h 以上，便于反复洗胃。

6. 并发症及其预防与处理

（1）急性胃扩张：

①原因：洗胃管孔被食物残渣堵塞，造成活瓣作用，使洗胃液体只进不出，多灌少排，进液量明显大于出液量，导致急性胃扩张。洗胃过程中未及时添加洗胃液，药液吸空或药管吸头一部分甚至全部浮出药液面，使空气吸入胃内，造成急性胃扩张。

②症状：腹部高度膨胀，呕吐反射消失，洗胃液吸出困难。

③预防及处理：遇餐后中毒，洗胃前应先刺激咽喉部，加速催吐，以防食物阻塞胃管。对昏迷患者，小剂量灌洗更为安全可靠。在洗胃过程中，保持灌入液量与抽出液量平衡，并严格记录出入洗胃液量。洗胃前备好足量药液，以防洗胃过程中因药液不足导致空气吸入胃内。洗胃过程中应严密观察病情变化，如神志、瞳孔、呼吸、血压及上腹部是否膨隆等。对于

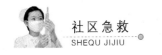
已发生急性胃扩张的患者,协助患者取半卧位,将头偏向一侧,并查找原因对症处理。如因洗胃管孔被食物残渣堵塞引起,立即更换洗胃管重新插入将胃内容物吸出;如为洗胃过程中空气吸入胃内引起,则应用负压吸引将空气吸出等处理。

(2)上消化道出血:

①原因:插管创伤。患者剧烈呕吐造成食管黏膜撕裂。当胃内容物基本吸净、排尽后,极易因洗胃机的抽吸造成胃黏膜破损和脱落而引起胃出血。对于烦躁、不合作的患者,强行插管会引起食管、胃黏膜出血。

②症状:洗出液呈淡红色或鲜红色,清醒患者主诉胃部不适、胃痛,严重者脉搏细弱、四肢冰凉、血压下降、呕血、黑便等。

③预防及处理:插管动作轻柔,快捷;插管深度适宜。做好心理疏导,尽可能消除患者过度紧张的情绪。抽吸胃内液时负压适度,洗胃机控制在正压0.04MPa,负压0.03MPa。对昏迷、年长者,应选用小胃管、小液量、低压力抽吸(0.01～0.02MPa)。如发现吸出液混有血液应暂停洗胃,按医嘱予胃黏膜保护剂,止酸、止血等。大量出血时应及时输血,以补充血容量。

(3)窒息:

①原因:清醒患者可因胃管或洗胃液的刺激而引起呕吐反射,昏迷患者会因误吸而发生窒息。严重有机磷农药中毒患者,因毒物对咽喉部的刺激造成喉头水肿,易导致呼吸道阻塞。若胃管的位置判断错误,导致洗胃液误入气管而引起窒息。

②症状:躁动不安、呼吸困难、发绀、呛咳,严重者可致心搏骤停。

③预防及处理:插管前在胃管上涂一层石蜡油,以减少对喉头的摩擦和刺激。患者取侧卧位,及时清除口腔及鼻腔分泌物,保持呼吸道通畅。熟练掌握胃管置入技术,严格按照证实胃管在胃内的三种方法进行检查,确认胃管在胃内后方可进行洗胃操作。如发生窒息,应立即停止洗胃,及时报告医生,进行心、肺复苏抢救及采取必要的措施。

(4)吸入性肺炎:

①原因:轻中度昏迷患者,因意识不清,洗胃不合作,洗胃液大量注入未被吸出,引起反射性呕吐,洗胃液被吸入呼吸道;或拔除胃管时没有捏紧胃管末端而使胃管内液体流入气管内导致吸入性肺炎。

②症状:患者表现为呛咳,肺部听诊有湿啰音和水泡音。

③预防及处理:洗胃时采用左侧卧位,头稍低偏向一侧。烦躁患者可适当给予镇静剂。昏迷患者洗胃前行气管插管,将气囊充气,可避免胃液吸入呼吸道。在洗胃过程中,保持灌入液量与抽出液量平衡,严密观察并记录洗胃出入液量。一旦有误吸,立即停止洗胃,取头低右侧卧位,吸出气道内吸入物,气管切开者可经气管套管内吸引。洗胃毕,协助患者多翻身,给予叩背,以利于痰液排出。

【电动洗胃流程】(图 2-5-9)

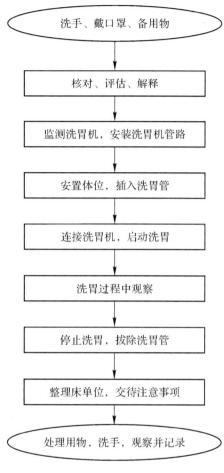

洗手、戴口罩、备用物

核对、评估、解释

监测洗胃机，安装洗胃机管路

安置体位，插入洗胃管

连接洗胃机，启动洗胃

洗胃过程中观察

停止洗胃，拔除洗胃管

整理床单位，交待注意事项

处理用物，洗手，观察并记录

图 2-5-9　电动洗胃流程

【思考题】

1. 胃肠减压的意义有哪些?

2. 如何确认胃管在胃内?

3. 胃肠减压评估与观察要点有哪些?

4. 胃肠减压操作有哪些相关并发症? 如何预防与处理?

5. 洗胃主要达到哪些目的?

6. 洗胃的禁忌证有哪些?

7. 洗胃的常见并发症有哪些? 如何预防与处理?

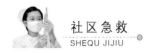
第六节　三腔二囊管放置术

【病例 2-6-1】

患者,男,39 岁,因"呕血 2h"入院。患者入院前呕鲜血约 800ml,呕血后头晕,乏力,面色苍白。既往丙型肝炎后肝硬化、食管胃底静脉曲张病史。入院后查血常规示 Hb 55g/L。急诊内镜下行硬化剂栓塞术,术后 1h 仍呕鲜血。

问题:

该患者除常规治疗外,是否需要且可以行三腔二囊管放置术?

【目的】

1.用于食管、胃静脉曲张破裂出血的局部压迫止血。

2.检测压迫止血效果和抽吸胃内积液(血)、积气,减轻胃肠道扩张。

【适应证】

1.经常规药物治疗、输血浆等治疗措施仍无法控制的出血。

2.经贲门食管周围血管离断术、内镜下注射硬化剂和套扎后短期内再出血,一般药物治疗效果不佳。

3.内镜下注射硬化剂或套扎失败出现的消化道大出血。

【相对禁忌证】

1.严重的冠心病、高血压和心律失常。

2.同时合并胸腹主动脉瘤。

3.咽喉部和食管肿瘤病变。

4.患者躁动不合作。

【操作前准备】

1.患者准备

(1)向患者或家属交代三腔二囊管放置术的目的、过程和可能存在的风险。

(2)测量患者生命体征(体温、呼吸、血压、脉搏),评价患者的意识状态。

(3)嘱患者插管过程中配合进行吞咽动作,头偏向一侧,及时清除患者口腔中的残存血液,降低误吸可能。

(4)签署知情同意书。

2.材料准备　三腔二囊管(提前充气测压,检查气囊有无漏气,250ml 胃囊,150ml 食管囊),50ml 注射器 2 个,止血钳 3 把,治疗碗 2 只,无菌石蜡,无菌纱布,沙袋或盐水瓶。同时配备血压计、听诊器、压舌板和电筒。

【操作步骤】

1.患者取平卧位,头偏向一侧。

2.将三腔二囊管前端 70cm 涂以石蜡油,用注射器抽尽囊内残余气体并夹闭导管,铺放治疗巾,润滑鼻腔。

3.将三腔二囊管润滑后经鼻孔插入,插进约 12～15cm 检查口腔内管腔有无反折。继续下插,同时让患者做吞咽动作,当插至 65cm 处时助手用注射器抽吸胃管,有内容物抽吸出表明管头端已经进入胃内。

4.用 50ml 注射器首先向胃囊注气 200～220ml,使胃囊膨胀。通过测压计测压,压强维持在 40mmHg。用血管钳夹住胃囊管口,将三腔二囊管向外牵引感到有中等阻力为止,用 0.5kg 盐水瓶挂于床前的牵引架上(图 2-6-1)。

5.用注射器经胃管吸出全部胃内容物后,将胃管连接于胃肠减压器内,可动态观察止血效果。如果抽吸出的液体无血迹,色淡黄,表示压迫止血有效。

6.如果胃囊充气压迫后仍有持续的血液吸引出,可向食管气囊内注射气体 100～150ml,测定压强 40mmHg 左右。管口用止血钳夹住。

7.持续监测患者,止血成功 24h 后可考虑口服石蜡油 20ml,然后放尽食管囊气体,观察无胃管内血液抽吸出后再放松牵引盐水瓶,抽出胃囊气体后继续观察 24h,如果抽吸出的胃液仍为淡黄色,可考虑口服石蜡油 20ml 后缓慢拔出三腔二囊管。

8.拔三腔二囊管后约有 40% 的患者会再次发生出血,应该尽快行胃镜下曲张静脉硬化剂注射、套扎、外科手术或经颈静脉肝内门体静脉分流术(transjugular intrahepatic protosystemic shunt,TIPS)减压,减少再次出血的发生概率。

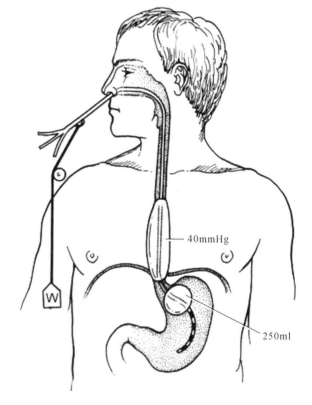

40mmHg

250ml

【注意事项】

1.操作最好在呕血的间歇进行,向清醒患者说明操作目的,取得患者配合,以免引起胃液反流进入气管引起窒息。

图 2-6-1 三腔二囊管放置术

2.压迫 24h 后宜放气 15～30min,以防气囊压迫过久可能引起黏膜糜烂。

3.牵引不宜过重,以防压迫太重,引起黏膜糜烂。

4.注意检查气囊是否漏气,以免达不到压迫止血目的。

5.加强护理,防止窒息的发生,如充气后患者出现呼吸困难,必须及时放气。

6.防止鼻翼压迫性坏死,最好用牵引装置,鼻孔用棉花等柔软东西垫衬,以免压迫摩擦。

【思考题】

如该患者三腔二囊管止血效果欠佳,有什么进一步处理措施?

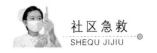
第七节　吸痰技术

【病例2-7-1】

患者,男性,75岁,因"慢性阻塞性肺气肿、Ⅱ型呼吸衰竭"行气管插管术、机械通气治疗,患者出现呼吸困难,血氧饱和度下降,听诊闻及痰鸣音。

问题:

1.如何判断患者是否需要吸痰?

2.吸痰应注意哪些问题?

【目的】

吸痰是保持呼吸道通畅的必要手段,借助吸引装置清除呼吸道分泌物,改善肺通气功能,防止肺部并发症的发生。

【适应证】

吸痰术适用于危重、老年体弱、昏迷、麻醉未苏醒者及各种原因所致的咳嗽反射迟钝或会厌功能不全,不能自行清除呼吸道分泌物或误吸呕吐物的患者以及各种原因引起窒息的患者。

【禁忌证】

无绝对禁忌证,但对颅底骨折患者禁忌经鼻腔吸痰;严重缺氧、严重心律失常患者为吸痰相对禁忌证。

【操作前准备】

1.用物准备　中心吸引装置和(或)移动式负压吸引装置、吸氧装置;治疗盘用物(无菌手套、一次性吸痰管、内装生理盐水的无菌罐、痰液稀释液、听诊器、简易呼吸器);检查一次性物品质量。

2.操作者准备

(1)核对患者身份,评估意识、生命体征、呼吸道情况,评估吸痰指征:

①直接观察到气管导管内有分泌物。

②肺部听诊可闻及痰鸣音、呼吸音粗糙或降低。

③气道高压报警、低潮气量报警。

④血氧饱和度下降。

⑤咳嗽、呼吸困难。

(2)解释吸痰目的,以取得合作。

(3)检查患者口腔、鼻腔,取出活动义齿。

【操作步骤】

1.吸痰前准备

(1)病情允许的情况下必要时叩肺,安置患者合适体位。

(2)连接吸引装置,检查吸引器,调节压强150~200mmHg,最大不超过200mmHg(小儿吸痰压强最大不超过100mmHg)。

（3）打开吸痰管外包装,暴露末端,打开无菌罐,戴手套,一手保持无菌,连接吸痰管,试吸少量生理盐水,检查吸引器性能,湿润导管前端。

2. 根据吸痰采用的不同入口进行操作

（1）经口/鼻腔吸痰:

①嘱患者张口,昏迷者用压舌板或口咽通气管协助张口。

②吸痰管经口插入,先吸口咽部分泌物,再吸气管内分泌物(插入气管内约 15cm)。不要在负压的状态下插入。

③做间歇性吸引,用拇指和示指旋转吸痰管边吸边提,自深部向上缓慢上提吸净痰液。

④吸痰管取出后,抽吸生理盐水冲净痰液,以免堵塞。

⑤必要时更换吸痰管,经鼻腔吸引。

（2）经气管插管/气管切开吸痰:

①按呼吸机纯氧键吸氧 1～2min 或用呼吸球囊加压给氧 10～15 次(或根据病情调整)。

②断开呼吸机与气管导管接口,将吸痰管经气管导管或气切套管轻柔地插入气管内(插管时如遇阻力勿强行插入),确定吸痰管插入的深度(符合一项即可):吸痰管深度接近气管导管的长度;患者出现咳嗽反射;气管导管通畅的情况下吸痰管已经无法再深入。

③做间歇性吸引,用拇指和示指旋转吸痰管边吸边退,在痰多处停留以提高吸痰效率,切忌上下多次抽动,避免缺氧,一般单次吸引时间不宜超过 15s,吸氧或休息片刻(3～5min)后可再次吸引。冲洗吸痰管。

④如分泌物黏稠,可在患者吸气相沿导管壁注入 3～5ml 痰液稀释液,然后呼吸球囊加压呼吸 3～4 次,使滴入的液体到达小支气管以稀释滞积的痰液并刺激咳嗽。

⑤按上述步骤再次气管内吸引,冲洗吸痰管;检查并吸净口鼻腔中的分泌物,冲洗吸痰管。

⑥吸痰结束后立即连接呼吸机通气,再次吸纯氧 2min,待血氧饱和度升至正常水平再将氧浓度调至原有水平。

3. 吸痰完毕,分离吸痰管,关闭吸引器,将吸痰连接管接头用无菌包装袋包裹,手套及吸痰管按一次性物品处理。

4. 评估病情(呼吸、血氧饱和度、痰鸣音、气道内压力、潮气量、与吸痰前比较)。

5. 协助患者取安全、舒适体位,整理床单位。

6. 洗手、记录。

7. 密闭式吸痰技术:机械通气的患者建议使用密闭式吸痰管。较传统的开放式吸痰,密闭式吸痰具有预防患者低氧血症、心肌缺氧、外源性感染、不良心理反应的优势,尤其适用于:氧储备差,开放式吸痰可能导致低氧血症的患者;使用高呼吸末正压机械通气的患者;呼吸道传染病患者。

【注意事项】

1. 操作时严格执行无菌技术,吸痰管、手套、吸痰溶液必须每次更换,避免交叉感染。

2. 操作时注意动作轻快,插管过程中不可打开负压,避免损伤气道黏膜。在吸痰过程中注意观察患者意识、生命体征等变化,如出现发绀、心率下降或血氧饱和度<90%、出现严重心律失常时应立即停止吸痰,待症状缓解后再吸。

3. 吸痰管的选择:成人与儿童用的吸痰管直径应小于气管导管或气切套管内径的一半,

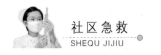

婴幼儿不可超过管内径的 70％。

4.吸痰前后、吸痰间歇期应加大氧流量或用呼吸球囊加压呼吸,重复吸引最多不超过 3 次,每次吸痰时间小于 15s,如痰液较多需再次吸引,应间隔 3～5min。如痰液黏稠,可配合翻身、叩背、雾化吸入等方法稀释痰液。

5.吸引瓶内液体应及时倾倒,水面不得超过 2/3。吸引瓶每日浸泡消毒。

6.使用人工呼吸机的患者吸痰后检查各参数是否符合要求。

第八节　氧　疗

【病例 2-8-1】

患者,男性,50 岁,因"重症肺炎"在社区医院住院治疗,入院时口唇发绀,经皮血氧饱和度 89％。

问题:

1.作为医生,请对该患者进行抢救。

2.如何选择合理的氧疗方法?

【目的】

怎么发现缺氧? 怎么解决缺氧?

【适应证】

急性缺氧、各种疾病引起的发绀、呼吸困难、心功能不全、贫血等。

【氧疗的定义】

因供氧减少或氧利用障碍引起细胞发生代谢、功能和形态结构异常变化的病理过程称为缺氧(hypoxia)。

各类缺氧的治疗,除了消除引起缺氧的原因以外,均可给予氧疗。

氧疗是针对各类缺氧的一种治疗方法,吸入高浓度氧能提高动脉血氧分压和氧饱和度水平,改善组织的供氧,纠正各种原因造成的缺氧状态,促进新陈代谢,维持机体生命活动,是辅助治疗多种疾病的重要方法之一。

氧疗的目的在于改善低氧血症。氧疗只是防治组织低氧的一种暂时性措施,不能代替对病因的治疗。

【氧疗的分类】

氧疗分为非控制性氧疗和控制性氧疗。

(一)非控制性氧疗

非控制性氧疗是临床上常用的吸氧方法,不需要严格控制吸入氧浓度(FiO_2),一般吸入气中氧浓度只能调节在 40％～60％。非控制性氧疗包括鼻咽导管给氧法、单/双鼻塞导管给氧法、面罩给氧法、氧帐和保温箱给氧法。下面介绍常用的鼻咽导管给氧法。

鼻咽与口咽作为储氧部位(reservoir),平均容积 50ml,相当于解剖无效腔的 1/3,吸入氧浓度不确定,高流量可能引起患者不适,导致鼻腔黏膜干燥,当氧流量＞5L/min 时,FiO_2

不再增加。

优点:使用方便,耐受良好,活动自如,方便吃饭及交谈。

缺点:每分通气量大的患者很难达到高的吸入氧浓度;不能用于鼻道完全梗阻的患者,可能引起患者头痛或黏膜干燥,容易移位。

鼻塞有单塞和双塞两种。单塞法选用适宜的型号塞于一侧鼻前庭内,并与鼻腔紧密接触(另一侧鼻孔开放),吸气时只进氧气,故吸氧浓度较稳定。双塞法为两个较细小的鼻塞同时置于双侧鼻孔,鼻塞周围尚留有空隙,患者较舒适,但吸氧浓度不够稳定,一般只适用于低流量供氧,易导致气道黏膜干燥。当鼻导管或鼻塞吸氧流量大于 5L/min 时,宜改用面罩吸氧。

1. 操作步骤

(1)核对医嘱、患者的床号和姓名、腕带条形码,连接供氧装置,检查管道是否通畅。做好供氧准备:氧气筒、推车、治疗盘、氧气表、通气管、湿化瓶内装 1/3～1/2 无菌蒸馏水、一次性碗 2 只(其中一只盛水)、一次性吸氧管、纱布、胶布、扳手、吸氧记录卡、小污物盘。

(2)评估患者缺氧程度。

(3)检查患者鼻腔,并用湿棉棒清洁鼻腔,固定鼻导管。

(4)打开流量调节阀,根据患者病情调节氧流量:一般缺氧伴有严重二氧化碳潴留者,可调至1～2L/min;无二氧化碳潴留者,可调至 2～4L/min;心脏病、急性肺水肿患者,可调至 4～6L/min。

(5)观察吸氧情况,氧气装置是否有漏气,是否通畅,流量是否正确,筒内氧气是否用完(用完及时更换),氧气筒周围有无危险因素,若有及时排除。观察血气分析结果及缺氧症状是否改善。

(6)停氧时应先拔去鼻导管、鼻塞或面罩,擦净口鼻,关流量表小开关,然后关氧气表总开关,最后开流量表小开关放出余气,并做好记录和整理。

2. 注意事项

(1)根据病情决定给氧的种类,按需调节氧流量。如慢性阻塞性肺疾病(chronic obstructive pulmonary disease,COPD)在呼吸衰竭时,应该低浓度(<35%)吸氧,低流量(1～2L/min)给氧,若吸入浓度过高,则可使呼吸中枢抑制加重,甚至呼吸停止。

(2)湿化瓶内定期添加湿化液。常用的湿化液有蒸馏水、冷开水。急性肺水肿患者常选用 20%～30% 的乙醇作为湿化液,可以降低肺泡内泡沫的表面张力,使泡沫破裂,扩大气体和肺泡壁接触面积而使气体易于弥散,改善气体交换功能。

(3)观察吸氧装置是否通畅、安全。氧气筒内的氧气不可用尽。做到防火、防油、防热、防震。

(4)应分类消毒以防交叉感染。

(5)持续给氧者应每班更换鼻导管,双侧鼻腔交替插管。

(6)如果是中心供氧装置,取下鼻导管后,关闭流量表开关。

(二)控制性氧疗

需要用特制的文丘里面罩(Venturi mask),才能达到控制吸入氧浓度的目的。这种面罩氧气以喷射状进入面罩,而空气从面罩侧面开口处进入。如果氧流量增加,进入空气量也相应地增加,以保持吸入气中氧浓度不变。其工作原理为文丘里(Venturi)现象,射流氧气

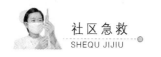
面罩和射流雾化器的关键部分是能产生高流量氧气的射流管。将高压氧气流导入射流管，被管内的喷嘴激发成一股高速涡流，与其贴近的空气被卷入主流而形成混合气流。喷嘴口径与空气入口的大小决定源氧与混入空气的流量比例。

优点：提供恒定的 FiO_2，适用于 COPD 患者。

缺点：不能提供高的 FiO_2；饮食、吐痰时要去掉面罩，中断给氧；若不小心将面罩的进口封闭，会造成严重影响。

(三)其他氧疗方法

1.氧气枕法　使用一长方形带有橡皮管的橡皮枕，经橡皮管充入氧气后，用螺旋夹将橡皮管夹闭并反折后用小绳扎牢，以防氧气漏出。使用时连接氧气湿化瓶或直接连接鼻导管或鼻塞吸氧，压力低时可用手加压。氧气枕法供氧是低流量供氧方式之一，适用于临时应急，或短途转送患者，其流量不恒定，与压力相关。

2.高压氧治疗　主要适用于外呼吸功能正常，而在血液循环过程中发生携氧障碍所导致的呼吸衰竭，如一氧化碳中毒、氰化物中毒、减压病等。提供氧疗的装置可分为低流量和高流量氧疗系统。应注意氧疗的监护与调整。但给氧只能提高 PaO_2，不能根本解决 CO_2 排出问题。

3.湿化高流量鼻导管氧疗　当普通鼻导管氧流量大于 6L/min 时，未达到理想湿化的干冷高流量气体将会给患者带来不适，如额窦疼痛及鼻腔黏膜干燥，甚至出血。流量的限制又直接影响患者的吸入氧浓度，而面罩吸氧会对患者造成拘束闭塞感，很多患者不能耐受；若输出流量太小还可能会造成呼吸性酸中毒。

湿化高流量鼻导管吸氧可以提供 21%～100% 的恒定氧浓度、最高达 60L/min 的流量、37℃温度、100% 相对湿度的高流量气体而体现出较传统氧疗方式的巨大优越性，可减少鼻咽部解剖无效腔、产生气道正压等生理学效应，并因其有效、舒适及良好的依从性，能满足患者通气氧合需求，使之在成人急性呼吸衰竭患者中逐渐成为除无创正压通气之外的另一种选择。

这里的高流量系统，不等同于高浓度吸氧，是指提供的气体流速超过患者吸气时的峰值流速，提供的气体量是患者通气量的 4 倍以上，能够提供较准确的不同氧浓度的气体，而且氧浓度不受患者呼吸模式的影响，气流完全由系统提供，可根据患者的需要调整气体的温度和湿度。

4.机械通气治疗　机械通气是借助人工装置的机械力量产生或增强患者的呼吸动力和呼吸功能。机械通气是治疗急性呼吸衰竭和慢性呼吸衰竭急性加重最有效的手段。

氧疗只是最为重要的一项对症治疗措施，治疗的根本仍是在支持治疗的同时针对呼吸衰竭的病因治疗、加强抗感染等，只有去除呼吸衰竭的病因才能有效纠正呼吸衰竭。

【氧疗并发症】

1.CO_2 蓄积。

2.吸收性肺不张。

3.氧中毒。

【常见错误】

1.未能早期识别缺氧。

2.选择吸氧的方法错误。

3.2 型呼吸衰竭的不合理氧疗。

4.高浓度吸氧时间过长。

【思考题】

1.氧疗的方法有哪些?

2.给 COPD 患者氧疗应该注意哪些问题?

【氧疗流程】(图 2-8-1)

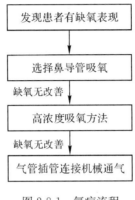

图 2-8-1　氧疗流程

第九节　膀胱穿刺造瘘术

【病例 2-9-1】

患者,男,78 岁,因"小便未解 12h,下腹胀痛 2h"来院就诊,既往有前列腺增生病史,无心肺等其他疾病,无长期服药病史,腹部 B 超提示膀胱充盈,前列腺增生。经尿道行导尿管置入失败。目前患者下腹胀痛加剧,表情痛苦。

问题:作为值班医生,你对该患者下一步治疗措施是什么?准备如何实施?

【目的】

膀胱穿刺造瘘的目的是为了暂时性或永久性尿流改道。尿流改道可以解除急性、慢性尿路梗阻对上尿路的不利影响,或下尿路手术后确保尿路愈合。

【适应证】

1.梗阻性膀胱排空障碍引起的尿潴留,如前列腺增生症、尿道狭窄、尿道结石等,且导尿管不能置入。

2.阴茎、尿道损伤而导尿管不能置入。

3.下尿路手术后确保尿道愈合,如尿道整形、吻合手术和膀胱手术后。

4.需留置导尿但伴有急性前列腺炎、尿道炎、尿道周围脓肿等。

5.神经源性膀胱,不能长期留置导尿管或留置导尿管后反复感染。

【禁忌证】

1.膀胱空虚,无法使之充盈。

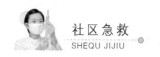

2.严重凝血功能异常者。

3.下腹部或盆腔手术史致下腹及盆腔肠道、脏器粘连严重者。

4.下腹部或盆腔巨大肿瘤致膀胱压迫无法充盈。

5.下腹部或盆腔穿刺点大面积皮肤软组织严重感染。

【分析】

根据患者目前症状及初步检查结果,考虑患者是因前列腺增生导致下尿路梗阻引起急性尿潴留,经尿道留置导尿失败,下一步考虑尿流改道,需行暂时性膀胱穿刺造瘘术。

【术前准备】

1.排除膀胱穿刺造瘘禁忌证。

2.核对患者,明确诊断,签署手术知情同意书。

3.术前备皮,清洗外阴。

4.确认穿刺部位,一般为下腹正中耻骨联合上方两横指处,必要时可以 B 超引导协助定位。

【物品准备】

1.穿刺包:弯盘 2 个,止血钳 2 把,洞巾 1 块,棉球数个,纱布 2 块,手术尖刀,膀胱穿刺套管针(图 2-9-1),持针器,缝针,缝线。

2.局麻药物,一般选用 2% 利多卡因溶液。

3.导尿管,引流袋,无菌手套,5ml 针筒,足够长度的穿刺针(深静脉穿刺针、心内注射针等)。

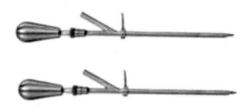
图 2-9-1 传统穿刺套管针

4.消毒药物,一般为碘伏。

【操作步骤】

1.再次核对患者。

2.患者取平卧位。

3.确认穿刺点,下腹正中耻骨联合上方两横指处或 B 超定位点。戴无菌手套,常规消毒,铺洞巾。

4.麻醉(逐层麻醉,使针筒与皮肤垂直刺入,边回抽边麻醉,至刺入膀胱,回抽出尿液确定穿刺位置为止)。过度肥胖者可使用长度足够的穿刺针。

5.拔出麻醉针,在穿刺位置用手术尖刀划开 1～2cm 大小切口,逐层切开皮肤、皮下组织及腹直肌前鞘,然后右手将套管针垂直缓慢刺入膀胱,左手在下方做保护,刺入膀胱时有明显的落空感。

6.拔出套管针针芯,见尿液流出,将套管针外鞘再缓慢向膀胱推进 2cm 左右,以防套管针外鞘脱出膀胱。再将相应规格导尿管由套管针外鞘置入膀胱,见尿液流出后再往里推送 5cm,往导尿管气囊注入生理盐水 10ml 左右。拔出套管针,适当外牵导尿管使气囊贴紧膀胱壁,以减少尿液外渗、出血及对膀胱的刺激。连接尿袋,用缝线固定导尿管于皮肤上。

7.再次消毒皮肤切口处后用敷贴保护。

【注意事项】

1.若见导尿管内有血凝块或尿液极度浑浊,可给予生理盐水适当冲洗,保持引流通畅。

2.一般 2d 更换敷贴,1 周更换尿袋,1 个月更换导尿管。常规使用抗生素预防感染。

3.穿刺完成后一次性快速引流尿液不宜过多,以防膀胱黏膜出血,一般控制在 400～500ml,改善症状后可先夹管。

4.鉴于使用文中提及的穿刺套管针(图 2-9-1)创伤相对较大,且置入的尿管管径较小,目前很多有条件的医院已很少使用,取代它的是一次性膀胱穿刺造瘘管(图 2-9-2),其操作步骤与穿刺套管针大同小异。

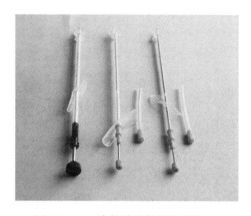

图 2-9-2　一次性膀胱穿刺造瘘管

【术后并发症及处理】

1.术后出血:因穿刺损伤腹壁前静脉或膀胱壁静脉所致,一般量较少,多可自行停止。若出血量较多,可适当给予止血药物后转上级医院治疗。

2.术后膀胱痉挛和膀胱刺激症状:表现为阴茎头和尿道口刺痛、尿频尿急及耻骨上区疼痛,系因膀胱内炎症、造瘘管刺激膀胱三角区和膀胱底部致膀胱始终处于收缩状态。可膀胱内注射普鲁卡因或山莨菪碱(654-2)缓解症状。

3.尿液引流不畅或外漏:可能因造瘘管被血块、脓块堵塞或造瘘管位置不当(过深或过浅)。可及时冲洗造瘘管,调整造瘘管位置,严重时可负压吸引。

【转诊治疗】

该病例经过膀胱穿刺造瘘术后,下尿路梗阻症状得到有效缓解,腹痛、腹胀明显缓解,因为下尿路梗阻病因并未解除,所以患者往往需要进一步治疗,此时可将患者转上一级医院继续接受治疗。

【膀胱穿刺造瘘术流程】(图 2-9-3)

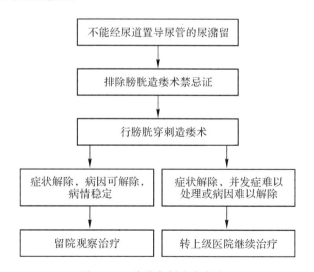

图 2-9-3　膀胱穿刺造瘘术流程

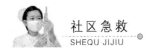

第十节　给药法

药物在预防、治疗或诊断疾病中起着重要的作用。医护人员必须熟悉药物的性能、作用及副反应,掌握药物的剂型、剂量和给药方法,注意观察用药效果,及时调整药物用量或考虑更换药物,做到合理使用,防止或减少不良反应的发生。

【病例 2-10-1】
患者,男性,63 岁,诊断为乙型病毒性肝炎合并肺部感染,R 24 次/min,BP 125/85mmHg。与患者沟通良好,患者有较强的自理能力,能理解服药的重要性,愿意配合治疗。现需给其口服拉米夫定抗病毒治疗。

一、口服给药法

【概述】

口服是一种最常用的给药方法,既方便又经济且较安全,药物经口服后,通过胃肠黏膜吸收进入血液循环,起到局部或全身的治疗作用。

口服法的缺点是:①吸收慢且不规则;②有些药物到达全身循环前先要经过肝脏,使药效受到破坏;③有些药物在肠内不吸收或具有刺激性而不能口服;④病危、昏迷或呕吐不止的患者不宜应用口服法。

【操作步骤】

1. 操作前应洗手、戴口罩。

2. 服用固体药片、药粉、胶囊时应用药匙,同一患者的数种药片可放入同一个杯内,药粉或含化药需用纸包。

3. 水剂用量杯计量,左手持量杯,拇指置于所需刻度处,右手持药瓶先将药液摇匀,标签朝上,举起量杯,使所需刻度与视线平行,缓缓倒入所需药量(图 2-10-1),倒毕以湿纱布擦净瓶口并放回原处。同时服用几种水剂时,需分别倒入几个杯内。更换药液品种时应洗净量杯。

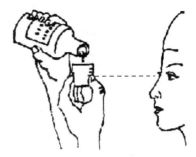

图 2-10-1　倒药液方法

4. 若药液不足 1ml,则需用滴管测量,1ml≈15 滴,滴时需稍倾斜。为得到准确的药量,避免药液蘸在杯内,应滴入已盛好冷开水的药杯内。

5. 服药前,应将药物与服药单全部核对一遍,最好由别人再查对一次,无误后方可服药或发药。

6. 抗生素和磺胺类药物需在血液内保持有效浓度,必须准时服(或给)药。某些刺激食欲的健胃药,宜在饭前服,因为刺激舌的味觉感受器,会使胃液大量分泌。某些磺胺类药物经肾脏排出,尿少时即析出结晶引起肾小管堵塞,故在服药后应指导患者多饮水。对呼吸道黏膜起保护作用的止咳合剂,服后则不宜立即饮水,以免冲淡药物而降低药效。

【口服给药操作流程】(图 2-10-2)

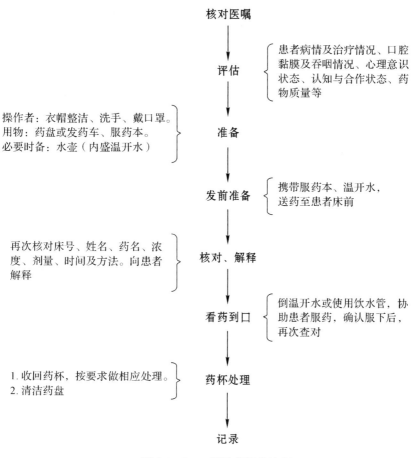

核对医嘱

评估 { 患者病情及治疗情况、口腔黏膜及吞咽情况、心理意识状态、认知与合作状态、药物质量等

操作者:衣帽整洁、洗手、戴口罩。
用物:药盘或发药车、服药本。
必要时备:水壶(内盛温开水) } 准备

发前准备 { 携带服药本、温开水,送药至患者床前

再次核对床号、姓名、药名、浓度、剂量、时间及方法。向患者解释 } 核对、解释

看药到口 { 倒温开水或使用饮水管,协助患者服药,确认服下后,再次查对

1.收回药杯,按要求做相应处理。
2.清洁药盘 } 药杯处理

记录

图 2-10-2 口服给药操作流程

二、注射给药法

【概述】

将一定量的无菌药液,经皮内、皮下、肌内或静脉途径注入体内,达到全身疗效的方法称注射给药法。

注射原则:①防感染;②防差错(无论是皮下、肌内还是静脉注射,进针后注入药物前,都应先回抽活塞,检查有无回血);③防意外;④掌握无痛注射要点(进针及拔针快、推药慢)。

【操作步骤】

(一)注射前准备

1.皮肤消毒液(2%碘酊与75%酒精或聚维酮碘)。

2.消毒镊子(浸泡于消毒溶液瓶内)。

3.砂轮,棉签,酒精棉球罐,弯盘,开瓶器,静脉注射时加止血带和治疗巾。

4.注射器和针头(图2-10-3)。

5.药物。

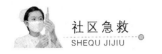
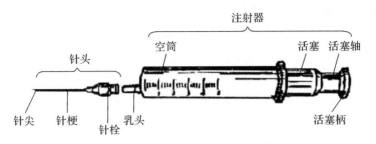

图 2-10-3　注射器和针头

(二)药液抽吸法

1.自安瓿(ampul,针剂)内吸药法　将安瓿尖端药液弹至体部,消毒棉签消毒安瓿颈部,用砂轮在安瓿颈部划一锯痕,然后重新消毒,拭去细屑,折断安瓿,用注射器将针头斜面向下,伸入安瓿内的液面下,抽动活塞进行吸药(图 2-10-4)。吸药时不得用手握住活塞,只能持活塞柄。吸毕,将安瓿套在针头上备用。

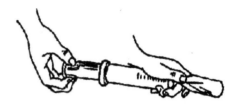

图 2-10-4　自安瓿内吸药法

2.自密封瓶内吸药法　除去铝盖中心部分,用消毒棉签消毒瓶塞,待干后,用注射器往瓶内注入与所需药液等量的空气,以增加瓶内压力,避免形成负压,倒转药瓶和注射器,使针头在液面下,吸取所需药量,再以示指固定针栓,拔出针头(图 2-10-5)。然后把针头向上,轻拉活塞使针头中的药液流入注射器内,并使气泡聚集在乳头口,稍推活塞,驱出气体。

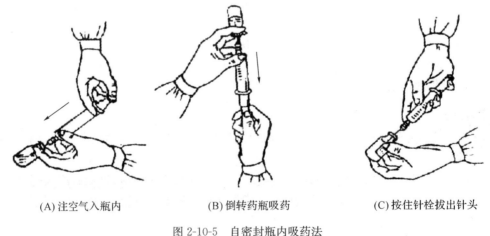

(A)注空气入瓶内　　　　(B)倒转药瓶吸药　　　　(C)按住针栓拔出针头

图 2-10-5　自密封瓶内吸药法

(三)常用注射法

1.皮内注射法　皮内注射法是将少量药液注入表皮与真皮之间的方法。皮内注射法用于各种药物过敏试验、预防接种、局部麻醉的起始步骤等。

【病例 2-10-2】

患者,男性,63 岁,诊断为肝硬化合并肺部感染,R 24 次/min,BP 125/85mmHg。既往曾用过青霉素且无药物过敏史、家族史;目前需给其用青霉素抗感染治疗,使用前先做青霉素皮试。

(1)部位:

①皮肤试验:取前臂内侧下段,因该处皮肤较薄,皮色较淡,易于注射和辨认。

②预防接种:常选用三角肌下缘部位注射。

(2)注射方法:

①将用物备齐后再次核对,向患者解释,以取得合作。做皮试前,应详细询问有无过敏史,如对需要注射的药液有过敏史,则不能做皮试,更换其他药物后再做试验。

②用 1ml 注射器及针头,抽取药液,排尽空气。

③选前臂内侧下段或三角肌下缘部位,用 75％酒精棉签消毒皮肤待干,左手绷紧皮肤,右手持注射器,使针头斜面向上,与皮肤呈 5°～15°角刺入皮内(图 2-10-6)。

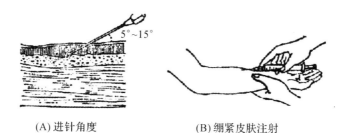

(A)进针角度　　　　　　(B)绷紧皮肤注射

图 2-10-6　皮内注射法注射方法

④待针头斜面进入皮内后,放平注射器,注入药液 0.1ml,药量要准确,使局部形成一圆形隆起的皮丘,皮肤变白,毛孔变大。

⑤注射完毕,迅速拔出针头,切勿按揉。清理用物,按时观察反应。

(3)皮内注射法注意事项:皮肤消毒忌用碘酊,进针勿过深,拔针不按压,以免影响结果的观察。

2.皮下注射法　皮下注射法是将少量药液注入皮下组织的方法。皮下注射法用于:需迅速达到药效、不能或不宜经口服给药时,如胰岛素口服在胃肠道内易被消化酶破坏而失去作用,但皮下注射迅速被吸收;局部麻醉用药或术前供药;预防接种。

【病例 2-10-3】

患者,男性,63 岁,诊断为肝硬化合并肺部感染,R 24 次/min,BP 125/85mmHg。该患者血液黏稠度较高,为了防止血栓的形成,要求给予皮下注射低分子肝素钙。

(1)部位:上臂三角肌下缘、上臂外侧、腹部、后背及大腿外侧(图 2-10-7)。

(2)注射方法:

①将用物备齐、核对,向患者解释,以取得合作。选择并消毒注射部位。

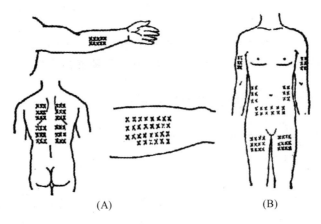

(A)　　　　　　　　(B)

图 2-10-7　皮下注射法注射部位

②将药液吸入注射器,排尽空气,左手绷紧皮肤,右手持注射器,示指固定针栓,针头斜面向上与皮肤呈 30°～40°角,过瘦者可捏起注射部位,迅速刺入针头的 2/3,放开左手固定针栓,抽吸无回血,即可推注药液(图 2-10-8)。

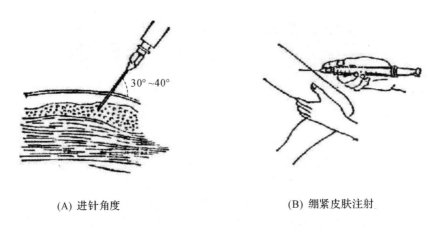

(A) 进针角度　　　　　　　　(B) 绷紧皮肤注射

图 2-10-8　皮下注射法注射方法

③注射完毕,用消毒棉签轻按针刺处,快速拔针,清理用物。

(3)皮下注射法注意事项:

①针头刺入角度不宜大于 45°,以免刺入肌层。

②尽量避免皮下注射对皮肤有刺激作用的药物。

③经常注射者,应更换部位,轮流注射。

④注射少于 1ml 的药液,必须用 1ml 注射器,以保证注入药液剂量准确。

3.肌内注射法　肌内注射法是将药液注入肌肉组织的方法。肌内注射法用于:需迅速达到药效、不能或不宜经口服给药时;注射刺激性较强或药量较大的药物;不宜或不能作静脉注射,要求比皮下注射更迅速产生疗效者。

【病例 2-10-4】

　　患者,男性,63 岁,诊断为肝硬化合并肺部感染,R 24 次/min,BP 125/85mmHg。入院后一直有恶心、呕吐症状,要求肌注甲氧氯普胺(胃复安)以减轻不适症状。

　　(1)部位:应选择肌肉较厚,离大神经、大血管较远的部位,其中以臀大肌为最常用,其次为臀中肌、臀小肌、股外侧及上臂三角肌。

　　①臀大肌注射定位法(图 2-10-9):

　　十字法:以臀裂顶点向左或右一侧画一水平线,从髂嵴最高点作一垂直平分线,将臀部分为 4 个象限,其外上象限并避开内角(从髂后上棘至大转子连线)即为注射区。

　　连线法:取髂前上棘和尾骨线的外上 1/3 处为注射部位。

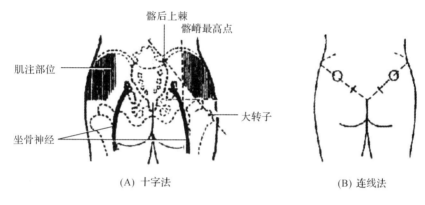

(A) 十字法　　　　　　　　　　　　(B) 连线法

图 2-10-9　臀大肌注射定位法

　　②臀中肌、臀小肌注射定位法(图 2-10-10):以示指尖和中指尖分别置于髂前上棘和髂嵴最高点的下缘处,这样髂嵴、示指、中指便构成一个三角形,注射部位在示指与中指间构成的角内。此处血管、神经较少,且脂肪组织也较薄,故被广泛使用。

　　以髂前上棘外侧三横指处(以患者自体手指宽度)为标准。

　　为使臀部肌肉松弛,可取以下体位:a.侧卧位:上腿伸直,下腿稍弯曲;b.俯卧位:足尖相对,足跟分开;c.坐位:座椅要稍高,便于操作。

　　③股外侧肌注射部位(图 2-10-11):为大腿中段外侧,位于膝上 10cm,髋关节下 10cm处,约 7.5cm 宽。此区大血管、神经干很少通过,部位较广,适用于多次注射者。

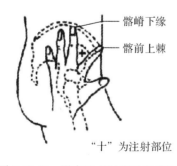

"十"为注射部位

图 2-10-10　臀中肌、臀小肌注射定位法

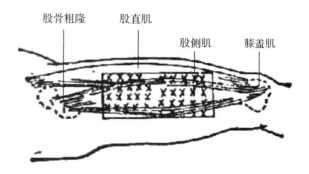

图 2-10-11　股外侧肌注射部位

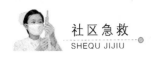

④上臂三角肌注射法：为上臂外侧自肩峰下 2～3 指，此处肌肉分布较臀部少，只能作小剂量注射。

三角肌九区划分法（图 2-10-12）：把三角肌的长度和宽度中线都均分为三等分，使三角肌分为九个区，分别为三角肌上、中、下 1/3 部的前、中、后区。

三角肌的上 1/3 部的前、中、后区为三角肌肌内注射的绝对安全区。

三角肌的中 1/3 部的前、中区为相对安全区。

三角肌的中、下 1/3 部的后区深面，因有桡神经通过，为三角肌注射的危险区。

三角肌的下 1/3 部的前、中区因肌肉太薄不能作肌内注射。

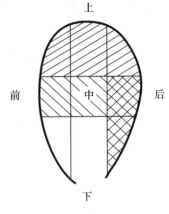

图 2-10-12　三角肌九区划分法

（2）注射方法（图 2-10-13）：

①将用物备齐、核对，向患者解释，以取得合作，协助患者取适当体位。选择注射部位消毒，待干。

②吸取药液排尽空气，用左手拇指和示指绷紧皮肤，右手持针，如握笔姿势，以中指固定针栓，针头与注射部位呈 90°角，快速刺入肌肉内。一般进针 2.5～3cm（消瘦者及儿童酌减）。

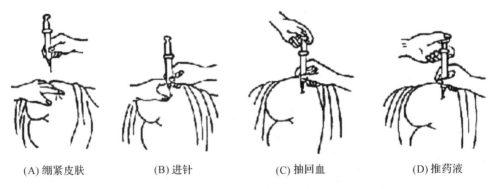

| (A) 绷紧皮肤 | (B) 进针 | (C) 抽回血 | (D) 推药液 |

图 2-10-13　肌内注射法

③松开左手，抽动活塞，如无回血，固定针头，注入药物。

④注射毕，以消毒棉签按压进针点，快速拔针，清理用物，归还原处。

（3）肌内注射法注意事项：

①切勿把针梗全部刺入，以防针梗从根部折断。

②两种药液同时注射时，要注意配伍禁忌；需长期作肌内注射者，注射部位应交替更换，避免硬结的发生。

③两岁以下婴幼儿不宜选用臀大肌注射，因有损伤坐骨神经的危险，幼儿在未能独自走路前，其臀部肌肉发育不好，应选用臀中肌、臀小肌处注射。

4.静脉注射法　静脉注射法是将药液注入静脉的方法。静脉注射法用于以下情况：a.若药物不宜口服、皮下或肌内注射，但需迅速产生药效时；b.药物因浓度高、刺激性大、量多而不宜采取其他注射方法；c.作诊断、试验检查时，由静脉注入药物，如为肝、肾、胆囊等 X

线摄片；d. 输液和输血；e. 静脉营养治疗等。

【病例 2-10-5】

患者，女性，54 岁，诊断为肾病综合征合并肺部感染，R 25 次/min，BP 120/80mmHg。要求静脉注射环磷酰胺进行治疗。

（1）部位：常用的有肘窝的贵要静脉、正中静脉、头静脉，或手背、足背、踝部等处浅静脉（图 2-10-14）。

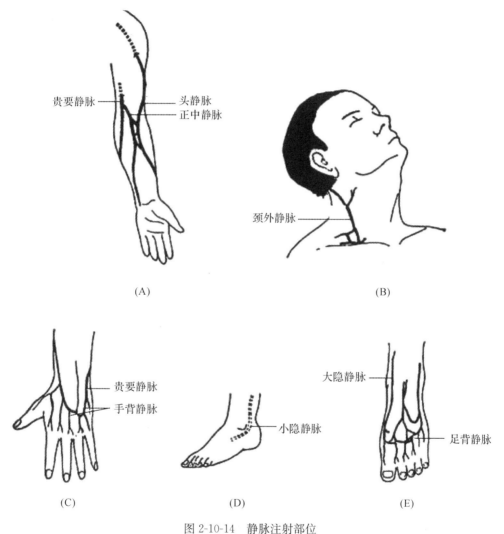

贵要静脉　　头静脉　　正中静脉

颈外静脉

（A）　　　　　　　　　　（B）

贵要静脉　　手背静脉

小隐静脉

大隐静脉　　足背静脉

（C）　　　　　（D）　　　　　（E）

图 2-10-14　静脉注射部位

（2）注射方法（图 2-10-15）：

①将用物备齐，核对，向患者解释，以取得合作。

②用注射器吸取药液，排尽空气，套上安瓿。

③选择合适静脉，以手指探明静脉方向及深浅，在穿刺部位的肢体下垫治疗巾或纸巾，在穿刺部位的上方（近心端）约 6cm 处扎紧止血带，用 2％碘酊消毒皮肤，待干后以 75％酒精

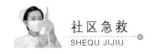
脱碘,嘱患者握拳,使静脉充盈。

④穿刺时,以左手拇指绷紧静脉下端皮肤,使其固定,右手持注射器,针头斜面向上,针头和皮肤呈 20°角,由静脉上方或侧方刺入皮下,再沿静脉方向潜行刺入。

⑤见回血,证实针头已入静脉,可再顺静脉进针少许,松开止血带,嘱患者松拳,固定针头,缓慢注入药液。

⑥在注射过程中,若局部肿胀疼痛,提示针头滑出静脉,应拔出针头更换部位,重新注射。

⑦注射毕,以消毒棉签按压穿刺点,迅速拔出针头,嘱患者屈肘按压片刻。清理用物。

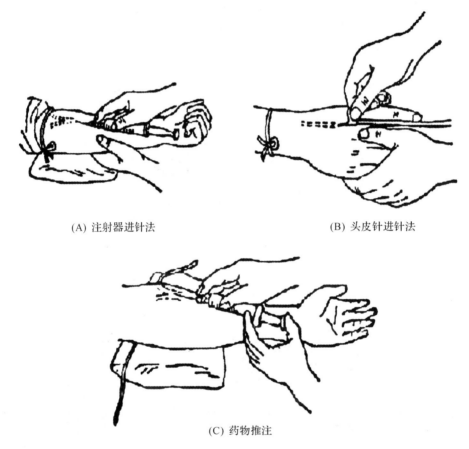

(A) 注射器进针法   (B) 头皮针进针法

(C) 药物推注

图 2-10-15　静脉注射法

(3)静脉注射法注意事项:

①注射时应选择粗直、弹性好、不易滑动的静脉。如需长期静脉给药者,应由远心端到近心端进行注射。

②根据病情及药物性质,掌握注入药液的速度,并随时听取患者的主诉,观察体征及其病情变化。

③对组织有强烈刺激的药物,注射前应先做穿刺,注入少量等渗盐水,证实针头确在血管内,再推注药物,以防药液外溢于组织内而发生坏死。

【注射法给药操作流程】

(一)皮内注射操作流程(图 2-10-16)

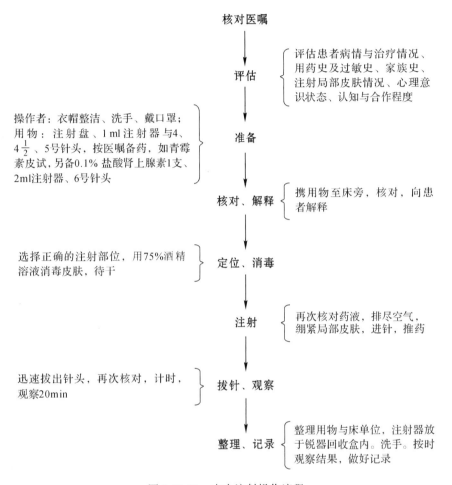

图 2-10-16 皮内注射操作流程

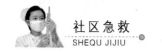
(二)皮下/肌内注射操作流程(图 2-10-17)

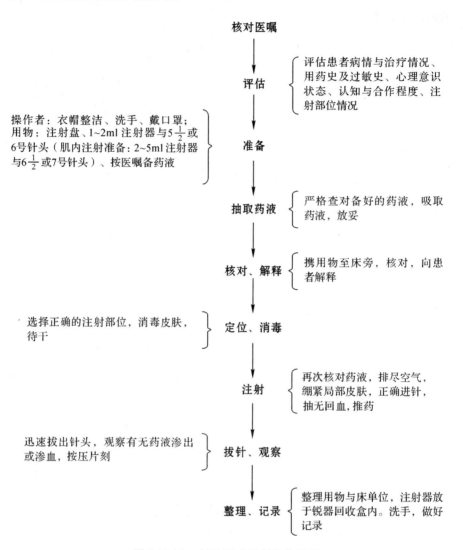

核对医嘱

评估 ｛ 评估患者病情与治疗情况、用药史及过敏史、心理意识状态、认知与合作程度、注射部位情况

操作者：衣帽整洁、洗手、戴口罩；用物：注射盘、1~2ml 注射器与 $5\frac{1}{2}$ 或 6号针头（肌内注射准备：2~5ml 注射器与 $6\frac{1}{2}$ 或7号针头）、按医嘱备药液 ｝ 准备

抽取药液 ｛ 严格查对备好的药液，吸取药液，放妥

核对、解释 ｛ 携用物至床旁，核对，向患者解释

选择正确的注射部位，消毒皮肤，待干 ｝ 定位、消毒

注射 ｛ 再次核对药液，排尽空气，绷紧局部皮肤，正确进针，抽无回血，推药

迅速拔出针头，观察有无药液渗出或渗血，按压片刻 ｝ 拔针、观察

整理、记录 ｛ 整理用物与床单位，注射器放于锐器回收盒内。洗手，做好记录

图 2-10-17　皮下/肌内注射操作流程

(三)静脉注射操作流程(以四肢静脉注射为例,图 2-10-18)

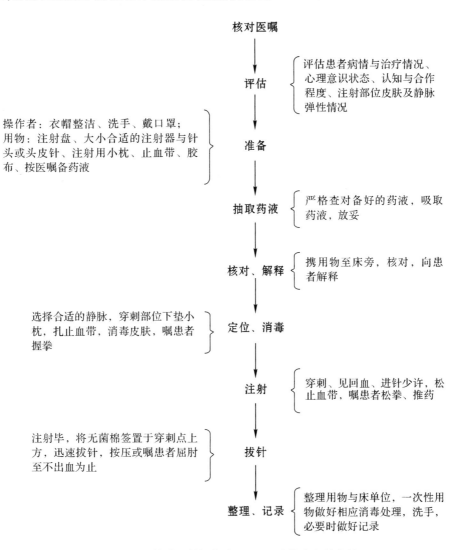

图 2-10-18 静脉注射操作流程(以四肢静脉注射为例)

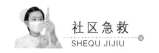
第十一节　常用急救监测

　　急危重症患者不同于普通门诊患者,来诊时往往存在危及生命的情况,常常生命体征不稳定,机体和脏器功能处于不完全代偿或失代偿状态。因此,需要在短时间内对患者进行综合评估或监测,以快速评估患者的病情严重程度和了解需要紧急干预的情况,使治疗更加精确,更具目标性和针对性。常用急救监测包括循环功能监测、呼吸功能监测、脑功能监测、心电监测、水电解质酸碱平衡和动脉血气监测、体温监测、容量监测及血液常规生化监测等。基层医疗机构受硬件设施限制,上述急救监测或许不能全部开展,可因地制宜,根据实际情况对上述项目开展较为系统而全面的监测。

【循环功能监测】

　　循环功能监测分为无创性和有创性,临床常用的血压、心率、尿量、四肢末梢皮温、毛细血管充盈试验等虽能反映循环变化,但缺乏特异性。对于急危重症患者,可以通过监测中心静脉压提供更多的信息。

　　1.动脉血压是最重要的生命体征,是最基本的血流动力学监测项目。一般情况下,收缩压大致反映心排出量,舒张压大致反映外周血管阻力;同时,血压与血容量、血管壁弹性、血液黏滞度等因素有关,是衡量循环功能的重要指标,与组织器官的灌注、组织的氧供需平衡及微循环功能密切相关。正常人的血压与性别、年龄、体位、运动和精神状态等因素有关。血压的监测方法可分为两类:无创血压监测和有创血压监测,其中无创血压监测简便易行,不需要特殊设备,是基层医疗机构最常用的测压方法,常用水银血压计或多功能监护仪。对于急危重症患者,需要连续监测血压变化,甚至根据病情需要监测双上肢血压差异或上下肢血压差异;同时也要关注脉压,即收缩压和舒张压的差值,脉压大表示每搏输出量多,反之则少。平均动脉压是动脉系统压力平均值,等于(收缩压+舒张压×2)/3 或舒张压+1/3 脉压,可反映整体灌注情况。

　　2.通常以触诊法检查桡动脉情况,并计算出每分钟搏动的次数,即脉率,可了解心率、心律、心脏收缩力和动脉壁的状况,为疾病诊治提供依据。在无法触及桡动脉时,也可测颈动脉、肱动脉、股动脉、足背动脉、颞动脉等。检查时需对比双侧脉搏情况,注意脉率、脉律、紧张度和动脉壁弹性、强弱及脉波。常用脉率/收缩压(mmHg)计算休克指数,帮助判定休克的有无及轻重。休克指数为 0.5 多提示无休克;休克指数>1.0 提示有休克;休克指数>2.0

为严重休克。

3.尿量能反映肾脏灌注情况和肾功能,同时尿量变化与机体饮水量、活动环境等有关,成人 24h 尿量一般为 1000～2000ml。在疾病状态下,尿少通常是早期休克和休克复苏不完全的表现。尿量<25ml/h、比重增加表明存在肾血管收缩或肾脏灌注不足;血压正常但尿量仍少且比重偏低提示有急性肾损伤可能。此外,严重创伤患者复苏时使用高渗溶液者可产生明显的利尿作用;涉及垂体后叶的颅脑损伤可出现尿崩现象;尿路损伤可导致少尿或无尿,判断病情时应予注意鉴别。

4.毛细血管充盈试验可用于判断机体微循环状态。用手指压迫患者指(趾)甲或额部、胸骨表面、胫骨前内侧等皮下组织表浅部位,片刻后去除压力,观察局部皮肤颜色变化。撤去压力后,局部皮肤颜色由白转红时间≤2s 为正常,试验结果为阴性;时间>3s 或呈斑片状为阳性,说明存在微循环障碍。

5.中心静脉压(central venous pressure,CVP)代表了右心房或者上腔静脉内压力的变化,可反映全身血容量与右心功能之间的关系。CVP 的正常值为 5～10cmH_2O;低血压患者伴 CVP 小于 5cmH_2O 时,表示血容量不足;若 CVP 高于 15cmH_2O,则提示心功能不全、静脉血管床过度收缩或肺循环阻力增高;若 CVP 超过 20cmH_2O,则提示存在充血性心力衰竭。在临床实践中,通常进行连续测定,动态观察其变化趋势以准确反映右心前负荷情况。

【呼吸功能监测】

呼吸功能监测主要包括氧合功能、通气功能及呼吸力学监测。在基层医疗机构,受设备条件所限,可以开展简单的呼吸功能监测,如反映氧合功能的脉搏血氧饱和度(SpO_2)和反映通气功能的呼气末二氧化碳分压($PetCO_2$)。

1.脉搏血氧饱和度(SpO_2)是常用的无创 SaO_2 监测方法,是根据血红蛋白的光吸收特性连续监测动脉搏动期间毛细血管床的光吸收度来实现的,是目前急危重症患者监测中最常用的监测内容。SpO_2 正常值为 95%～100%。当存在四肢低灌注和血红蛋白异常时,SpO_2 的准确性较差,不能代替血气分析检查。

2.呼气末二氧化碳分压($PetCO_2$)的正常值约为 38mmHg,较 $PaCO_2$ 低 3～6mmHg,一般情况下可代替 $PaCO_2$ 反映肺通气和肺血流量。但如果肺泡通气量或肺血流量减少,通气/血流发生变化,则不能完全代表 $PaCO_2$。

【意识状态的评估】

意识是指人体对环境刺激产生相应内容和行为的反应状态,包括"意识水平"与"意识内容"两个不同但又相关的内容。按病理生理学基础,根据意识水平和意识内容受损程度可将意识障碍分为觉醒障碍和意识内容障碍。

1.觉醒障碍可分为嗜睡、昏睡、昏迷三级。

(1)嗜睡:是最轻的意识障碍,指持续的睡眠状态,可被唤醒,并能正确回答和作出各种反应,但刺激去除后很快再入睡。

(2)昏睡:患者处于熟睡状态,不易被唤醒,在强烈刺激下可被唤醒,但很快又入睡,醒时答话含糊或答非所问。

(3)昏迷:严重的意识障碍,表现为意识持续的中断或完全丧失。按其程度不同又可分为以下三类:

①轻度昏迷:意识大部分丧失,无自主运动,对声光刺激无反应,对疼痛刺激可出现痛苦

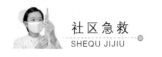
表情或肢体退缩等防御反应。

②中度昏迷:对周围事物及各种刺激均无反应,对剧烈刺激可出现防御反射。

③深度昏迷:全身肌肉松弛,对各种刺激全无反应。

2.意识内容障碍分为意识模糊、谵妄。

(1)意识模糊:是意识水平轻度下降,较嗜睡为深的一种意识障碍。患者能保持简单的精神活动,但对时间、地点、人物的定向能力发生障碍。

(2)谵妄:以兴奋性增高为主的高级神经中枢急性活动失调状态,临床表现为定向力丧失、感觉错乱、躁动不安、言语杂乱。

意识障碍、昏迷程度的评定,对指导抢救、判断预后具有重要意义。可应用格拉斯哥评分表(Glasgow Coma Scale,GCS)对患者的昏迷程度进行评价,以睁眼反应(意识水平)、语言反应(意识内容)、运动反应(病损平面)三项指标的 15 项检查结果来判断患者昏迷和意识障碍的程度,分值越低,脑功能损伤程度越重,预后越差(表 2-11-1)。

表 2-11-1 格拉斯哥昏迷量表评定标准

睁眼反应	计分	语言反应	计分	运动反应	计分
自动睁眼	4	回答正确	5	按吩咐运动	6
呼唤睁眼	3	回答错误	4	刺激能定位	5
刺激睁眼	2	言语错乱	3	刺激能躲避	4
不能睁眼	1	言语难辨	2	刺激时屈体反应	3
		不能言语	1	刺激时过伸反应	2
				不能运动	1

备注:正常为 15 分,8 分以下为昏迷,4～7 分预后很差,3 分以下生存者罕见。

【体温监测】

正常人的体温受体温调节中枢调控,并通过神经、体液因素使产热和散热过程呈动态平衡,保持体温在相对恒定的范围内。正常人的体温可因测量方法的不同而略有差异,腋测法正常值为 36.0～37.0℃,口测法正常值为 36.3～37.2℃,肛测法正常值为 36.5～37.7℃,可用于判断体温是否正常,为疾病诊治提供依据。体温高于正常为发热,常见于感染、损伤等,体温低于正常为体温过低,常见于休克、慢性消耗性疾病、低温环境暴露过久等。

【心电监护】

心电监护是监测心脏电活动的一种手段,作为急危重症患者的常规监测项目,可连续监测心脏电活动情况,实时观察病情,提供可靠的有价值的心电活动指标,并指导实时处理。心电监护对于有心电活动异常的患者,如急性心肌梗死、各种心律失常等有重要价值。目前临床应用的心电监护仪可连续监测心电波形,还可连续监测呼吸频率、体温、血压、脉搏血氧饱和度、脉率等,并可对异常状态进行智能分析和实时预警。

【动脉血气分析及酸碱平衡监测】

血液气体正常和酸碱平衡是体液内环境稳定、机体赖以健康生存的重要方面。血中有生理效应的气体是氧和二氧化碳,二氧化碳与酸碱平衡有关。

血气分析可以了解氧的供应和平衡状况,是抢救急危重症患者的重要监测指标。监测动脉血氧分压（PaO$_2$，正常值为 80～100mmHg）、动脉血二氧化碳分压（PaCO$_2$，正常值为 36～44mmHg）、动脉血 pH（正常为 7.35～7.45）、碱剩余（BE）、缓冲碱（BB）和标准碳酸氢盐（SB）的动态变化有助于了解患者是否存在酸碱平衡紊乱情况、类型及其严重程度，同时对机体水电解质情况作出准确判断，可对机体内环境紊乱进行及时诊断与干预。

乳酸作为无氧酵解的代谢产物，是反映无氧代谢的敏感指标。在常规血流动力学监测指标改变之前，组织低灌注与缺氧已经存在，是反映隐匿性休克的敏感性指标。临床常应用乳酸来判断组织灌注情况、微循环状态及机体缺血缺氧程度。诸多研究表明，乳酸的动态改变，即乳酸清除率对评估休克的治疗效果和判断预后更有价值。乳酸主要由肝脏和肾脏清除，乳酸的升高可能是由于无氧代谢增加所致，也可能是由于肝肾功能受损，对乳酸的分解清除能力下降所致。因此，在面对乳酸升高时，需结合其他反映组织灌注、氧代谢的指标进行综合判断。

另外，对于急性一氧化碳中毒、亚硝酸盐中毒等患者，通过监测血液中碳氧血红蛋白浓度和高铁血红蛋白浓度为临床诊断提供依据并对临床疗效进行评价。

【血液常规、生化监测】

对于急危重症患者，脏器功能损伤往往导致多系统受累，通过上述监测，可对病情进行初期评估。在紧急干预的同时，有条件的基层医疗机构可开展血液常规、生化等相关监测，如血常规、血糖、肝功能、肾功能、凝血功能、电解质等检测，为临床诊断提供更加充分的客观依据，可对病情进行更为翔实的了解。上述项目亦是某些急危重症评分系统的重要内容。

1. 血常规监测　包括红细胞计数、血红蛋白浓度、红细胞平均值测定和红细胞形态检测，白细胞计数及分类计数、血小板计数、血小板平均值测定和血小板形态监测。血常规监测可以为感染、贫血、血液系统疾病等提供线索。

2. 血生化监测　包括血糖、肝肾功能、凝血功能、电解质等项目，通过监测可以了解患者是否存在血糖显著异常，可以评价患者肝肾功能、凝血功能等是否受到累及和损伤程度，同时可以了解内环境的重要成分即电解质的情况。

科学技术的日新月异使我们对急危重症患者的病情进行实时监测成为可能。对监测数据的正确解读是给予各种针对性治疗的前提。随着急危重症监测学理论和技术的不断完善和发展，临床医护人员对疾病临床诊断水平的全面提高，将使基层医疗机构对急危重症的综合救治能力得到快速发展。

【思考题】

1. 中心静脉压受哪些因素的影响？

2. 阐述常用动脉血气分析的测定指标及其临床意义。

第三章　常见损伤的社区急救

第一节　损伤概论

损伤是指各种致伤因子作用于机体引起的机体病理生理变化、组织器官结构破坏和功能障碍。损伤在临床上十分常见,在急诊和外科领域中占有非常重要的地位。

【分类】

损伤的分类方法主要有以下几种:

1.按致伤因素分类　可分为刃器伤、火器伤、挤压伤、烧伤、冻伤、冲击伤、毒剂伤、核放射伤等。平时以机械性因素所致的创伤最多见,战时则以火器伤多见。

2.按致伤部位分类　可分为颅脑伤、颌面部伤、颈部伤、胸(背)部伤、腹(腰)部伤、骨盆伤、脊柱脊髓伤和四肢伤等。如在同一种致伤因素作用下机体同时或相继遭受两个以上解剖部位或器官的较严重损伤,至少一处损伤危及生命,称为多发伤。

3.按有无伤口分类　损伤部位皮肤完整者称闭合伤,如挫伤、扭伤、挤压伤、震荡伤等;损伤部位皮肤破损者为开放伤,如擦伤、切割伤、刺伤、撕裂伤和火器伤等。

4.按损伤程度分类　一般分为轻、中、重伤三类。轻伤为局部组织损伤,无生命危险;中等伤为广泛软组织伤、肢体挤压伤、肢体开放性骨折、一般的腹腔脏器伤等,丧失作业能力和生活能力,一般无生命危险;重伤指危及患者生命或治愈后留下残疾者。

对损伤进行正确的分类有助于获得准确的诊断,及时处理,也便于资料统计、分析和总结。

【病因】

损伤的主要病因包括以下几种:

1.机械因素　如汽车碰撞、锐器切割、挤压等所致的损伤,一般称为创伤。

2.物理因素　如高温或低温、电流、核辐射等,可造成相应的烧伤、冻伤、电击伤、放射伤等。

3.化学因素　如强酸、强碱等,可致化学性损伤。

4.生物因素　如被毒蛇、虫、狗等咬伤或蜇伤,可带入毒素或病原微生物而致病。

5.综合因素　有时多个损伤因子同时存在,如有毒化学品爆炸既可有机械性损伤,也可有化学性损伤。两种或两种以上致伤因素同时或相继作用于人体所造成的损伤称复合伤,其所致的机体病理生理紊乱常较多发伤和多部位伤更严重而复杂,是引起死亡的主要原因。

【病理生理】

损伤后机体可发生局部或全身反应,这些反应有利于机体对抗致伤因子的有害作用,维持内环境的稳定和促进机体的康复。但如反应过于强烈,对机体也会造成有害的影响。

局部反应主要是急性炎症反应,包括组织变性和变质、渗出和增生等。全身反应与损伤的性质、程度、机体状态和治疗等因素有关,主要是神经-内分泌系统效应。严重损伤后,机体可出现一系列功能和代谢变化。在损伤初期,主要出现交感神经兴奋,脑垂体分泌的促肾上腺皮质激素、抗利尿激素,肾上腺髓质分泌的肾上腺素、去甲肾上腺素,肾上腺皮质分泌的糖、盐皮质激素均增加,而胰岛素分泌则减少。机体基础代谢率增加,糖、蛋白质和脂肪分解代谢均明显增加,出现负氮平衡,血糖升高,糖异生作用加强。这些反应持续 1～4d,5～8d 后恢复至正常。

损伤的修复与部位、组织的再生能力有关,可分为完全修复和不完全修复两种。完全修复是指组织缺损完全由原来的组织细胞再生增殖完成修复,能完全恢复原有的结构和功能;不完全修复是指组织缺损不能由原来固有的组织细胞完成修复,而是由其他细胞(常为成纤维细胞)增生替代,只能恢复部分功能。

损伤修复的基本过程大致可以分为三个阶段:局部炎症反应期,主要为创伤部位充血、渗出等炎症反应;随后进入增生期,成纤维细胞和毛细血管内皮细胞增生,产生胶原纤维和新生的毛细血管,形成肉芽组织;最后进入组织塑形期,肉芽组织形成瘢痕,经过组织重构完成修复过程。

【伤口愈合类型】

开放损伤愈合可分为两种类型。一期愈合:见于组织损伤少、创缘整齐、无感染、经清创缝合对合严密的创口,或无菌手术缝合的伤口。上皮于术后 1～2d 可将创口覆盖,肉芽组织于伤后 2～3d 即可从创缘长出,2～3 周创口完全愈合,仅留一条线形瘢痕,此属一期愈合。二期愈合:常见于组织缺损较多、创缘不整齐或有感染的创口,肉芽自底部和边缘生长将创口填平后,上皮细胞才开始迅速生长覆盖创面,愈合时间显著延长,瘢痕大而明显。

开放性损伤应注意防治破伤风。破伤风是一种与创伤密切相关的特异性感染,一旦发生死亡率高。致病的破伤风杆菌为专性厌氧菌,外伤时该菌可能污染伤口及深部组织,如伤口外口小,伤口内有坏死组织、血块充塞,或填塞过紧、局部缺血等,就形成了一个适合该菌生长繁殖的缺氧环境。

【临床表现】

由于损伤的原因、部位和程度不同,其临床表现也各不相同,一般临床表现可分为局部表现、全身表现和并发症三个方面。

1.局部表现　损伤部位常有疼痛、肿胀、瘀斑和功能障碍等。开放伤局部有伤口,可有出血。如并发感染,则局部炎症明显,可有分泌物。

2.全身表现　体温可增高,如并发感染,可有高热。另外,患者可有脉搏、呼吸、血压、尿量的改变,也可出现疲乏、精神萎靡及食欲不振等表现。严重损伤可发生创伤性休克。

3.并发症　包括感染、休克、脂肪栓塞综合征、应激性溃疡、凝血功能障碍、器官功能障碍,多见于严重损伤。

【诊断与评估】

(一)受伤史

详细询问病史,包括伤因、伤时、地点、姿势、伤后局部和全身表现、处理经过等。根据伤员能否正确回答问题及其清晰程度,即可同时判断伤员的意识。但询问应简单明确,危重伤

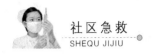

员的病史有赖于家属、目击者、护送者提供。在采集病史时,不能中断抢救措施的实施。

(二)体格检查

先检查伤员的神志、呼吸、脉搏、血压等生命体征,区分伤情轻重;然后做迅速、简单的系统检查。如伤员有危及生命的严重损伤或并发症,应先采取相应的急救措施,待伤情好转后再做全面检查。对闭合伤要查明深部重要组织器官有无损伤;对开放伤要了解伤口形状、大小、深度、出血情况、污染程度、有无异物存留以及深层重要组织器官损伤情况等。

以下一些方法可用于创伤患者的评估。

1.创伤指数 主要参照伤员的创伤部位及生理变化,加上创伤类型估计,按照异常程度分别给予1、3、5、6分,各分值相加即为创伤指数(trauma index, TI)。TI值5～9分为轻伤,只需门诊治疗;TI值10～16分为中度伤,需暂时住院观察;TI值＞17分为重度伤,需住院治疗。

表 3-1-1 创伤指数(TI)

分值	1	3	5	6
部位	四肢	躯干背部	胸腹	头颈
创伤类型	撕裂伤	刺伤	钝器伤	弹道伤
循环	正常	BP＜100mmHg, P＞100 次/min	BP＜80mmHg, P＞140 次/min	血压、脉搏测不到
意识	倦怠	嗜睡	浅昏迷	深昏迷
呼吸	胸痛	呼吸困难	发绀	无呼吸

2.CRAMS 评分法 CRAMS 评分法是一种创伤严重程度的评分方法,简单实用。CRAMS 分别代表评分时检测的 5 个部分的首字母:循环(circulation)、呼吸(respiration)、腹部(abdomen)、运动(motor)和语言(speech)。每个部分各 2 分,总分为 10 分,如果得分≥9 分为轻度创伤,得分在 7～8 分为重度创伤,6 分为极重度创伤,详见表 3-1-2。

表 3-1-2 CRAMS 评分法

参数	评分依据	分值
C 循环	毛细血管充盈正常和收缩压＞100mmHg	2
	毛细血管充盈延迟或收缩压为 85～100mmHg	1
	毛细血管充盈消失或收缩压＜85mmHg	0
R 呼吸	正常	2
	异常(费力、浅或＞35 次/min)	1
	无	0
A 胸腹部	无压痛	2
	有压痛	1
	腹肌抵抗、连枷胸或胸腹有穿通伤	0

续表

参数	评分依据	分值
M 运动	正常	2
	仅对疼痛有反应	1
	固定体位或无反应	0
S 语言	正常	2
	错乱	1
	无或不可理解	0

3. 批量伤员检伤分类方法　如果伤员较多,要对伤员进行分检,充分发挥现有的人力、物力,以抢救尽可能多的伤员。我国通常采用国际通行的分类方法,使用红、黄、绿、黑四种颜色的标签,不同颜色分别表示不同的伤病情及获救的轻重缓急的先后顺序。

(1)红色:伤病情十分严重,随时可有生命危险,为急需进行抢救者,也称"第一优先"。如心搏骤停、气道阻塞、窒息、活动性大出血、严重多发性创伤等。

(2)黄色:伤病情严重,应尽早得到抢救,也称"第二优先"。如各种创伤、多处骨折、中度烧烫伤等。

(3)绿色:伤病者神志清醒,身体受到损伤但不严重,可容稍后处理等待转送,也称"第三优先"。

(4)黑色:确认已经死亡,不作抢救。

(三)辅助检查

辅助检查包括常规化验、X 线透视或摄片、超声波检查、各种诊断性穿刺等,根据伤员的情况和医院具体条件合理选择。

【救治】

处理损伤患者时始终要把救命放在首位,优先解除危及伤员生命的情况。正确、有效的现场处理对提高救治成功率、减少伤残极其重要。现场急救主要包括现场解救、通气,以及四大基本救护技术(止血、包扎、固定、搬运)等。后续处理尽可能保存或修复损伤的组织与器官,恢复其功能,并积极防治各种并发症。

1. 现场急救

(1)解救伤者迅速脱离灾害现场,安全、及时地去除各种致伤因素,合理移动伤者肢体,避免继续损伤,同时救援者注意自我保护。

(2)优先抢救心搏呼吸骤停、窒息、大出血、张力性气胸、休克、内脏脱出等可能危及伤员生命的急症,确保循环维持和呼吸道通畅。

(3)及时、有效地止血。根据现场条件选择可行的止血措施,还要避免或尽量减少止血措施给伤员带来不必要的损伤。

(4)快速、准确地包扎伤口,以防进一步污染和出血,保护伤口,减轻疼痛。

(5)对骨折或关节损伤部位进行良好的固定,能迅速减轻伤员疼痛,减少出血,防止损伤血管、神经等重要组织,以利于搬运护送。

(6)安全、适当地搬运。根据伤情和现场条件转送伤员到就近的、有救治条件的医疗单位。

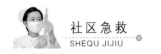
2.进一步救治　重点是维持伤员的循环及呼吸功能,补充血容量,保持呼吸道通畅,维持体液、电解质、酸碱平衡和能量代谢,保护肾功能等。闭合伤排除有重要脏器伤或血管伤时,一般采用对症处理,如局部休息、抬高患肢、制动,早期用冷敷以减轻肿胀,1～2d后用热敷、理疗等,以促进消肿和伤口愈合。开放性损伤一般要求患者尽早皮下注射破伤风抗毒素(tetanus antitoxin,TAT)预防破伤风。新鲜的伤口主要是早期彻底清创,对感染伤口及时换药。妥善处理多发伤、复合伤、放射伤、化学伤等,同时防治全身或局部的并发症。

第二节　交通事故伤

【病例 3-2-1】

患者,男,28 岁,因"车祸致头痛头晕 2h"入院。患者 2h 前骑电瓶车被小汽车撞击摔倒致头部着地,当即昏迷约 20min,自行苏醒,对当时情况不能回忆,伴头晕头痛,恶心呕吐,左侧胸痛,活动时加重。

查体:T 37.1℃,P 89 次/min,R 20 次/min,BP 148/89mmHg。神清,双侧瞳孔对称,对光反应敏,对答可,左侧颞部 5cm×5cm 头皮下血肿,左侧胸廓压痛,四肢活动可。

辅助检查:头颅 CT 检查示左侧硬膜外血肿,左侧颞叶挫伤,左侧颞部头皮下血肿形成。胸片示左侧多发肋骨骨折,左侧少量胸腔积液。

问题:

1.该患者初步诊断是什么?

2.主要诊断依据有哪些?

3.治疗原则是什么?

【概述】

交通事故伤广义上包括道路、铁路、空中和水上交通所发生的意外伤,但因为道路交通事故发生率远高于其他,所以狭义上的交通事故伤只限于道路交通伤,是指在道路上驾驶车辆、行走、乘车或因施工、堆物占路所发生的车辆碰撞、碾压、着火、翻车等所造成的人畜伤亡及车物损坏。预计到 2020 年道路交通伤将成为全球疾病和伤害负担的第三位原因。因交通事故造成的伤亡多为青壮年,平均死亡年龄远低于癌症和心脑血管死亡患者,因此对经济发展和社会安定影响极大。

急救是交通伤伤员治疗的第一个环节,特别是院前急救是降低伤员死亡率十分重要的环节。研究显示,交通伤后有三个死亡高峰,事故现场为死亡的第一个高峰,约 50% 的伤员死于现场,死亡原因为中枢神经系统或心脏大血管系统的严重损伤;伤后 1～2h 为第二个高峰,约占 35%,伤员主要死于头、胸、腹部的严重损伤和失血;第三个高峰出现在住院后 30d 内,约占 15%,伤员主要死于全身感染、多器官功能障碍综合征(multiple organ dysfunction syndrome,MODS)等严重并发症。

现场急救,主要是指在事故现场对受伤人员采取的紧急医疗措施。现场急救的主要目的是尽力挽救受伤人员的生命,防止伤情进一步恶化,减少伤员的痛苦和并发症的发生,做好伤员的妥善处理和转送,为医院治疗打下良好基础。

【致伤机制】

交通事故伤包含了十分复杂的致伤过程,其中人员可因撞击、碾压、抛掷、牵拉、燃烧和爆炸等过程而出现碾压伤、撕脱伤、摔伤、擦伤、烧伤和炸伤等各种类型的损伤,其中撞击性损伤最为多见。

交通事故伤中常见的损伤有:①骨折:各个部位的骨折均可发生,可同时发生多处骨折,易发生颈椎、腰椎、胸椎骨折;②颅脑外伤、胸腹部外伤、腹部脏器伤;③严重的软组织挫裂伤;④烧伤;⑤大出血、窒息、休克等危及生命的严重状态。

【救治】

进入现场前,迅速对现场进行安全评估,保证施救人员安全,同时做好个人防护。应将伤者转移至相对安全环境进行施救。

1. 首先要把伤员从被压的车轮或物体下搬运出来放在平坦地面上,千万不能往外拖拉(图 3-2-1)。

人体的脊椎活动度大的是颈椎、腰椎,交通事故时,由于碰撞等原因,极易发生颈椎、腰椎的骨折、错位损伤,搬运过程中重点是防止脊椎错位和脊髓损伤。

在搬运伤员时,首先要在原地放好颈托或进行颈部和腰部的固定。如有需要则用简易颈托固定头部,若用毛巾围住颈周亦可。最好使用铲式担架,防止脊椎活动,避免损伤脊髓或加重已有的脊髓损伤,导致截瘫。注意动作要轻柔,以防再损伤的发生。急救夹板也会起到良好的救急作用。在那些超豪华型的小汽车内,因安全带使驾驶员或乘客受到脊柱损伤时,搬

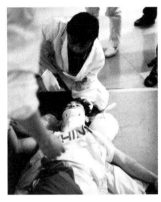

图 3-2-1　搬运

运要小心,将其置于木板上,并保持其脊柱处于过伸位。有时伤员被卡在方向盘和座椅间,营救起来困难很大。消防部门的脱险车,可以从破损的车内救出伤员。

2. 将伤员救出车厢后,应迅速检查伤员的体征(包括意识、心跳、呼吸和瞳孔等)变化。

(1)意识:意识状态是判断神经系统损伤的可靠体征之一。有无意识,即伤员是否处于清醒状态,是否能辨别自己与周围的环境。无意识时伤员对外界刺激处于无反应状态,而且呼唤不醒。在交通事故中,伤员常因头部受伤、大出血等引起意识丧失,出现昏迷。

(2)脉搏:脉搏能直接而快速地反映心率和循环血量的变化。一般摸桡动脉,用中间三个手指的指尖触试。人的脉搏与心跳频率相同,受创伤大出血后,脉搏变得快而弱。如创伤后大量失血,此时桡动脉搏动不能触及,可测颈动脉。颈动脉位于颈部两侧,在与喉结水平向外的 2～3cm 处。交通事故伤后伤员心率由于应激会较基础心率升高,但需要排除失血早期休克代偿引起的心率增快。

(3)呼吸:观察伤员的前胸起伏,可以判别有没有呼吸。健康人每分钟呼吸 16～20 次,受创伤大出血或休克时,呼吸浅而快;伤势严重的,呼吸变快而不规则,或者表现为一时呼吸急促,一时呼吸停止(暂停),像潮水起伏一般,这样的呼吸称为潮式呼吸。呼出气体的味道可以反映伤有无酸中毒和酒精中毒等。

(4)瞳孔:瞳孔变化是反映中枢神经系统损伤和患者状态的重要体征。健康人的双侧瞳孔是等大等圆的,直径约 2～4mm,遇到强光照射时,可迅速收缩变小。当受到严重创伤,尤

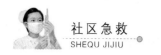
其是头部外伤时,两侧瞳孔可出现大小不一、散大或缩小,用手电筒光线突然照射,瞳孔不收缩或收缩很慢。若双侧瞳孔逐渐散大固定不动,瞳孔对光的照射毫无反应,则说明患者已陷于死亡。

(5)血压:血压的变化是有效循环血量和心脏泵血功能共同变化的结果。健康人的血压为 90～140/60～90mmHg。交通伤后伤员血压由于应激会较基础血压升高,当出现低血压时应及时查明原因并处理,排除失血。

(6)温度:体温主要靠皮肤调节,皮肤血管收缩,表现为皮温凉而湿,常为休克的最早期体征。

(7)皮肤颜色:失血性休克、缺氧可使皮肤表现为苍白、发绀等不同颜色。皮肤颜色有助于判断患者状况,及时做出相应处理。

(8)运动能力:运动功能的损伤是神经系统、骨关节系统损伤的表现。

(9)疼痛反应:对疼痛无反应表示感觉功能丧失。肢体运动能力丧失常常伴随有感觉功能丧失。如果伤后运动能力存在,而伤员感觉肢体麻木或刺痛,表明可能有脊髓部分损伤,应小心搬运,以防加重损伤。

(10)在做重点检查处理的同时,也要做简单全面的检查。

3.针对检查结果,对于可能抢救的伤员迅速进行院前急救治疗。

(1)如果伤员已意识不清,要先松开他们的颈、胸、腰部贴身衣服,把伤员的头部偏向一侧,同时清除口腔中的呕吐物、分泌物、泥土等,有假牙的将假牙取出,避免引起窒息。

(2)若伤员的呼吸、心跳已经停止,应立即行心肺复苏术。

(3)根据伤情,采取止血、包扎、固定等初步的急救措施。如果有大出血,要先进行初步止血。有明显骨折、畸形,要做简单现场固定。疑有颈椎骨折患者,应用颈托进行严格固定;上肢骨折患者最好是用三角巾悬吊;对髋骨、股骨或胫骨骨折,是将其患肢与健肢绑在一起,以便健肢起到夹板之固定作用。不要把伤员扶起来行走,以免骨折断端移位,损伤周围血管神经,造成严重并发症。

(4)胸部损伤的处理对维持正常呼吸功能和血液循环有重要影响。连枷胸的现场处理主要是固定胸廓,减少反常呼吸。开放性气胸伤员立即用消毒敷料堵塞、封闭伤口。张力性气胸须立即用粗针头放气。

(5)对那些已经死亡者,尽快搬移到公路旁不影响交通运输的地方。

4.经过现场初步急救后,交通事故的伤员通常应送到医院去做进一步的检查治疗。运送伤员最好采用救护车,伤员采用平卧位。在车上放置伤员,伤员头部朝车尾,足部朝车头,以免因加速度影响伤员脑的血流。

【交通事故伤急救流程图】(图 3-2-2)

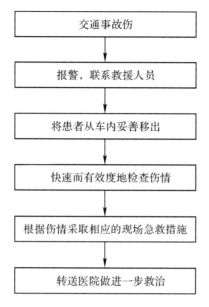

图 3-2-2 交通事故伤急救流程

第三节 刀刺伤

【病例 3-3-1】

患者,男,32 岁,因"右上腹刀刺伤 1h"入院。患者 1h 前右上腹被人用匕首刺伤,上腹部持续剧痛,向右肩背部放射,活动时加剧,并自觉腹痛范围逐渐增大,但以右侧为著。同时,患者有口渴、心悸。既往体健,嗜酒,否认肝炎或结核病史,否认高血压、糖尿病或心脏病史。

入院查体:T 37.1℃,P 110 次/min 以上,BP 98/56mmHg,神志清,面色苍白,心肺(一),右上腹部可见一长约 3cm 的刀刺伤裂口,有活动性出血,腹部触诊有肌紧张,全腹有压痛及反跳痛,以右上腹部为著,移动性浊音(+)。

辅助检查:Hb 87g/L,腹部立位平片未见明显膈下游离气体。腹部 B 超检查提示:肝右膈面挫裂伤,肝周及腹腔积液。

问题:

1. 该患者初步诊断是什么?

2. 主要诊断依据有哪些?

3. 还需做哪些检查?

4. 治疗原则是什么?

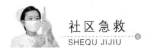

【概述】

刀刺伤通常指因锐器所致的组织损伤,如剪刀、刺刀、铁钉等所致组织损伤。刺伤的特点是伤口小而深,可深达体腔,引起体腔内大量出血、穿孔;穿入心脏,可立即致死。

刀刺伤是因为机械性致伤因子所造成的损伤,为动力作用造成的组织连续性破坏和功能障碍。例如,皮肤损伤而失去屏障作用,内脏血管等破裂而出血、穿孔等。严重伤者全身反应重,患者可出现疼痛、意识障碍、恶心、呕吐、呼吸困难等。

【诊断】

具有以下情况可诊断为刀刺伤:①有尖锐物体刺入体内的病史,表现为皮肤破损、出血、疼痛,严重者出现休克,甚至呼吸、心跳停止;②出现皮肤黏膜破损,浅者仅伤及皮下组织,深者可达筋膜、肌肉或深层脏器;③伤口内常有血凝块或活动性出血;④有时可有异物存留、坏死组织等。

刀刺伤患者往往伤情复杂,病情危重,常须立即救治,在检查时要注意以下几点:

1. 发现危重情况,如窒息、大出血等,必须立即抢救,不应单纯为了检查而耽误抢救时机。

2. 检查步骤应尽量简捷,询问病史和体格检查可以同时进行。检查动作必须谨慎轻巧,避免在检查中加重损伤。

3. 重视症状明显的部位,同时应仔细寻找比较隐蔽的损伤。例如,左下胸部伤有肋骨骨折和脾破裂可能,肋骨骨折疼痛显著,而脾破裂早期症状可能被掩盖,但其后果更为严重。

4. 接收多个患者时,不可忽视不出声的患者,有些窒息、休克或昏迷等的患者可能已经不能呼唤、呻吟。

5. 诊断不明确的损伤,应在对症处理过程中密切观察,争取及早转送。

【病例 3-3-1 解析】

1. 初步诊断:腹部刀刺伤,肝挫裂伤致腹腔内出血。

2. 主要诊断依据:

(1)青年男性,右上腹刀刺伤 1h。

(2)患者伤后上腹部持续剧痛,向右肩背部放射,腹痛范围逐渐增大,出现口渴、心悸。

(3)入院查体:P 110 次/min 以上,BP 98/56mmHg,面色苍白,右上腹部可见一长约 3cm 的刀刺伤裂口,有活动性出血,腹部触诊有肌紧张,全腹有压痛及反跳痛,以右上腹部为著,移动性浊音(+)。

(4)辅助检查:Hb 87g/L,腹部立位平片未见明显膈下游离气体。腹部 B 超检查提示:肝右膈面挫裂伤,肝周及腹腔积液。

3. 进一步检查:

(1)腹腔穿刺或腹腔灌洗。

(2)必要时进一步行胸腹部 CT 检查。

【治疗】

院前阶段的准备重点是维持气道开放和通气,控制外出血,纠正休克以及固定骨折,做好转送医院的准备。不能确定是否有重要脏器损伤的伤者,应在局部伤口处理后转上级医院行进一步检查。

如有脏器外露,应根据现场条件选择消毒容器或相对洁净容器覆盖,尽量避免脏器在空气中暴露时间过长,切忌盲目将外露脏器还纳或在外露脏器上直接加压包扎。

如现场刀具等仍在体内,不可随意改变刀具在体内的位置,以免造成大出血等并发症。

1.探查并处理局部伤口以控制病情。

检查伤口时,不可增加患者的痛苦,要防止增加污染或使伤口重新出血,止血应迅速有效,因地制宜,如不能及时处理伤口,应妥善包扎后转运患者。

操作步骤如下:

(1)开放性损伤必须检查伤口:①伤口的形状、大小、边缘、深度等;②伤口的污染情况;③伤口的出血性状及外露组织等;④观察伤口内异物存留,部位表浅者可以直接看到,部位较深者或伤口已经被血块等堵塞时不能看到,需用X线摄片等方法确定。

(2)止血。伤口止血有多种办法。

①手压止血法:用干净敷料、手指、手掌或拳头直接压迫出血点或出血区域近侧动脉干,暂时性控制出血。压迫点应放在易于找到的动脉上,压向骨骼方能有效,例如头、颈部出血,常可指压颞动脉、颌动脉、椎动脉;上肢出血,常可指压锁骨下动脉、肱动脉、肘动脉及尺、桡动脉;下肢出血,常可指压股动脉、胫动脉。

②加压包扎止血法:用厚敷料覆盖伤口后,外加绷带缠绕,略施压力,以能适度控制出血而不影响伤部血运为度。四肢的小动脉或静脉出血、头皮下出血,多数患者均可用此法获得止血目的。

③填塞止血法:四肢广泛而深层软组织创伤,腹股沟或腋窝等部位活动性出血,可用灭菌纱布填塞伤口,外加包扎固定。在做好彻底止血的准备之前,不得将填入的纱布抽出,以免发生大出血而措手不及。

④止血带法:本方法适用于暂时不能用其他方法控制的四肢大血管损伤性出血。

(3)包扎。在现场急救时,包扎伤口需用无菌敷料,缺少敷料时应选用清洁的纺织物,包扎时要松紧适宜,以免移位、脱落或阻碍血液循环。

2.清创缝合较大伤口,Ⅰ期关闭伤口,注射破伤风抗毒素。

清创缝合是促进伤口愈合,减少进一步感染的重要措施,因此应熟练掌握。注意无菌操作,不遗留坏死组织,又不增加患者的创伤。清创要严格按程序操作,将患者置适宜体位,有条件者应在手术室内进行。术前向患者及其家属解释清创术意义及要点。清创中要认真确认组织活性,认真清洗和消毒,尽量清除血凝块、异物和失活的组织。清创要仔细,较深伤口、污染较重的伤口缝合时要放置引流。止血应彻底,避免再次形成血肿。缝合时应注意组织层次的对合,勿残留无效腔。伤口较深、刺伤物不洁或伤口污染较重者应注射破伤风抗毒素,术后给予抗生素预防感染。注意观察患肢感觉、运动及血运变化,随时做出相应处理。

【病例3-3-1解析】(续)

4.治疗原则

(1)密切观察病情变化。

(2)积极补充血容量,防止休克,预防感染。

(3)有条件者需要急诊剖腹探查止血、缝合肝挫裂伤口、清除腹腔内积血。

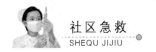

【刀刺伤急救流程】(图 3-3-1)

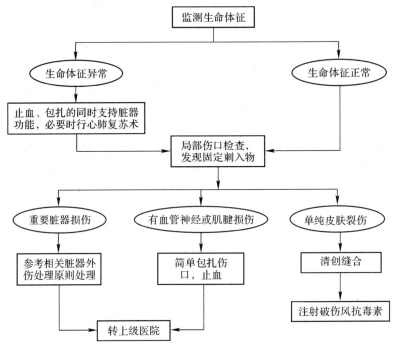

图 3-3-1　刀刺伤急救流程

第四节　烧伤和冻伤

一、烧伤

【病例 3-4-1】

患者,男性,30 岁,体重 60kg。开水烫伤后 30min 急送入院。

体格检查:T 37.1℃,P 110 次/min,R 31 次/min,BP 95/66mmHg,神志清楚,左上肢、颈部、胸腹部、双足和双小腿均有大小不等的水疱,有剧痛;面部红斑,表面干燥。

问题:

1.试述烧伤现场急救的原则。

2.该患者烧伤面积、烧伤深度、严重程度各为多少?

3.治疗原则是什么?

【概述】

烧伤是热力(火焰,灼热气体、液体或固体)所引起的损伤。由于电能、化学物质、放射线所致的组织损伤的病理和临床过程与热力烧伤很相近,因此临床习惯上将它们都归在烧伤一类。临床上所指烫伤只是指热液或蒸汽等所致烧伤,因而不能将烧伤统称为烫伤。

【病情评估】

(一)烧伤严重程度估计

烧伤的严重程度与烧伤面积和深度相关。因此,正确认识烧伤的面积和深度是判断伤情和治疗烧伤的重要依据。

1.烧伤面积估计

(1)中国新九分法:将全身体表面积划分为若干9％等分(表3-4-1)。

表3-4-1 中国新九分法

部 位		占成人体表/%	占儿童体表/%
头 颈	发 部 面 部 颈 部	3 3 } 9 3	9+(12-年龄)
双上肢	双上臂 双前臂 双 手	7 6 } 9×2 5	9×2
躯 干	躯干前 躯干后 会 阴	13 13 } 9×3 1	9×3
双下肢	双 臀 双大腿 双小腿 双 足	5* 21 13 } 9×5+1 7*	9×5+1-(12-年龄)

＊成年女性双臀部和双足各占6％

(2)掌分法:患者五指并拢,本人一掌面积=体表面积的1％。此法用于小片烧伤的估计或弥补九分法的不足。

2.烧伤深度估计 烧伤深度估计采用三度四分法,具体见表3-4-2所示。烧伤深度对应的皮肤肌肉见图3-4-1所示。

表3-4-2 烧伤深度估计和转归

程度	深度	外观	感觉	温度	创面愈合过程
Ⅰ度 (红斑性)	伤及表皮,生发层健在	局部似红斑,轻度红肿,无水疱,干燥	烧灼感	微增	3～5d脱屑痊愈,不留瘢痕
浅Ⅱ度	伤及生发层、真皮乳头层	水疱较大,去表皮后创面湿润,创底艳红,水肿	剧痛,感觉过敏	增高	2周痊愈,不留瘢痕,短期内有色素沉着
深Ⅱ度	伤及真皮网状层	水疱较小,去表皮后创面微红,有时见红色小点或细小血管支,水肿明显	疼痛,感觉迟钝	略低	无感染3～4周痊愈,留瘢痕
Ⅲ度 (焦痂性)	伤及全皮层,重者可达皮下脂肪、肌肉、骨骼	创面苍白或焦黄炭化,干燥皮革样,多可见树枝样大静脉网	疼痛消失,感觉迟钝	发凉	3～4周焦痂脱落遗留肉芽面,创面修复需植皮,愈合后遗留瘢痕或畸形

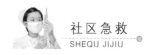
3.烧伤严重度

(1)轻度烧伤:烧伤总面积在9%以下为Ⅱ度烧伤。

(2)中度烧伤:烧伤总面积在10%～29%或Ⅲ度烧伤面积在10%以下。

(3)重度烧伤:烧伤总面积在30%～49%或Ⅲ度烧伤面积在10%～19%;或烧伤面积虽不足30%,但全身状况较重或已有休克、复合伤、呼吸道吸入性损伤或化学中毒等并发症者。

(4)特重度烧伤:烧伤总面积在50%以上;Ⅲ度烧伤面积>20%;已有严重并发症。

烧伤的预后和严重性,除与面积和深度有关外,尚涉及年龄,健康状况,有无复合伤、中毒、特殊部位烧伤等。

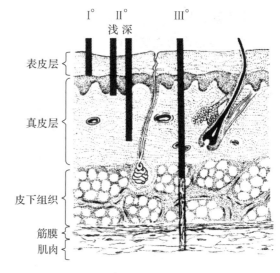

图 3-4-1　烧伤深度对应的皮肤肌肉

【病理生理及临床表现】

(一)体液渗出期

皮肤破坏、毛细血管扩张和通透性增加,大量水分、钠盐和电解质从创面蒸发、流失。临床出现低血容量、血液浓缩、低蛋白血症、低钠血症、代谢性酸中毒等低血容量休克性表现。

本期主要治疗任务是防治休克。

烧伤后体液丧失的速度以伤后6～8h最快,至伤后18～24h减缓,体液渗出持续36～48h,严重烧伤可延及48h以上甚至72h。

(二)急性感染期

伤后3～5d,因皮肤破坏,创面坏死组织和富含蛋白质的体液渗出,免疫系统受损,此期易出现感染。

对于严重烧伤,由于组织经历了凝固性坏死、溶解,伤后2～3周,创面坏死组织广泛溶解,会出现全身感染又一高峰。若处理不当,易出现"烧伤创面脓毒症"。

预防感染尤其是预防全身感染是此期的主要任务。

(三)修复期

修复期包括创面修复期与功能修复期,促使创面早期愈合是本期的主要任务。

烧伤临床过程较复杂,三期间互相重叠影响,分期的目的是便于临床观察和处理有所侧重。抗休克、抗感染和创面处理是烧伤治疗的三个主要问题,创面处理应贯穿始终。

【治疗原则】

小面积浅表烧伤按外科原则清创、保护创面,能自然愈合。

大面积深度烧伤的全身性反应重,治疗原则是:

1.早期及时补液,维持呼吸道通畅,纠正低血容量休克。

2.深度烧伤组织是全身性感染的主要来源,应早期切除,自体、异体皮移植覆盖。

3.及时纠正休克,控制感染是防治多内脏功能障碍的关键。

4.重视形态、功能的恢复。

【治疗措施】

(一)急救处理

1.迅速脱离热源 如系火焰烧伤应尽快脱离火场,脱去燃烧衣物,就地翻滚或是跳入水池,熄灭火焰。互救者可就近用非易燃物品(如棉被、毛毯)覆盖,隔绝灭火。忌奔跑呼叫,以免风助火势,烧伤头面部和呼吸道。也要避免双手扑打火焰,造成具有重要功能的双手烧伤。热液浸渍的衣裤,可以冷水冲淋后剪开取下,若用强力剥脱易撕脱皮肤。小面积烧伤立即用清水连续冲洗或浸泡,既可减痛,又可带走余热。

2.保护受伤部位 在现场附近,创面只求不再污染、不再损伤,可用干净敷料或布类保护,或行简单包扎后送医院处理。避免用有色药物涂抹,增加随后深度判定的困难。

3.维护呼吸道通畅 火焰烧伤常伴呼吸道受烟雾、热力等损伤,特别应注意保持呼吸道通畅。合并CO中毒者应移至通风处,必要时应吸入氧气。

4.其他救治措施 ①大面积严重烧伤早期应避免长途转送,休克期最好就近输液抗休克或加做气管切开,必须转送者应建立静脉输液通道,途中继续输液,保证呼吸道通畅。高度口渴、烦躁不安者常示休克严重,应加快输液,只可少量口服盐水。转送路程较远者,应留置导尿管,观察尿量。②安慰和鼓励受伤者,使其情绪稳定。疼痛剧烈可酌情使用地西伴、哌替啶(度冷丁)镇静药物,应注意避免抑制呼吸中枢。

(二)创面处理

1.Ⅰ度烧伤 属红斑性炎症反应,无须特殊处理,能自行消退。如烧灼感重,可涂薄层油脂。

2.小面积浅Ⅱ度烧伤 清创后,如水疱皮完整,应予保存,只需抽去水疱液,消毒包扎。水疱皮可充当生物敷料,保护创面、减轻疼痛,且可加速创面愈合。如水疱皮已撕脱,可以无菌油性敷料包扎。除非敷料浸湿、有异味或有其他感染迹象,不必经常换药,以免损伤新生上皮。如创面已感染,应勤换敷料,清除脓性分泌物,保持创面清洁,多能自行愈合。

3.深度烧伤 由于坏死组织多、组织液化、细菌定植几难避免,应正确选择外用抗菌药物。外用抗菌药物只能一定程度抑制细菌生长。烧伤组织由开始的凝固性坏死经液化到与健康组织分离,需要2~3周,在这一过程中,随时都有侵入性感染的威胁,为此近年的治疗多采用积极的手术治疗,包括早期切痂(切除深度烧伤组织达深筋膜平面)或削痂(削除坏死组织至健康平面),并立即行皮肤移植。早期外科手术能减少全身性感染发生率,提高大面积烧伤的治愈率,并缩短住院时间。

4.大面积深度烧伤 患者健康皮肤所剩无几,需要移植皮肤的创面大,手术治疗中最大的难题是自体皮"供"与"求"的矛盾。我国学者创用大张异体皮开洞嵌植小块自体皮、异体皮下移植微粒自体皮,以及充分利用头皮为自体皮来源(头皮厚,血运好,取皮后5~7d即可愈合,可反复切取,不形成瘢痕,也不影响头发的生长)。如仍遇自体皮供应不足的困难,则大面积烧伤的创面可分期分批进行手术。

(三)抗休克

补液方法:

1.伤后第一个24h 每1%烧伤面积每千克体重1.5ml(其中,平衡盐溶液和胶体比例2:1,严重烧伤时平衡盐溶液和胶体比例1:1),每日需要量2000ml(5%葡萄糖溶液)。伤

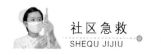

后第一个 8h 补入总量一半,另一半以后 16h 补入。

2.伤后第二天 24h 的补液量　平衡盐溶液和胶体均为第一个 24h 的一半,每日需要量 2000ml(5%葡萄糖溶液)不变。

(四)抗感染

主要致病菌为金黄色葡萄球菌、绿脓杆菌和肠道革兰阳性杆菌,主要临床类型为败血症和烧伤创面脓毒症。

小面积浅度烧伤可不用抗菌药物,需要时可用针对化脓性球菌的药物。大面积、深度烧伤应及早用药,用药时间要长,使用广谱抗生素足量。

用药时机:体液渗出与回收阶段,广泛溶痂阶段,全身感染,广泛手术前后,并发其他感染疾患时。

【烧伤处置流程】(图 3-4-2)

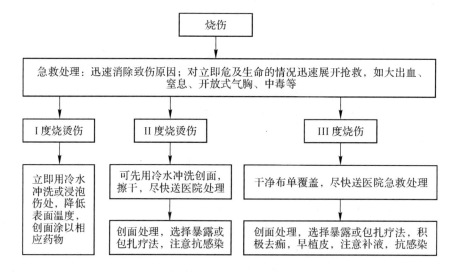

图 3-4-2　烧伤处置流程

【病例 3-4-1 解析】

1.试述烧伤现场急救的原则。

(1)迅速脱离热源;(2)保护受伤部位不再受损和污染;(3)维持呼吸道畅通;(4)正确处理复合伤;(5)稳定伤员情绪,酌情使用镇静剂。

2.该患者烧伤面积、烧伤深度、严重程度各为多少?

面部Ⅰ度烧伤,面积 3%,左上肢、颈部、胸腹部、双足和双小腿为Ⅱ度烧伤,面积＝9%＋3%＋13%＋7%＋13%＝45%,为重度烧伤。

3.治疗原则是什么?

1.早期及时补液,维持呼吸道通畅,纠正低血容量休克。

2.深度烧伤组织是全身性感染的主要来源,应早期切除,自体、异体皮移植覆盖。

3.及时纠正休克,控制感染是防治多内脏功能障碍的关键。

4.重视形态、功能的恢复。

二、冻伤

【病例 3-4-2】

患者,男性,32 岁,体重 75kg。醉酒后冻伤后 6h 急诊送入院。

体格检查:T 32.0℃,P 65 次/min,R 16 次/min,BP 95/66mmHg,神志模糊,面部和四肢皮肤苍白,局部红肿、充血,感觉减退,心律齐,未及明显心脏杂音。

问题:

1. 简述冻伤的分级。
2. 简述冻伤的急救处理。

【概述】

冻伤是指机体遭受低温侵袭所引起的局部乃至全身性的损伤。冻伤的发生除了与寒冷的强度、风速、湿度、受冻时间有关外,还与潮湿、局部血液循环不良和抗寒能力下降有关。依据损伤的性质冻伤分为非冻结性冻伤和冻结性冻伤两类。非冻结性冻伤是人体接触 10℃以下、冰点以上的低温,加上潮湿条件所造成的损伤,包括冻疮、战壕足、水浸足(手)等。冻结性冻伤是由冰点以下低温所造成的,包括局部冻伤和全身冻伤(又称冻僵)。

【病因】

病因包括环境因素及机体因素。

1. 环境因素 寒冷的气候,包括空气的温度、湿度、风速等。潮湿和风速都可加速身体的热量散失。

2. 机体因素 饥饿、疲劳、虚弱、失血、年龄、药物及创伤等均可影响人体对外界温度变化的调节和适应能力,使局部热量减少导致冻伤。

【病理生理】

全身受低温侵袭时,首先发生外周血管收缩和寒战反应,继而体温由表及里逐渐降低,当核心体温下降至 32℃以下时,心、脑、肾、血管等脏器功能均受损,大脑功能障碍,表现为痛觉消失、意识模糊、反应迟钝,可产生幻觉;当核心体温下降至 30℃以下时,常发生心房颤动、意识障碍、少尿、氮质血症;若核心体温下降至 28℃以下,则危险加大,出现反射消失、心室颤动,如不及时抢救,可直接致死。局部接触冰点以下的低温时形成冻结伤,冻结伤分为两个时相,最初是冻伤,继之是复温后的再灌注损伤。当组织温度降至 -2℃时,细胞外冰晶形成。随冰晶加大,间质液渗透压增高,导致细胞内脱水,蛋白变性,酶活性下降,细胞功能障碍。如果快速冷冻,则细胞内出现冰晶导致细胞死亡、毛细血管内皮破坏、红细胞淤积,导致循环停顿。复温冻融后局部血管扩张,微循环中血栓形成,释放的氧自由基、血栓素等介质可进一步加剧毛细血管与组织损伤。

【临床表现】

局部冻伤后皮肤苍白发凉、麻木或丧失知觉,不易区分其深度。复温冻融后可按其损伤的不同程度分为四级。

Ⅰ度冻伤(红斑性冻伤):伤及表皮层。局部红肿、充血;有热、痒、刺痛的感觉。症状数日后消退,表皮脱落、水肿消退,不留瘢痕。

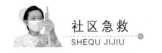
Ⅱ度冻伤(水疱性冻伤):伤及真皮。局部明显充血、水肿,12～24h 内形成水疱,疱液呈血清样。水疱在 2～3 周内干燥结痂,以后脱痂愈合。痂下皮肤嫩容易损伤,可有轻度瘢痕形成。

Ⅲ度冻伤(腐蚀性冻伤):伤及全层皮肤或皮下组织。创面由苍白变为黑褐色,感觉消失,创面周围红、肿、痛并有水疱形成。若无感染,坏死组织干燥成痂,4～6 周后坏死组织脱落,形成肉芽创面,愈合甚慢且留有瘢痕。

Ⅳ度冻伤(血栓形成与血管闭塞):损伤深达肌肉、骨骼,甚至肢体坏死,表面呈死灰色、无水疱;坏死组织与健康组织的分界在 20d 左右明显,通常呈干性坏死,也可并发感染而成湿性坏疽。局部表现类似Ⅲ度冻伤,治愈后多留有功能障碍或致残。

全身冻伤时先有寒战、皮肤苍白或发绀,有疲乏、无力等表现,继而肢体僵硬、意识障碍、呼吸抑制、心跳减弱、心律失常,最后呼吸、心跳停止。如能得到及时救治,患者复温复苏后常出现心室颤动、低血压、休克,可发生肺水肿、肾衰竭等严重并发症。

【治疗】

1.急救。尽快使伤员脱离寒冷环境,快速复温。衣服、鞋袜等连同肢体冻结者,不可强迫卸脱,应用温水(40℃左右)使冰冻融化后脱下或剪开。立即施行局部或全身的快速复温,但勿用火炉烘烤。以冰雪拭冻伤部位不仅延误复温并会加重组织损伤。伤员应置于 15～30℃温室中,将伤肢或冻僵的全身浸浴于足量的 40～42℃温水中,保持水温恒定,使受冻局部在 20min 内、全身在 30min 内复温。复温以肢体红润、循环恢复良好、皮温达到 36℃左右为妥。体温恢复 10min 后神志可转为清醒,如果患者感觉疼痛可使用止痛剂。若无温水,可将伤员伤肢置于救护者怀中复温。对呼吸、心搏骤停者要施行胸外心脏按压和人工呼吸、吸氧等急救措施。复温过程中肢体可出现肌筋膜综合征,严重时可能需行肌筋膜切开术。多数冻伤者有脱水,复苏过程中输注的液体可先适当加温。

2.局部冻伤的治疗。复温后冻伤的皮肤应小心清洁、保持干燥,抬高病变部位以减轻水肿;Ⅰ度冻伤保持创面干燥清洁,数日后可自愈。Ⅱ度冻伤局部可外用冻疮膏,已破溃者也可涂抹含抗菌药物的软膏。Ⅲ度、Ⅳ度冻伤多用暴露法治疗,保持创面清洁,且受冻部位每天在药液中清洗 1～2 次。对分界明确的坏死组织予以切除,视创面情况可植皮。对清创、抗生素治疗无效且并发湿性坏疽或脓毒症者,则需截肢。由于发病早期很难区分冻伤组织的破坏程度,手术宜在较晚时间进行。

其他治疗措施:应用低分子右旋糖酐静脉滴注进行抗凝;局部外用血栓素酶抑制剂以及全身使用布洛芬可以改善微循环,减轻血栓形成与组织损伤;根据冻伤部位可选用封闭疗法解除血管痉挛和止痛。Ⅲ度以上冻伤给予破伤风抗毒素 1500～3000U 肌内注射,根据病情全身应用抗生素预防感染;加强营养支持,给予高热量、高蛋白、富含多种维生素饮食。

3.全身冻伤的治疗　①复苏过程中首先要维持呼吸道通畅,吸氧,必要时给予辅助呼吸。②体温低时极易出现心室颤动或心搏骤停,应施行心电监护,注意纠正异常心律,必要时采取除颤复苏措施。③胃管内热灌洗或温液灌肠有助复温。④扩充血容量防治休克,选用适当血管活性药物。静脉输注的液体应加温至 38℃;有酸中毒时给予 5%碳酸氢钠溶液纠正。⑤当有肾功能不全、脑水肿时,可使用利尿剂并采取相应的治疗措施。

【预防】

冬季及高寒地区外出,应有防寒、防水服装。寒冷环境中工作时应注意防寒保暖,衣着宜保暖不透风,保持干燥,减少体表外露,手、足、耳处可外涂防冻疮霜剂;寒冷环境下应避免久站或静止不动。进人高寒地区工作的人员,平时应进行适应性训练,提供高热量饮食,酒后不宜野外工作。

第五节　猫、狗咬伤

【病例3-5-1】

患者,男,28岁,因"右手被狗咬伤半小时"入院。患者半小时前右手被狗咬伤,疼痛、出血明显,无头晕、头痛,无恶心、呕吐等不适。查体:T 37.1℃,P 73次/min,R 20次/min,BP 126/77mmHg。神清,精神可,右手尺侧可见3处皮肤裂伤,大小约0.5～1cm,伴活动性出血,远端手指感觉、活动、血供正常。辅助检查:右手正斜位X线提示未见明显骨折征象。

问题:该患者的处理方法、治疗原则是什么?

【病因及病理生理】

猫、狗是人类饲养最多的宠物。我国目前城乡社区猫、狗咬伤人事件多发。

咬伤对组织有切割、撕扯作用,常伴有不同程度的软组织挫裂伤。猫、狗口腔中有大量细菌可进入伤口,且常有衣服碎片、泥土等异物被带入伤口,造成伤口感染。最大的危险在于可将猫、狗自身的传染病,特别是狂犬病等传播至人。

狂犬病又称恐水症,病原体为狂犬病病毒,是一种人畜共患的中枢神经系统急性传染病。除狗以为,几乎所有的温血动物,如猫、鼠、兔等均有可能感染狂犬病病毒,人被这些动物咬伤,均有可能感染该病毒。狂犬病病毒对神经组织有强大的亲和力,主要通过神经逆行,向心性向中枢传播,一般不入血。目前狂犬病尚无有效治疗方法,死亡率极高。

【临床表现】

伤口伴有齿痕,深而不规则或伴有严重撕裂,常出现较广泛的组织水肿、疼痛、皮下出血、血肿,甚至大出血,伤口感染发展快而重,可出现特异性、非特异性或混合感染。

狂犬病的临床表现可分为四期。

1.潜伏期　潜伏期长短不一,数天至数十年或更长,一般1～3个月,在潜伏期中感染者没有任何症状。

2.前驱期

(1)常有低热、倦怠、头痛、恶心、全身不适,继而恐惧不安,烦躁失眠。

(2)对声、光、风等刺激敏感而有喉头紧缩感。

(3)具有诊断意义的早期症状是:在愈合的伤口及其神经支配区有痒、痛、麻及蚁走等异样感觉。这些症状见于80%的病例。

(4)本期持续2～4d。

3.兴奋期

(1)表现为高度兴奋,突出为极度恐怖表情,多动、易激惹,恐水、怕风。

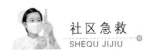
（2）患者交感神经异常亢进，表现为大量流涎，乱吐唾液，大汗淋漓，心率加快，血压上升，体温升高。

（3）恐水为本病的特征。典型患者虽渴极而不敢饮，见水、闻流水声、饮水或仅提及饮水时均可引起咽肌严重痉挛。外界多种刺激如风、光、声也可引起咽肌痉挛。常因声带痉挛而声嘶、说话吐词不清，严重发作时出现全身肌肉阵发性抽搐，因呼吸肌痉挛致呼吸困难、发绀。

（4）患者神志多清晰，可出现精神异常、幻视幻听等。

（5）本期持续1～3d。

4. 麻痹期

（1）狂躁型：患者肌肉痉挛停止，进入全身迟缓性瘫痪，由安静进入昏迷状态，最后因呼吸、循环衰竭而死亡。该期持续时间较短，一般6～18h。

（2）麻痹型：较少见，以脊髓或延髓受损为主。常见高热、头痛、呕吐、腱反射消失、肢体软弱无力、共济失调和大小便失禁，呈横断性脊髓炎或上行性麻痹等症状，最终呼吸肌麻痹与延髓性麻痹而死亡。

【诊断与鉴别诊断】

根据患者猫、狗咬伤病史，诊断一般不困难。

【治疗原则】

1. 彻底冲洗　被任何健康状况不明的猫、狗等动物咬伤或抓伤后，应掰开伤口，立即用肥皂水或清水彻底冲洗伤口至少15min，然后立即前往正规接种点进行妥当处理。

2. 院内清创　表浅而小的伤口可不清创，用3%碘酊或75%酒精进行消毒后包扎即可。深的伤口应清创，彻底清除异物和坏死组织，再依次用生理盐水、聚维酮碘、3%过氧化氢溶液冲洗。原则上不作一期缝合，但合并神经、血管、肌腱损伤应争取一期缝合。创口周围至底部注射狂犬病免疫血清。凡需清创的伤口，均应常规应用抗生素和破伤风抗毒素。

3. 接种狂犬病疫苗　预防接种对防止发病有肯定价值，包括主动免疫和被动免疫。人一旦被动物咬伤，疫苗注射至关重要，严重者还需注射狂犬病血清。

（1）主动免疫：①暴露后免疫接种。一般被咬伤者0d（第1天，当天）、3d（第4天，以下类推）、7d、14d、28d各注射狂犬病疫苗1针，共5针。成人和儿童剂量相同。严重咬伤者（头面、颈、手指等多部位，3处及以上咬伤者或咬伤舔触黏膜者），除按上述方法注射狂犬病疫苗外，应于0d、3d注射加倍量。②暴露前预防接种。对未咬伤的健康者预防接种狂犬病疫苗，可按0d、7d、28d注射3针，一年后加强一次，然后每隔1～3年再加强一次。

（2）被动免疫：创伤深广、严重或发生在头、面、颈、手等处，同时咬人动物确有患狂犬病的可能性，则应立即注射狂犬病血清，该血清含有高效价抗狂犬病免疫球蛋白，可直接中和狂犬病病毒，应及早应用，伤后即用，若伤后一周再用几乎无效。

【病例3-5-1解析】

患者的处理方法、治疗原则如下：

1.充分消毒、清创,创口周围至底部注射狂犬病免疫血清。

2.患者无神经、血管损伤,无骨折,暂不予一期缝合。

3.立即进行狂犬病疫苗接种,注射破伤风抗毒素;可考虑口服或静脉使用抗生素。

【转诊】

1.被咬伤者存在较严重的软组织撕脱伤,或有大血管、神经损伤等严重情况,建议转上级医院进一步治疗。

2.被咬伤者出现狂犬病前驱症状,建议转上级医院进一步治疗。

【猫、狗咬伤处置流程】(图3-5-1)

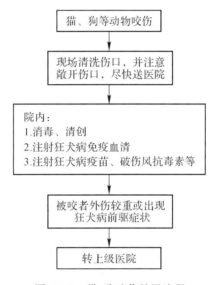

图3-5-1 猫、狗咬伤处置流程

第六节 蛇咬伤

【病例3-6-1】

患者,男,51岁,因"右小腿被蛇咬伤半小时"入院。患者半小时前右小腿被蛇咬伤,自述为"竹叶青蛇",局部肿胀疼痛、出血明显,无头晕、头痛,无恶心、呕吐等不适。查体:T 37.1℃,P 73 次/min,R 20 次/min,BP 135/85mmHg。神清,精神软,右小腿可见两处小而深的牙痕,约0.5cm,伴活动性出血,周围肿胀、瘀青,触痛明显。

问题:该患者的处理方法、治疗原则是什么?

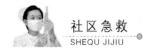
【病因及病理生理】

蛇分无毒蛇和毒蛇。被蛇咬伤后,先判断咬人的是否毒蛇。被毒蛇咬伤后,蛇毒经毒牙排入人体。蛇毒是多肽的复杂混合物,其中一些多肽毒性很强,有特定化学和生理受体部位。同时,蛇毒中有磷脂酶 A、透明质酸酶、腺苷三磷酸酯酶、5-核苷酸酶、二磷酸吡啶核苷酸酶等,可促进毒液的毒性作用。另外,人体中毒后会释放出组胺、血清素等物质,使蛇毒毒性作用更加复杂。

【临床表现】

被无毒蛇咬伤,有 1 排或 2 排细牙痕,除局部损伤和合并感染外,无全身中毒症状;被毒蛇咬伤,有 1 对或 1～4 个大而深的牙痕。人被毒蛇咬伤后,如果未有效注毒或注毒量极小,可不出现中毒症状;如果注毒量大,局部和全身中毒症状严重,可致患者死亡。临床上通常把蛇毒分为三类。

1.神经毒　主要作用于延髓和脊神经节细胞,引起呼吸麻痹和肌肉瘫痪,对局部组织损伤较轻。全身症状常在伤后 30min～2h 出现,表现为头昏、嗜睡、恶心呕吐、乏力、步态不稳、视物模糊、语言不清、呼吸困难、发绀,以致全身瘫痪、惊厥、昏迷、血压下降、呼吸麻痹、心力衰竭,甚至死亡。金环蛇、银环蛇、海蛇等属此类毒素。

2.血液毒　有强烈溶组织、溶血、抗凝作用,可致组织坏死、感染。局部症状出现早且重,表现为伤处剧痛、流血不止、肿胀、皮肤发绀,并有皮下出血、瘀斑、水疱、血疱及明显淋巴管炎和淋巴结炎,甚至炎症组织坏死、化脓感染等。同时血液毒对心、肾等重要脏器具有严重破坏作用,引起心、肾功能不全。此类毒蛇有竹叶青蛇、五步蛇、蝰蛇等。

3.混合毒　兼有上述两种作用,局部和全身症状均严重。

【诊断与鉴别诊断】

根据患者蛇咬伤病史,诊断一般并不困难。尽量明确是无毒蛇咬伤还是毒蛇咬伤,如为毒蛇咬伤,根据上述临床表现,鉴别哪类蛇毒亦不困难。

【治疗原则】

1.被无毒蛇咬伤只涂些碘伏即可,不必做特殊处理,建议注射破伤风抗毒素。

2.被毒蛇咬伤或不能确定是否毒蛇咬伤时,均应按毒蛇咬伤处理。

(1)局部处理:立即于伤口近端 5～10cm 处用止血带或布条等阻断静脉血和淋巴回流,防止毒素扩散。待急救处理结束或服蛇药半小时后去除绑扎。迅速将伤肢浸于冷水中 3～4h,再改以冰袋,以减轻疼痛,缓解毒素吸收速度,降低毒素中酶的活性和局部代谢。用 1：5000 高锰酸钾溶液、3% 过氧化氢溶液、生理盐水反复冲洗伤口。以牙痕为中心切开伤口,挤或吸出毒液;由于蛇毒的吸收较快,切开或吸吮均应及早进行,否则效果不明显。如伤口流血不止,忌切开。以胰蛋白酶 2000U＋0.5% 普鲁卡因 10ml 于伤口周围做深达肌肉的浸润注射,以破坏残留的蛇毒。必要时 12～24h 后重复注射。

(2)全身治疗:①服用蛇药,根据蛇毒种类或临床表现选用蛇药,常用的有南通蛇药片和广州蛇药;②注射单价或多价抗蛇毒血清,注射前需做马血清过敏试验;③注射破伤风抗毒素和广谱抗生素,防止感染;④注意补液,维持电解质、酸碱平衡,给予支持治疗,必要时输注血浆、红细胞;⑤出现呼吸困难者,给予吸氧,或用呼吸机辅助呼吸。如病情较重,建议转上级医院治疗。

注意:因存在毒液二次吸收风险,不推荐用口吸出毒液。如确定无龋齿、口腔溃疡等口腔内皮肤、黏膜破损情况,可用口吸出毒液,边吸边吐,并用水漱口。伤员严禁奔跑、剧烈活动,以防促进毒液扩散。

【病例3-6-1解析】

　　患者的处理方法、治疗原则如下:

　　(1)初步判断患者为毒蛇咬伤,毒液为血液毒。

　　(2)立即于伤口近端5～10cm处用止血带或布条等结扎以阻断静脉血和淋巴回流,防止毒素扩散。伤口充分清洗、消毒,伤肢冷敷。以胰蛋白酶2000U+0.5％普鲁卡因10ml于伤口周围做深达肌肉的浸润注射,以破坏残留的蛇毒。必要时12～24h后重复注射。待急救处理结束或服蛇药半小时后去除绑扎。

　　(3)如条件允许,应在上述处理的同时,及时使用蛇药或抗蛇毒血清,并注射破伤风抗毒素和抗生素。

　　(4)伤员严禁奔跑、剧烈活动。如病情严重,转上级医院治疗。

【转诊】

毒蛇咬伤,病情较重,建议转上级医院治疗。

【蛇咬伤处置流程】(图3-6-1)

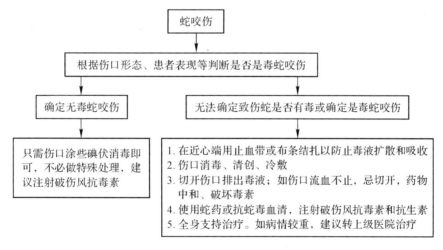

图3-6-1　蛇咬伤处置流程

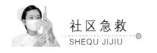
第七节 节肢动物蜇伤

【病例 3-7-1】

患儿,女,13 岁,因"毒蜂蜇伤后肢体抖动 3d,昏迷 1d,频繁抽搐半天"入院。入院查体:T 40.0℃、P 208 次/min、R 42 次/min,神志浅昏迷,反应较差,左肩部可见一 4cm×4cm 红色肿块,两侧瞳孔不等大,右侧 3.0mm,左侧 2.0mm,呼吸急促,鼻翼扇动,口唇苍白,双肺呼吸音对称、粗糙,双肺未闻及啰音。律齐,各瓣膜听诊区未闻及杂音,四肢肌张力增高,余查体未见异常。

问题:

1. 该患者初步诊断是什么?

2. 目前拟行哪些检查?

3. 急救治疗原则是什么?

【定义及概述】

节肢动物门是动物界最大的一门,通称节肢动物,包括人们熟知的虾、蜜蜂、蟹、蜘蛛、蚊、蝇、蜈蚣等。全世界约有 120 万现存种,占整个生物种类的 80%。节肢动物的生活环境极其广泛,无论是海水、淡水、土壤还是空中都有它们的踪迹。有些种类还寄生在其他动物的体内或体外。

(一)节肢动物的直接危害

1. 骚扰和吸血 蚊、蠓、蚋、虻等昆虫都能叮刺吸血,被叮刺处有痒感,重者出现丘疹样荨麻疹,影响工作和睡眠。

2. 蜇刺和毒害 有些节肢动物有毒腺、毒毛或体液有毒,蜇刺时将毒液注入人体致伤。

3. 过敏反应 节肢动物的分泌物、排泄物和脱落的表皮都是异源性蛋白,可引起过敏反应。

4. 寄生 蝇类寄生引起蝇蛆病,蠕形螨寄生于毛囊引起蠕形螨病。

(二)节肢动物的间接危害

1. 机械性传播 指病原体在虫媒体表或体内不进行繁殖或发育,仅由虫媒机械地携带和传播,如蝇传播病毒、细菌、原虫包囊和蠕虫卵等。

2. 生物性传播 生物性传播是病原体在虫媒(能传播病原的节肢动物)体内经过繁殖(如鼠疫杆菌在蚤体内)、发育(如微丝蚴在蚊体内)或繁殖发育(如疟原虫在按蚊体内)之后传播,也可经虫媒体内的卵传至下一代虫媒再传给人(如森林脑炎病毒在硬蜱体内),这种方式也称经卵传递。

【致病方式】

常见的节肢动物致病方式有五种,一是将毒汁或血液注入人体,如蚊、虱、臭虫等;二是利用毒刺伤人,如蜂、蚁、蜈蚣等;三是以虫体表面的毒毛或刺毛引起皮炎,如松毛虫、桑毛虫、茶毛虫等;四是释放虫体内的毒素或虫体击碎后引起皮炎,如隐翅虫;五是寄生于人体,引起皮肤的变态反应,如疥螨、蝇蛆等。

【临床表现】

1. 被蚊、蠓叮咬　表现因人而异,有的人只出现针尖至针帽大小的红斑疹或瘀点,毫无自觉症状;有的则出现水肿性红斑、丘疹、风团,自觉瘙痒。婴幼儿面部、手背或阴茎等部位被蚊虫叮咬后常出现血管性水肿。

2. 被蜂蜇伤　蜇伤后立即有刺痛和灼痒感,很快局部出现红肿,中央有一瘀点,可出现水疱,若眼周或口唇被蜇则出现高度水肿。严重者除局部症状外还可出现畏寒、发热、头痛、头晕、恶心、呕吐、心悸、烦躁等全身症状或抽搐、肺水肿、昏迷、休克甚至死亡。蜇伤后7～14d可发生血清病样迟发型超敏反应,出现发热、荨麻疹、关节痛等表现,被毒蜂蜇伤者还可发生急性肾功能衰竭和肝功能损害等。

3. 被蝎蜇伤　蜇伤后局部即刻产生剧烈疼痛,并出现明显的水肿性红斑、水疱或瘀斑、坏死,甚至引起淋巴管炎或淋巴结炎,这是溶血性毒素所致。患者往往伴有不同程度的全身症状,如头痛、头晕、恶心、呕吐、流泪、流涎、心悸、嗜睡、大汗淋漓、喉头水肿、血压下降、精神错乱,甚至呼吸麻痹导致死亡,这是神经性毒素作用于中枢神经系统和血管系统引起的。幼儿如被野生蝎蜇伤可在数小时内死亡。

【实验室和辅助检查】

早期患者可出现过敏性休克、全身炎症反应及多脏器功能衰竭,所以应积极完善血常规、肝肾功能、电解质、凝血功能、心电图等检查,监测各脏器功能变化。

【病例 3-7-1 解析】

1. 结合该患者被蜂蜇伤史及体格检查初步诊断是毒蜂蜇伤、过敏性休克、可疑多脏器功能衰竭。

2. 需完善的检查是血常规、肝肾功能、电解质、血气分析、凝血功能、心肌酶谱、心电图等。

【常见节肢动物蜇伤的急救治疗】

(一)被蜂蜇伤

被蜂蜇伤后立即绑扎被刺伤肢体的近心端,每隔 15min 放松 1min,绑扎总时间不宜超过 2h。可用冷毛巾湿敷,仔细检查伤口,若尾刺尚在伤口内,可见皮肤上有一小黑点,可用针尖挑出。在野外无法找到针或镊子时,可用嘴将刺在伤口上的尾刺吸出。不可挤压伤口以免毒液扩散。也不能用汞溴红溶液、碘酒之类涂抹患部,否则会加重患部肿胀。

尽可能确定是被何种蜂类蜇伤。蜜蜂的毒液呈酸性,局部可用肥皂水、5%碳酸氢钠溶液或者 3%淡氨水等弱碱液洗敷伤口以中和毒液;黄蜂的毒液呈碱性,可用弱酸性液体中和,如用 1%醋酸或食醋洗敷伤口。局部红肿处可外用炉甘石洗剂或白色洗剂以消散炎症,或用抗组胺药、止痛药或皮质类固醇油膏外敷。红肿严重伴有水疱渗液时,可用 3%硼酸水溶液湿敷,也可用生茄子切开涂抹患部以消肿止痛。

可口服或局部应用蛇药。某些种类的抗蜂毒血清在国外已经研发成功。疼痛严重时须用止痛剂。抗过敏反应,及时用抗组胺药、肾上腺皮质激素、肾上腺素针剂。被蜂蜇后全身中毒症状严重者,应采取相应急救和对症措施。

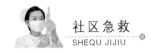
(二)被蝎子蜇伤

一旦被蝎子蜇伤,处理方法基本上与被蜂类蜇伤一样,若蜇在四肢,应立即在伤部上方(近心端)约 2~3cm 处用手帕、布带或绳子绑紧。被蝎子蜇伤后,应尽早将蝎子尾刺拔除,必要时可切开伤口取出,并负压吸引毒液。用弱碱性溶液(如 5% 碳酸氢钠、肥皂水等)或 1:5000 高锰酸钾溶液冲洗伤口,并涂含抗组胺药、止痛剂和肾上腺皮质激素类的软膏。疼痛明显时可用 0.25%~0.5% 普鲁卡因溶液(皮试不过敏者)在伤口周围做环形封闭。可局部应用或口服蛇药。已有特异性的抗蝎毒血清应用于临床。

对症和综合治疗包括给氧、输液、应用肾上腺皮质激素、按需应用止痛剂阿托品、防治感染等。缓解肌肉痉挛可用 10% 葡萄糖酸钙 10ml 或用地西泮 5~10mg 静脉注射。休克时使用多巴胺,应与间羟胺剂糖皮质激素等合用,因毒素有阻滞多巴胺受体的作用,故单独使用多无效。

(三)被蜈蚣蜇伤

蜈蚣的毒液呈酸性,用碱性液体能够中和。发现被蜈蚣蜇伤后,可立即用 5%~10% 的碳酸氢钠溶液或肥皂水、石灰水冲洗,然后涂上较浓的碱水或 3% 氨水。如在野外,可用鲜蒲公英或鱼腥草捣碎后外敷在伤口上,不适用碘酒或消毒水涂抹伤口,因其毫无用处。也可将蛇药片用水调成糊状,敷于伤口周围。疼痛剧烈者可用 0.25%~0.5% 普鲁卡因溶液(皮试不过敏者)在伤口周围做环形封闭。皮肤出现过敏反应者,用肾上腺皮质激素类软膏涂敷。对于有炎症者,可内服蛇药片并立即送往医院治疗。

【转诊】

尽快检查患者情况,伤口予以简单清洗包扎后,如呼吸心跳已不规则或刚出现过敏性休克表现者,立即转诊。

【被节肢动物蜇伤的处置流程】(图 3-7-1)

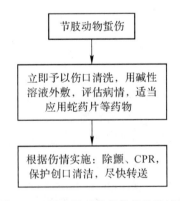

图 3-7-1　被节肢动物蜇伤的处置流程

第八节　电击伤

【病例 3-8-1】

患者,男,30 岁,民工。被电击致呼吸、心跳停止 30min 急来我院。患者于 30min 前电焊时,手持钢筋触到电源,当即被击倒,昏迷抽搐片刻,呼之不应,现场未做抢救,由出租车送至我院。既往体健,无糖尿病、肝病等慢性疾病史,无过敏史。

入院查体:面色青紫,昏迷,双瞳孔散大,对光反射消失,触颈动脉无搏动,口鼻无呼吸气流,胸部无呼吸起状。

问题:

1.该患者初步诊断是什么?

2.主要诊断依据有哪些?

3.需立即采取哪些治疗措施,后续需注意哪些?

【定义及概述】

电击伤俗称触电,是由于一定量的电流或电能量(静电)通过人体引起组织损伤或功能障碍,重者发生心搏骤停和呼吸停止。高电压还可引起电热灼伤。闪电损伤(雷电)属于高电压损伤范畴。据统计,我国农村每年因电击死亡约 5000 人。

【病因】

1.缺乏安全用电知识,安装和维修电器、电线不按规程操作,电线上挂吊衣物。

2.高温、高湿和出汗使皮肤表面电阻降低,容易引起电击伤。

3.意外事故如暴风雨、大风雪、火灾、地震等使电线折断落到人体上。

4.雷雨时大树下躲雨或用铁柄伞而被闪电击中。

5.医源性,如使用起搏器、心导管监护、内镜检查治疗时,如果仪器漏电,微电流直接流过心脏可致电击伤。

【发病机制】

1.一般接触 2mA 以下的电流仅产生麻刺感,随着接触电流的不断增大,可分别引起患者接触部位肌肉持续痉挛收缩以致不能松开电极,呼吸困难,甚至发生呼吸肌麻痹和心室纤颤而死亡。一般而言,交流电比直流电危险,低频率比高频率危险,这是因为低频率的交流电易落在心脏应激期,从而引起心室纤颤;低频率的交流电能引起肌肉强力收缩而致屈曲性抓握,使触电部位不能脱离电源,延长触电时间。

2.低电压和高电压都可引起器官的生物电节律改变,电压越高,损伤越重。

3.在一定电压下,皮肤电阻越低,通过的电流越大,造成的损害就越大。电流对人体主要有两方面的作用:一是分裂和电解作用;另一是热效应,使电能转变为热能而引起组织烧伤。

4.电流由一侧上肢至另一侧上肢或下肢时,电流恰通过胸部,这比电流通过一侧下肢至另一侧下肢危险性大;同样,电流通过左侧躯干比右侧躯干危险性大。

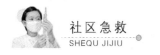
5.电流接触时间越长,损伤越严重。

【触电方式】

1.单线触电　人体接触一根电线,电流通过人体,最后从人体与地(或与地相连的接触物)接触处流出,形成一个电流通路,又称"一相触电"。这种情况在日常生活中最多见,所以现在十分强调家用电器应接地线,使用"三插头"等。

2.双线触电　人体上的两点接触同一电路上的两根电线时,电流从一端流到另一端引起的触电,又称"二相触电"。

3.跨步电压触电　所谓跨步电压触电,是指当一根电线断落在地上时,以此电线之落地点为圆心,在20m之内的地面上有很多同心圆,这些圆周上的电压是各不相同的,即存在电位差,离电线落地点越近的圆周电压越高,离远的则低,这种电位差称为跨步电压。当人走进离电线落地点10m内的区域,人的两脚迈开约为0.8m时,势必出现了电位差,电流从接触电压高的一脚进入,由接触电压低的一脚流出,使肌肉发生痉挛,严重时使人倒在地上,则触电危险性就更大。

【临床表现】

(一)全身表现

触电后轻者仅出现痛性肌肉收缩、惊恐、面色苍白、头痛、头晕、心悸等,重者可导致意识丧失、休克、心搏呼吸骤停。电击后常出现严重室性心律失常、肺水肿、胃肠道出血、凝血功能障碍、急性肾功能不全等。有些严重电击伤患者当时症状虽然不重,1h后却可突然恶化。临床上应特别重视伤者有多重损伤的可能性,包括强制性肌肉损伤、内脏器官损伤和体内外烧伤。幸存者可能有心脏和神经后遗症。

(二)局部表现

1.主要是出入口和通电路线上的组织被电烧伤,常有2个以上创面。

2.随着病程进展,由于肌肉、神经或血管的凝固或断裂,可在一周或数周后逐渐表现出坏死、感染、出血等。

3.血管内膜受损,常可形成血栓,有继发组织坏死和出血,甚至肢体广泛坏死。

(三)并发症

1.中枢神经系统后遗症可有失明或耳聋(枕叶与颞叶的永久性损伤所致)。

2.少数可出现短期精神失常。

3.电流损伤脊髓可致肢体瘫痪,血管损伤可致继发性出血或血供障碍,局部组织灼伤可致继发性感染。

4.因触电而从高处跌下,可伴有脑外伤、胸腹部外伤或肢体骨折。

【实验室和辅助检查】

早期可出现肌酸磷酸激酶及其同工酶、乳酸脱氢酶、丙氨酸转氨酶的活性增高,尿液红褐色为肌红蛋白尿。心电图检查常表现为心室纤颤,传导阻滞或房性、室性期前收缩。

【病例3-8-1解析】

1.结合该患者电击伤病史及体格检查初步诊断是电击伤、心搏呼吸骤停。

2.主要诊断依据如下：

(1)患者有高压电接触史；

(2)高压电可直接造成全身性损伤；

(3)高压电可造成出入口的局部损伤。一般情况下，电流的出口及入口均显示局部火山样组织炭化，入口多大于出口，但出口深部组织损伤重于入口处。

【治疗原则及后续观察】

1.现场急救

(1)迅速脱离电源：立即切断电源或用木棒、竹竿等绝缘物使患者脱离电源。

(2)急救：当电击伤者脱离电源后，如果呼吸不规则或停止、脉搏摸不到，应立即进行心肺复苏。

(3)了解因高处坠落是否有合并伤；建立静脉通道，转送至当地医院。

2.创面修复

(1)焦痂及筋膜切开减压术：因电击伤出入口处的深部组织损伤多重于局部皮肤损伤，为防止环形焦痂造成的止血带效应，应尽早行焦痂切开减压术。对于肢体电击伤，为防止深部血管破裂而大出血，床旁常规备放止血带。

(2)深部组织探查清创及创面覆盖：多在伤后3～7d进行，清创坏死组织，保留健康组织。如有残留的神经血管及肌腱组织外露，创面多采用皮瓣覆盖，如果无法覆盖创面，可采用负压吸引装置覆盖创面，待肉芽生长后，植皮覆盖创面。

(3)由于电击伤创面深，所以应注意并发感染，特别是厌氧菌如破伤风和气性坏疽的感染。

(4)预防和治疗肌红蛋白阻塞性肾功能衰竭。

(5)迟发型心功能不全及合并其他内脏损伤的救治。

【转诊】

1.尽快检查患者情况，如呼吸心跳已不规则或刚停止或发生心室纤颤，应立即在现场进行早期心脏除颤以及心肺复苏抢救。

2.创面简单处理，尽早转送。

【电击伤的处置流程】(图3-8-1)

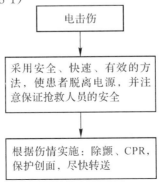

图3-8-1 电击伤的处置流程

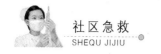
第九节 中 暑

【病例 3-9-1】

患者,女性,72 岁,因"被人发现意识不清 3h"来诊。患者 3h 前被人发现意识不清,伴大小便失禁,身边无呕吐物,无肢体抽搐。发病前无明显不适主诉,被人发现时暴露于高温环境中。既往基本体健,否认高血压、糖尿病病史,否认食物及药物过敏史。

入院查体:T 39.4℃,P 130 次/min,R 21 次/min,BP 103/59mmHg,神志不清,双侧瞳孔等大等圆,直径 2mm,对光反射迟钝,颈部略强直,呼吸急促,双肺呼吸音粗,未闻及明显干湿性啰音,心率 130 次/min,律齐,心音有力,腹平软,无压痛及反跳痛,肝脾肋下未及,肠鸣音 2 次/min,四肢肌张力增强,肌力查体无法配合,双侧病理征阴性。

辅助检查:血常规:WBC 15.23×10⁹/L,N 91.9%,Hb 119.0g/L,PLT 110×10⁹/L,C-反应蛋白(CRP)0.3mg/L;急诊生化:血钾 3.39mmol/L,葡萄糖 8.04mmol/L,尿素氮 7.4mmol/L,肌酐 78.4μmol/L;血气分析:pH 7.401,PCO₂ 32.1mmHg,乳酸 2.4mmol/L;凝血功能:纤维蛋白原(FIB)1.53g/L;心肌酶谱:乳酸脱氢酶(LDH)385U/L,肌酸激酶(CK)267U/L。头颅 CT 检查未见异常。

问题:

1. 该患者初步诊断是什么?

2. 主要诊断依据有哪些?

3. 治疗原则是什么?

【病因】

中暑是在暑热季节、高温和(或)高湿环境下,发生以体温调节中枢功能障碍、汗腺功能衰竭和水电解质丧失过多为特征的疾病。中暑可分为先兆中暑、轻症中暑和重症中暑 3 级。重症中暑依其发病机制和表现不同,可分为热痉挛、热衰竭和热(日)射病。几种类型中暑可先后或同时发生于同一患者。热射病是最严重的中暑类型,是一种致命性疾病,病死率较高。

【病理生理】

对高温环境的适应能力不足是致病的主要原因。在大气温度升高(>32℃)、湿度较大(>60%)和无风的环境中,长时间工作或强体力劳动,又无充分防暑降温措施时,缺乏对高热环境适应能力者极易发生中暑。通常,湿热(气温高和湿度大)环境更易发生中暑。促使中暑的原因有环境温度过高、人体产热增加、散热障碍和汗腺功能障碍等。

正常人体内产热和散热过程保持相对平衡,以维持体温相对稳定。人体产热主要来自体内氧化代谢过程,运动和寒战也能产生热量。体温升高时,通过自主神经系统调节皮肤血管扩张,血流量增加约为正常的 20 倍,大量出汗促进散热。人体与环境之间通过辐射、蒸发、对流及传导四种方式进行热交换。

中暑损伤主要是由于体温过高(大于42℃)对细胞造成直接损伤,引起酶变性、线粒体功能障碍、细胞膜稳定性丧失和有氧代谢途径中断,导致多器官功能障碍或衰竭。

【临床表现】

(一)先兆中暑

在高温环境下工作一定时间后,出现头晕、头痛、口渴、多汗、全身乏力、心悸、注意力不集中、动作不协调等症状。体温正常或略有升高。如能及时转移到阴凉通风处,补充水和盐分,通常短时间内即可恢复。

(二)轻症中暑

除上述症状加重外,体温升至38℃以上,往往有面色潮红、大量出汗、皮肤灼热等表现;或出现面色苍白、皮肤四肢湿冷、血压下降、脉搏增快等虚脱表现。如进行及时有效的处理,通常于数小时内恢复。

(三)重症中暑

重症中暑是临床最严重的一种,除了上述症状外,还可以出现晕厥、昏迷、肌痉挛或高热等症状,不及时救治将会危及生命。

1. 热痉挛 高温环境下剧烈运动后出现腓肠肌或腹部肌群痛性痉挛,休息后缓解,可能与体钠过多丢失和过度通气有关。患者体温大多正常。热痉挛一般发生于患者大量出汗后,饮水多而盐分补充不足,血钠、血氯浓度明显降低时。

2. 热衰竭 是热痉挛的继续和发展,因脱水血容量不足所致,常见于老年人、儿童和慢性疾病患者。患者先有头痛、头晕、恶心,继而有口渴、胸闷、脸色苍白、冷汗淋漓、脉搏细弱或缓慢、血压偏低,可有晕厥,并有手、足抽搐,重者出现周围循环衰竭。实验室检查有血细胞比容增高、高钠血症、氮质血或肝功能异常。患者体温正常或稍微偏高。热衰竭可以是热痉挛和热射病的中间过程,如不治疗可发展成为热射病。

3. 热射病 是一种致命性急症,常有高热(直肠温度≥41℃)、行为异常、神志障碍或昏迷、多器官功能障碍等。根据发病时患者所处的状态和发病机制,热射病可分劳力性热射病和非劳力性(或典型性)热射病。

(1)劳力性热射病:主要是在高温环境下内源性产热过多。多见于健康年轻人,常在重体力劳动、体育运动或军训时发病。高热、抽搐、昏迷、多汗或无汗、心率快(160～180 次/min)、脉压增大。此种患者常死于多器官功能障碍综合征(MODS)或多器官功能衰竭(multiple organ failure,MOF)。此类患者可发生横纹肌溶解、急性肾衰竭、肝衰竭或 MODS,病死率较高。

(2)非劳力性热射病:主要是在高温环境下体温调节功能障碍引起散热减少。多见于居住拥挤和通风不良的城市体弱居民。其他高危人群包括帕金森病、慢性乙醇中毒、偏瘫及截瘫患者。表现为皮肤干热和发红,84%～100%病例无汗,直肠温度常在41℃以上。起病早期表现为行为异常或癫痫发作,继而出现谵妄、昏迷和瞳孔缩小,严重者可出现低血压、休克、心律失常及心力衰竭、肺水肿和脑水肿。约5%发生急性肾衰竭,可有弥漫性血管内凝血(disseminated intravascular coagulation,DIC),多在发病后24h左右死亡。

【实验室和辅助检查】

中暑时,应行急诊血生化检查和动脉血气分析。严重患者常出现肝、肾和横纹肌损伤的实验室参数改变。需要时可检查血尿素氮、肌酐、谷丙转氨酶、谷草转氨酶、乳酸脱氢酶、肌

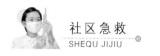
酸激酶及有关止、凝血功能等参数,以尽早发现重要器官功能障碍的证据。

【诊断与鉴别诊断】

(一)诊断

在夏季,暴露于阳光下的年轻人出现昏迷、抽搐和高热,或在通风不良、湿度较大环境下发病的年老体弱者首先考虑中暑。发病季节、高温和(或)高湿环境及临床表现(高热、昏迷、抽搐)是中暑诊断的关键。非劳力性或典型性热射病患者常无汗。轻症者包括多汗、口渴、头昏、头痛、全身疲乏、心悸、注意力不集中、动作不协调、面色潮红或苍白、脉搏快速、体温升高等表现。

(二)鉴别诊断

应与化脓性脑脊髓膜炎或流行性乙型脑炎、脑血管意外(脑出血或梗死)、震颤性谵妄、中毒性细菌性痢疾、甲状腺危象、糖尿病酮症酸中毒合并感染、破伤风、水杨酸中毒等相鉴别。以腹痛为首发症状的热痉挛患者,应注意排除急腹症。

【病例 3-9-1 解析】

1. 结合该患者病史及血常规中白细胞升高,血气分析显示呼吸性碱中毒、乳酸升高,生化检验显示尿素氮升高及肌酸激酶升高,初步诊断是中暑。

2. 主要诊断依据:

(1)该病例属老年患者,发病急剧,有高温工作史,出现昏迷及高热。发病前无不适主诉,既往基本体健。

(2)以意识不清为主要症状,查体高热、皮肤潮红,其他无明显阳性体征。

(3)白细胞升高,呼吸性碱中毒,乳酸及尿素氮、肌酸激酶升高。

(4)头颅 CT 排除颅内病变,实验室检查排除糖尿病酮症酸中毒、低血糖昏迷、肝性昏迷及肺性脑病等可引起昏迷的疾病。

【治疗原则】

(一)先兆中暑与轻症中暑

应立即将患者转移至阴凉通风处,解开患者的衣服,酌情服用清凉饮料或补充电解质,疑有循环衰竭倾向时,可酌情给葡萄糖盐水静脉滴注。体温升高者及时行物理降温。

(二)重症中暑

1. 热痉挛与热衰竭　患者应迅速转移到阴凉通风处休息或静卧。口服凉盐水、清凉含盐饮料。静脉补给生理盐水、葡萄糖和氯化钾。一般患者经治疗后 30min 到数小时内即可恢复。

2. 热射病　须紧急抢救,降温速度决定预后。应在 1h 内使直肠温度降至 38.5℃ 以内。

(1)体外降温:脱去患者衣服,转移到通风良好的阴凉地方,进行皮肤肌肉按摩,促使散热。无循环障碍的患者,用冰水擦浴或将躯体浸入 27～30℃ 水中降温。对循环障碍者,采用蒸发散热降温,如用 15℃ 冷水擦浴或同时应用电风扇或空调器,或在头部、腋窝、腹股沟处放置冰袋,并用电风扇吹风,加速散热。

(2)体内降温:体外降温无效者,用冰盐水进行胃或直肠灌洗,也可用 20℃ 或 9℃ 无菌生理盐水进行血液或腹膜透析,或将自体血液体外冷却后回输体内降温。

(3)药物降温:常用氯丙嗪。用法:氯丙嗪 25～50mg 加入 500ml 葡萄糖溶液中,静脉滴

注1～2h。用药过程中严密监测血压。

（4）对症治疗：保持患者呼吸道通畅，并给予吸氧；烦躁不安或抽搐者，可用地西泮（安定）10mg或苯巴比妥钠100～200mg肌内注射；纠正水、电解质与酸碱平衡失调；应用肾上腺皮质激素对高温引起机体的应激及防治脑水肿、肺水肿均有一定效果；应用B族维生素和维生素C，以及脑细胞代谢活化剂；防治心、肾、呼吸功能不全，防治感染等。

热射病患者病死率介于20％～70％。中暑后体温升高程度及持续时间与病死率直接相关。影响预后的因素主要与神经系统、肝、肾和肌损伤程度及血乳酸浓度有关。昏迷超过6～8h或出现DIC者预后不良。严重肌损伤者，肌无力可持续数月。

【病例3-9-1解析】（续）

3.治疗原则如下：

（1）应立即脱离高温环境。

（2）给予高流量吸氧，保持呼吸道通畅，避免呕吐窒息风险。予快速物理降温，加强补液，监测患者体温、尿量、血压及凝血功能。

（3）评估其他脏器功能，防止肝肾功能损伤、脑水肿、肺水肿及DIC的发生。

【转诊】

1.有昏迷史或经快速降温、补液后仍意识不清者，或血流动力学不稳定者，建议转诊至综合性医院进一步治疗。

2.经补液维持血压后持续无尿或出现严重肝肾功能不全、DIC患者建议转诊至综合性医院继续治疗。

【急性中暑的处置流程】（图3-9-1）

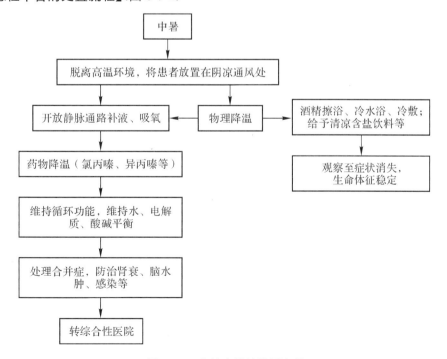

图3-9-1　急性中暑的处置流程

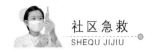
第十节　溺　水

【病例 3-10-1】

患者,女性,45 岁,因"溺水后意识不清 20min"来诊。患者 20min 前不明原因坠入湖中,随即被湖边的救生员救起,将患者头低脚高位,口鼻流出较多液体,立即叫车送医院急诊。救生员陪同送院途中,清理患者口中异物,保持气道通畅。

入院查体:T 36.5℃,P 158 次/min,R 27 次/min,BP 91/58mmHg,神志不清,双侧瞳孔等大等圆,对光反射存在。口唇发绀。双肺呼吸音可及,闻及广泛湿啰音,心率 157 次/min,律齐。腹平软,无压痛及反跳痛,肝脾肋下未及,肠鸣音稍减弱。手足发凉,四肢活动可,双侧病理征均未引出。

问题:

1.该患者初步诊断是什么?

2.进一步诊疗措施有哪些?

【概述】

人淹没于水中,由于水或水中的污泥等堵塞呼吸道或反射性引起喉痉挛发生窒息和缺氧,并处于临床死亡状态称为溺水(淹溺)。出水后患者暂时性窒息,但有大动脉搏动者称为近乎淹溺。溺水后,水大量吸收入血可引起血浆渗透压改变、电解质紊乱等,若急救不及时,可造成呼吸、心跳停止,最终死亡。淹溺是导致青少年和儿童心搏骤停的主要原因。

【病因】

溺水可发生于江、河、湖、海、水库、游泳场所等处,一般夏季多见。大量水、藻类、水草、泥沙等进入口鼻、气管和肺,可阻塞呼吸道,从而引起窒息。落水时,恐惧、寒冷也可使喉痉挛,引发呼吸道梗阻而窒息。落水后,如果肺吸入大量水分充塞呼吸道和肺泡发生窒息称为湿性淹溺,如果喉痉挛导致窒息称为干性淹溺。

【病理生理】

根据溺水者落水的地点和吸入液体的成分,可分为淡水淹溺和海水淹溺。淡水淹溺者由于大量水分进入血液循环,血液稀释,可出现低钠、低氯、低蛋白血症,甚至溶血。溶血后导致血细胞内钾大量进入血浆,引起高钾血症,导致室颤、心搏骤停而死亡。海水淹溺者,含有高渗氯化钠的液体可进入肺泡,因渗透压高致使血液中水分大量进入肺泡腔,可导致严重肺水肿、心力衰竭等,最终可引起死亡。

【临床表现】

缺氧是溺水者最重要的表现,可导致心搏呼吸骤停、脑水肿,肺部吸入污水可致肺部感染。患者临床表现与溺水持续时间长短、吸入水量多少、吸入水的性质及器官损害范围有关。溺水者早期获救可有头痛或视觉障碍、剧烈咳嗽、胸痛、呼吸困难、咳粉红色泡沫样痰。溺水患者濒死期被解救时,可以神志丧失、呼吸停止及大动脉搏动消失,这时处于临床死亡状态。如淹没于粪坑、污水池和化学物品储存池等,除缺氧、窒息等表现外,还可有相应皮肤、黏膜的损伤及中毒表现。

体检可发现溺水者皮肤青紫或苍白,颜面肿胀,球结膜充血,口鼻充满泡沫或污泥,有时可伴头、颈部损伤。

【实验室及辅助检查】

1.实验室检查　溺水患者常有白细胞轻度增高。吸入淡水较多时,可能出现红细胞破裂、血钾升高,血和尿中可出现游离血红蛋白。吸入海水较多时,血液浓缩,血钠增高。动脉血气分析几乎所有患者都有不同程度的低氧血症,二氧化碳潴留,多数病例可有混合性酸中毒。

2.辅助检查　心电图常见窦性心动过速等,数小时内可恢复正常。出现室性心律失常、完全性心脏传导阻滞时则提示病情严重。胸部 X 线片常显示斑片状浸润,有时出现典型肺水肿征象。

【诊断要点】

1.溺水史、打捞经过等。

2.患者生命状态:意识障碍,呼吸道症状,有或无心搏停止。

3.应注意是否同时有颈椎损伤等。

【病例 3-10-1 解析】

1.根据患者明确的溺水病史及主要临床表现,该患者初步诊断是淡水淹溺、呼吸衰竭、急性肺水肿、脑水肿、急性血管内溶血等。

【救治】

1.现场急救　急救重点是尽快安全地将患者从水中救出,迅速清除口、鼻异物,倒出呼吸道和胃内积水,保持呼吸道通畅,尽快对患者进行通气和供氧。对呼吸、心跳停止的患者立即进行心肺复苏。期间常会发生呕吐,注意防止呕吐物吸入气道。

2.进一步处理　经现场抢救的患者应及时转送到医院,进一步评估监护,进一步生命支持。对意识不清、呼吸急促、皮肤发绀、咳粉红色泡沫样痰、血氧饱和度低、酸碱失衡、电解质紊乱的患者应进行气管插管、机械通气等处理,根据需要补充血容量,维持水、电解质和酸碱平衡,防治急性肺损伤。如患者体温过低,可采取体外或体内复温措施。有颅内压升高者应适当过度通气,静脉输注甘露醇等以降低颅内压、缓解脑水肿,同时积极防治并发症。

3.预防　平时应加强对水上作业或活动者进行预防溺水的安全宣传教育,并进行自救互救的知识和技能训练。

【病例 3-10-1 解析】(续)

2.进一步措施:

(1)为进一步明确诊断,需查血常规、尿常规、血生化、血气分析等。

(2)给予强心、利尿、扩血管、减轻脑水肿等治疗。

(3)开放气道、吸痰、保持气道通畅,准备好气管插管的物品和设备等。

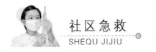
【溺水的处置流程】（图 3-10-1）

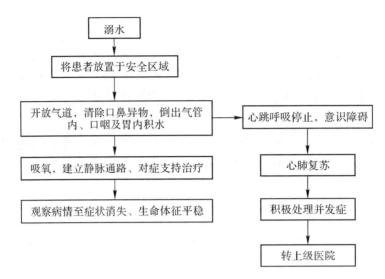

图 3-10-1　溺水的处置流程

第十一节　眼酸碱化学伤

【病例 3-11-1】

患者，男性，21 岁。双眼被硫酸灼伤 2h。2h 前患者不慎被泼硫酸伤及双眼，双眼随即出现疼痛、灼热感、异物感、畏光等症状，遂急速来院诊治。

眼科检查：双眼视力未检查。双眼睑皮肤充血肿胀，球结膜混合型充血；角膜上皮片状损伤，荧光素着染阳性；前房深浅正常，房水闪辉弱阳性；瞳孔尚圆，较小，对光反射存；晶状体透明。

问题：

1. 初步诊断是什么？

2. 简述诊断依据。

3. 简述治疗原则。

【病因】

眼化学伤是由化学物品的溶液、粉尘或气体接触眼部所致的眼烧伤。眼化学伤最常见的有酸烧伤和碱烧伤，多发生在化工厂、实验室或施工场所，都需要作为急诊处理。

【病理生理】

在生产或生活中，酸或者碱不慎接触眼部后可致严重的眼部烧伤。烧伤的程度与致伤物的种类、浓度、作用方式、接触时间与接触面积有关。

一般酸性物质较碱性物质损害轻。酸的浓度较低时，仅有刺激作用；强酸能使组织蛋白凝固坏死，坏死的凝固蛋白可起到屏障作用，可缓减酸性物质继续向深层组织渗透，因此组织损伤相对比碱烧伤轻。碱性物质烧伤者,因碱溶于水,水溶液中的氢氧根离子与组织内的脂肪结合,起皂化作用,溶解脂肪及蛋白质,使碱性物质继续向深部组织扩散,使细胞分解坏死。因此,碱烧伤的危害严重。

【临床表现】

(一)轻度化学伤

多由弱酸或稀释的弱碱引起。眼睑及结膜充血、水肿、角膜上皮部分脱落,眼部出现刺激症状,如眼痛、灼热感、异物感、畏光、流泪等症状,数日后上皮修复,基本不留并发症,视力多不受影响。

(二)中度化学伤

由强酸或稀释的碱引起。眼睑皮肤出现水疱、糜烂,结膜部分坏死,角膜上皮层完全脱落、浑浊,愈合后留有角膜瘢痕,影响视力。

(三)重度化学伤

大多为强碱引起。结膜广泛性贫血坏死,角膜全层灰白或瓷白色浑浊,可出现角膜溃疡、角膜穿孔、角膜白斑、粘连性角膜白斑、角膜葡萄肿、眼球萎缩、青光眼、白内障等并发症。此外,还可引起睑球粘连、眼睑畸形、眼睑闭合不全等并发症,最终引起视功能或眼球的丧失。

【诊断及鉴别诊断】

1. 明确酸碱致伤物接触眼部的病史。

2. 急救处理时的探查及检查所见的临床表现。

3. 尽快明确是酸抑或是碱引起的眼部伤。一般根据致病的化学物质可以鉴别。

4. 与其他类型眼外伤进行鉴别。

【病例3-11-1解析】

1. 初步诊断:双眼酸烧伤。

2. 诊断依据:

(1)双眼有硫酸接触史。

(2)出现疼痛、灼热感、异物感、畏光等症状。

(3)眼科检查:双眼睑皮肤充血、轻度肿胀,球结膜混合型充血,角膜上皮片状损伤,荧光素着染阳性。

【急救及治疗】

1. 急救　争分夺秒,在现场彻底冲洗眼部,使眼部组织立即与化学物质脱离接触,是处理眼化学伤的关键。伤后立即就地取材,用大量清水或其他水源反复冲洗,冲洗时应翻转眼睑,转动眼球,并暴露穹隆部,将化学物质彻底冲出结膜囊。应至少冲洗30min,冲洗后方可移送眼科做进一步检查与治疗。

2. 后续治疗

(1)早期治疗:局部或全身使用抗生素预防或控制感染。1%阿托品每日散瞳。适时应用糖皮质激素,减轻炎症反应。应用维生素C促进胶原合成。0.5%EDTA(依地酸二钠)可用于石灰烧伤病例。

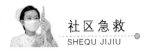
（2）切除坏死组织，防止睑球粘连；若角膜溶解变薄，可行角膜板层移植术等。

（3）后期治疗：主要针对并发症的手术治疗，如矫正睑外翻、睑球粘连、角膜移植术、抗青光眼手术等。

【转诊】

眼酸碱化学伤一般需移送眼科做进一步检查与治疗，但需施行急救措施之后。

【病例 3-11-1 解析】（续）

　　3.治疗原则：

　　（1）争分夺秒，彻底冲洗眼部 30min 以上。

　　（2）冲洗后转眼科做进一步检查与治疗。

【眼酸碱化学伤处置流程】（图 3-11-1）

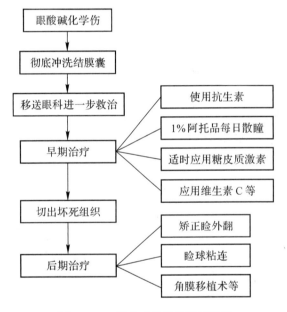

图 3-11-1　眼酸碱化学伤处置流程

第四章　常见中毒的社区急救

第一节　急性中毒概论

【概述】

　　急性中毒是指短时间内剧毒物或大量毒物进入人体,迅速引起中毒症状甚至危及生命的情况。凡能进入人体,在体内产生化学或物理作用,损害组织和器官,引起功能性或器质性病变的物质称为毒物。

　　根据来源和种类可将毒物分为工业性毒物、药物、农药、有毒动植物等。毒物的毒理作用可分为:局部刺激、腐蚀作用;缺氧;麻醉作用;影响酶的活力;干扰细胞或细胞器的生理功能;对受体的作用。毒物可经皮肤黏膜、消化道、呼吸道或直接注射等途径进入人体。一般在工农业生产中,毒物主要以烟雾、粉尘、气体等形态由呼吸道吸入,生活性中毒常常经口摄入,由胃肠道吸收,少数脂溶性毒物可通过皮肤黏膜侵入。绝大多数毒物被吸收入血后分布于全身,经过肝脏的氧化、还原、水解、结合等作用进行代谢,由肾脏排出。有些毒物经消化道排出,还有些以原形经呼吸道排出,少数可经皮肤或随乳汁排出等。毒物作用的影响因素,包括毒物的毒性大小、剂量、性状、进入人体的途径与速度以及个体的易感性。

【诊断】

(一)病史与临床表现

　　毒物接触史是诊断中毒非常重要的依据。任何怀疑中毒的患者,除详细询问症状外,还要寻找接触毒物的证据,了解毒物的性质、剂量、进入人体的途径等。

　　通过仔细的观察和查体可以为诊断收集线索。对突然发病、不明原因的发绀、呕吐、昏迷、抽搐、呼吸困难、休克、少尿等情况都要想到中毒的可能性。各系统常见症状分述如下:

　　1.皮肤黏膜症状　①发绀:由麻醉剂、有机溶剂等中毒导致呼吸抑制而发生缺氧引起,也可因亚硝酸盐、苯胺、硝基苯等中毒引起的高铁血红蛋白血症导致。②黄疸:由毒蕈、四氯化碳、鱼胆等中毒导致肝损害引起。③皮肤发红:阿托品、酒精中毒等引起颜面潮红,一氧化碳中毒导致躯干上特殊的樱桃红色。④各类灼伤会导致不同颜色的痂皮:被硫酸灼伤后皮肤为黑色,被盐酸灼伤后皮肤为棕褐色,被硝酸灼伤后皮肤为黄色,被来苏儿灼伤后皮肤为白色。⑤其他:如齿龈铅线等。除皮肤颜色的改变,同时也要注意其他方面(如湿度等)是否有异常,尤其要注意是否有过度出汗等。

　　2.眼部症状　①瞳孔扩大:抗胆碱能药物(阿托品、莨菪碱类)、某些中药、肾上腺素能药物、胰岛素等中毒。②瞳孔缩小:有机磷类杀虫药、氨基甲酸酯类农药、吗啡、海洛因、麻醉剂、安眠药、毒蕈等中毒。③视神经炎:甲醇中毒。④眼球震颤:巴比妥类、苯妥英钠等中毒。

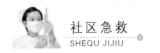

3. 神经系统症状　①昏迷:见于麻醉药、催眠药中毒,一氧化碳中毒,各种农药中毒等。②谵妄、精神失常:见于阿托品、酒精中毒等。③惊厥:见于剧毒灭鼠药、窒息性毒物中毒等。④瘫痪:河豚、蛇毒等中毒。⑤肌纤维颤动:有机磷杀虫药中毒。

4. 呼吸系统症状　①呼吸气味:有机磷杀虫药有蒜臭味,氰化物有苦杏仁味等。②呼吸加快:引起酸中毒的毒物,如水杨酸类等,刺激性气体引起肺水肿时也会呼吸加快。③呼吸减慢、呼吸肌麻痹:镇静催眠类药物、吗啡等。④肺水肿:如刺激性气体(氯气)、百草枯等。

5. 循环系统症状　①心律失常甚至心搏骤停:洋地黄、氨茶碱中毒等。②休克:各种毒物可导致多种原因的休克,如低血容量性休克、血管扩张性休克、心源性休克等。

6. 泌尿系统症状　①尿色改变:尿色呈红褐色见于华法林中毒、慢性铅汞中毒;尿色呈绿蓝色见于亚甲蓝、酚类中毒。②尿少以至无尿、急性肾功能衰竭:见于四氯化碳、氨基糖苷类抗生素和毒蕈、蛇毒、生鱼胆等中毒。

7. 血液系统症状　①溶血性贫血:见于砷化氢、硝基苯等。②白细胞减少和再生障碍性贫血:见于氯霉素、抗癌药、苯中毒。③出血:见于阿司匹林、氯霉素、抗肿瘤药等导致的血小板异常。④凝血功能障碍:肝素、华法林、蛇毒等中毒引起。

(二)辅助检查

1. 病情监测　心电图、血氧饱和度、血气分析、肝肾功能、凝血功能、血尿常规、电解质、酸碱度以及各种影像学检查等,以此判断病情危重程度。

2. 毒物不明时,应及时采集剩余毒物以及患者的呕吐物、排泄物送检,及时进行特异性检验鉴定毒物。

【治疗原则】

在临床急救工作中,常不允许诊断明确后才进行相应抢救,而是先抢救生命(对症处理),再进行诊断,或在抢救的同时逐步明确诊断。急救的原则包括:

1. 立即终止接触毒物　吸入性中毒者应迅速脱离现场;皮肤黏膜接触性中毒者应立即脱去污染的衣物。根据毒物性质用清水、肥皂水、2%碳酸氢钠、3%硼酸等清洗。眼睛污染者用清水、2%碳酸氢钠或3%硼酸清洗,然后滴入氯霉素眼药水,或搽金霉素眼膏。2%碳酸氢钠或3%硼酸清洗鼻腔、漱口。

2. 清除胃肠道尚未被吸收的毒物

(1)催吐:对于神志清楚且能合作者,可让患者饮温水300～500ml,然后用压舌板刺激舌根或咽后壁使之呕吐,也可以使用催吐药物,如吐根糖浆。

(2)洗胃:越早越好,一般在中毒后4～6h内效果最好。应根据毒物的不同选择相应的洗胃液,如吸附剂、保护剂、中和剂、沉淀剂等。

(3)导泻:洗胃后注入硫酸钠或硫酸镁溶液(20～40g,溶于100～200ml生理盐水中),也可用20%甘露醇250ml,以清除进入肠道内的毒物,但昏迷、肾功能不全者禁用硫酸镁。

3. 促进已吸收毒物的排出

(1)利尿:大量输液加利尿剂,可以排除大部分分布于细胞外液、与蛋白质结合少、主要经肾由尿液排出的毒物。利尿时注意改变尿液 pH 值对毒物排出的影响,注意水电解质平衡。注意:心肾功能不全和低血钾时禁用。

(2)吸氧:对许多刺激性气体中毒,尤其是一氧化碳中毒有效。

(3)血液净化:病情严重者应尽快转运到医院接受血浆置换、血液透析、血液灌流等治疗。

4.使用特效解毒药　选择有针对性的特效解毒药,具体见表4-1-1。

表4-1-1　特效解毒药

毒物	特效解毒药
阿片类、麻醉剂、镇痛剂	纳洛酮
苯二氮䓬类药物	氟马西尼
有机磷化合物	阿托品、氯解磷定
有机氟农药	乙酰胺
抗凝血类杀鼠剂	维生素 K_1
砷、汞、锑	二巯丁二钠、二巯丙磺钠
铅、铜、镉、钴	依地酸钙钠
铊	普鲁士蓝
铁剂	去铁胺
亚硝酸钠	亚甲蓝
异烟肼	维生素 B_6
氰化物	亚硝酸钠-硫代硫酸钠
甲醇	乙醇
一氧化碳	氧、高压氧
肉毒、蛇毒、蜘蛛毒等	抗毒血清

5.对症支持治疗　很多急性中毒尚无特效解毒药,毒物经过机体自身的解毒和排泄,浓度逐渐下降,组织器官功能逐步得以恢复。

(1)严重中毒者要加强生命体征的监护,保持呼吸道通畅和血压平稳。

(2)对症处理:昏迷患者可用苏醒药;防治脑水肿时应用脱水剂;烦躁不安和抽搐等可选用镇静剂;高热时可物理降温,如无禁忌也可药物降温。

(3)注意水电解质酸碱平衡。

(4)必要时用抗生素预防和控制感染。

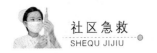
第二节 农药中毒

【病例 4-2-1】

患者,女性,40 岁,因"家庭纠纷后自服农药半小时"来诊。患者半小时前因家庭纠纷自服农药,患者出现恶心、呕吐,口腔内臭大蒜味,有意识不清、肌肉震颤等情况,小便失禁。既往体健,无慢性疾病史,无药物过敏史。

入院查体:T 36.5℃,P 56 次/min,R 27 次/min,BP 100/80mmHg,神志不清,双侧瞳孔等大等圆,对光反射迟钝。口唇鲜红色。双肺呼吸音粗,可闻及湿啰音,心率 56 次/min,律齐。腹平软,肝脾肋下未及。四肢肌力查体无法配合,双侧病理征均未引出。

辅助检查:血清胆碱酯酶活力<30%,血糖 4.9mmol/L。

问题:

1.该患者初步诊断是什么?

2.主要诊断依据有哪些?

3.治疗原则是什么?

一、有机磷杀虫药中毒

【概述】

急性有机磷杀虫药中毒(organophosphorous insecticides poisoning)在我国是急诊常见的危重症。有机磷杀虫药常用剂型有乳剂、油剂和粉剂等,色泽由淡黄至棕色,有蒜味。根据动物的半数致死量(LD50),将国产有机磷杀虫药分为四类。

低毒类:马拉硫磷(4049)、肟硫磷、四硫特普、氯硫磷、独效磷、矮形磷等;

中度毒类:乐果、敌百虫、久效磷、除草磷、除线磷、乙酰甲胺磷、二嗪农、倍硫磷、杀螟硫磷、甲基乙酯磷、亚胺硫磷等;

高毒类:甲基对硫磷、甲胺磷、氧乐果、敌敌畏、马拉氧磷、速灭磷、水胺硫磷、谷硫磷、杀扑磷、EBP、亚砜、磷铵等;

剧毒类:甲拌磷(3911)、内吸磷(1059)、对硫磷(1065)、丙氟磷(DFP)、苏化 203(治螟磷)等。

【中毒的途径】

1.生产性中毒 生产过程中污染或泄漏,杀虫药经皮肤或者呼吸道进入人体。

2.使用性中毒 直接接触杀虫药原液可引起中毒,喷洒时防护措施不当致使药液污染皮肤或吸入空气中杀虫药而引起中毒。

3.生活性中毒 主要由于自服或误服杀虫药,饮用被杀虫药污染的水源或食入被污染的食品所致。

【病理生理】

有机磷杀虫药能抑制多种酶,但对人畜的毒性主要在于抑制胆碱酯酶,与乙酰胆碱酯酶酯解部位结合,形成磷酰化胆碱酯酶,后者化学性质稳定,无分解乙酰胆碱能力,从而造成体内乙酰胆碱蓄积,胆碱能神经受到持续冲动,导致先兴奋后衰竭的一系列毒蕈碱样、烟碱样和中枢神经系统症状,严重者可因昏迷和呼吸衰竭而死亡。临床常见的死因为呼吸衰竭。

有机磷杀虫药主要经胃肠道、呼吸道、皮肤和黏膜吸收。吸收后迅速分布于全身各器官,以肝中浓度最高,其次为肾、肺、脾等,肌肉和脑内最少。有机磷杀虫药主要在肝脏代谢,进行多种形式的生物转化,一般先经氧化反应使毒性增强,而后经水解降低毒性。杀虫药代谢产物主要通过肾脏排泄,少量经肺排出,48h可完全排尽,体内一般无蓄积。

神经末梢的乙酰胆碱酯酶被有机磷杀虫药抑制后恢复较快,少部分在中毒后第二日即基本恢复,但红细胞的乙酰胆碱酯酶抑制后一般不能自行恢复,须待数月红细胞再生后胆碱酯酶活力才能逐渐恢复正常。

长期接触有机磷杀虫药的人群,可耐受体内逐渐增高的乙酰胆碱,虽然胆碱酯酶活力显著降低,但临床症状往往较轻。

【临床表现】

胆碱能危象(cholinergic crisis)发生的时间与毒物种类、剂量和侵入途径密切相关,吸入中毒者30min内发病,皮肤吸收中毒者常在接触后2～6h发病,口服中毒者多在10min至2h内发病。

1. 毒蕈碱样症状　又称M样症状,出现最早,因类似毒蕈碱作用而得名,主要为副交感神经兴奋所致的平滑肌痉挛和腺体分泌增加,患者出现多汗、流涎、心率减慢、瞳孔缩小(严重时呈针尖样)、恶心、呕吐、腹痛、腹泻、大小便失禁、胸闷、气急、咳嗽、咳痰、呼吸困难、支气管痉挛、肺部湿啰音,严重者出现肺水肿。

2. 烟碱样症状　又称N样症状,是由于乙酰胆碱在横纹肌神经-肌肉接头处过度蓄积,持续刺激突触后膜上烟碱受体所致。乙酰胆碱在横纹肌神经-肌肉接头处过度蓄积和刺激,引起颜面、眼睑、舌、四肢和全身横纹肌发生肌纤维颤动,甚至强直性痉挛,进而出现肌无力、呼吸肌麻痹致呼吸衰竭。交感神经节和肾上腺髓质兴奋可出现血压升高和心率增快,常掩盖毒蕈碱样血压下降和心动过缓的症状。多数死因为呼吸衰竭。

3. 中枢神经系统症状　初期出现过度兴奋症状,表现为头痛、头晕、失眠、烦躁不安,后出现抑制性症状,表现为乏力、嗜睡、抽搐、昏迷,严重者因脑水肿出现癫痫样抽搐,最终可发生中枢性呼吸麻痹致死。

4. 局部损害　敌敌畏、敌百虫、对硫磷、内吸磷等接触皮肤后可引起过敏性皮炎,严重者甚至发生剥脱性皮炎。有机磷杀虫药溅入眼内可引起结膜充血和瞳孔缩小。

5. 其他表现

(1)反跳现象:反跳现象是指急性有机磷杀虫药中毒,特别是乐果和马拉硫磷口服中毒者,经积极抢救临床症状好转,达稳定期数天至一周后病情突然急剧恶化,再次出现胆碱能危象,甚至发生昏迷、肺水肿或突然死亡。这种现象可能与皮肤、毛发和胃肠道内残留的有机磷杀虫药被重新吸收以及解毒药减量过快或停用过早等因素有关。

(2)中间综合征:中间综合征(intermediate syndrome,IMS)是指急性有机磷杀虫药中毒所引起的一组以肌无力为突出表现的综合征。中间综合征常发生于急性中毒后1～4d,发病突然,个别病例可在第7日发病。因其发生时间介于胆碱能危象与迟发型神经病之间而得名。主要表现为屈颈肌、四肢近端肌肉以及第Ⅲ～Ⅶ对和第Ⅸ～Ⅻ对脑神经所支配的部分

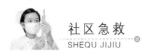
肌肉肌力减退。病变累及呼吸肌时,常引起呼吸肌麻痹,进展为呼吸衰竭。中间综合征的发病机制尚不完全清楚,一般认为是因有机磷杀虫药排出延迟、在体内再分布或解毒药用量不足,使胆碱酯酶长时间受到抑制,蓄积于突触间隙内的高浓度乙酰胆碱持续刺激突触后膜上烟碱受体并使之失敏,导致冲动在神经-肌肉接头处传递受阻。

(3)迟发型多发性神经病:少数中毒患者,在症状消失后2～3周可出现感觉、运动型多发性神经病,以运动障碍为主,表现为肢端麻木、疼痛,甚至瘫痪等。目前认为此种病变不是胆碱酯酶受抑制的结果,而是因有机磷杀虫药抑制神经靶酯酶并使其老化所致。

【实验室和辅助检查】

1.血清胆碱酯酶活力测定　血清胆碱酯酶活力下降至70％～50％为轻度中毒,血清胆碱酯酶活力在50％～30％为中度中毒,血清胆碱酯酶活力＜30％为重度中毒。血清胆碱酯酶活力不仅是诊断有机磷杀虫药中毒的特异性指标,还能用来判断中毒程度轻重,评估疗效及预后。

2.尿中有机磷杀虫药分解产物测定。

【中毒程度分级】

1.轻度中毒　以M样症状为主,表现为头晕、头痛、恶心呕吐、多汗、流涎、胸闷、视物模糊、无力、瞳孔轻度缩小。血清胆碱酯酶活力在50％～70％。

2.中度中毒　M样症状加重,出现N样症状,有肌束颤动、瞳孔明显缩小、呼吸困难、腹痛、腹泻、步态蹒跚、意识模糊。血清胆碱酯酶活力在30％～50％。

3.重度中毒　除M、N样症状外,还合并肺水肿、脑水肿、呼吸衰竭、抽搐、昏迷。血清胆碱酯酶活力在30％以下。

【诊断与鉴别诊断】

(一)诊断

根据有机磷农药接触史,结合特征性临床表现,如呼出气有大蒜味、瞳孔针尖样缩小、大汗淋漓、腺体分泌增多、肌纤维颤动和意识障碍等,一般可作出诊断。如血清胆碱酯酶活力降低,则可确诊。

(二)鉴别诊断

除与中暑、急性胃肠炎、脑炎等疾病鉴别外,还应与其他杀虫药中毒相鉴别。

1.拟除虫菊酯类杀虫药中毒　呼出气与胃液均无特殊臭味,胆碱酯酶活力正常。

2.杀虫脒中毒　以嗜睡、发绀、出血性膀胱炎为主要症状,无瞳孔缩小、大汗淋漓、流涎等表现,胆碱酯酶活力正常。

【病例4-2-1解析】

1.结合该患者病史和血清胆碱酯酶活力测定结果初步诊断是急性有机磷杀虫剂中毒。

2.主要诊断依据如下:

(1)该病例有农药接触史。

(2)以意识不清为主要症状,查体有臭大蒜味,肺部湿啰音,瞳孔缩小。

(3)血清胆碱酯酶活力下降到30％以下。

(4)排除其他可引起昏迷的疾病。

【治疗原则】

治疗要点:清除毒物、解毒药物、呼吸支持。

1.监测生命体征　血压、呼吸、脉搏、体温。

2.迅速清除毒物

(1)经皮肤、呼吸道中毒者,应立即离开现场,转移到空气清新处,脱去污染的衣服、鞋袜等,但应注意保暖。用微温的肥皂水(不能用热水,以免皮肤血管扩张,促进毒物吸收)或2%碳酸氢钠溶液(敌百虫忌用,否则毒性会增强)彻底清洗污染的皮肤、毛发和指甲。眼部污染可用生理盐水或2%碳酸氢钠溶液冲洗。

(2)口服中毒者应及时催吐(仅适用于意识清楚能配合者)、洗胃、导泻。只要有洗胃的适应证,而无禁忌证时,均应洗胃或再次洗胃,洗胃越早越彻底,预后越好。洗胃液可用清水、生理盐水、2%碳酸氢钠(敌百虫忌用)或1:5000高锰酸钾溶液(对硫磷忌用)。一次洗胃液体总量至少2~5L,有时可达6~8L,重度中毒者常需反复洗胃,然后口服20g硫酸钠导泻。

(3)血液灌流:对相对分子质量为500~40000的水溶性和脂溶性毒物均有清除作用,因其对脂溶性强、蛋白结合率高、相对分子质量大的毒物清除能力远大于血液透析,故常作为急性中毒的首选净化方式。血液净化治疗应在中毒后1~4d内进行,每天一次,每次2~3h,以提高清除效果。

3.使用特殊解毒剂

(1)胆碱酯酶复活剂:为肟类化合物,含有季铵基和肟基(=NOH)两个不同的功能基团。季铵基带正电荷,被磷酰化胆碱酯酶的阴离子部位所吸引,而肟基与磷原子有较强亲和力,可与磷酰化胆碱酯酶中的磷结合形成复合物,使其与胆碱酯酶酶解部位分离,从而恢复胆碱酯酶活力,给药越早,效果越好。常用药物有氯解磷定(PAM-Cl)、碘解磷定(解磷定,PAM-I)及双复磷(DMO$_4$),双解磷(TMB$_4$)、甲磺磷定等也偶有应用。

首选药物为氯解磷定。氯解磷定的首次剂量为轻度中毒0.25~0.5g,中度中毒0.5~0.75g,重度中毒0.75~1g。

(2)阿托品:应用原则:早期、足量、联合、重复用药。能有效缓解毒蕈碱样症状,对抗呼吸中枢抑制。在短时期内大剂量反复使用,以迅速达到阿托品化。

阿托品化的指征为:口干、皮肤干燥;心率加快但低于120次/min;瞳孔不再缩小;肺部湿啰音消失。此时应改用维持量。若治疗中患者出现瞳孔散大、神志模糊、狂躁不安、昏迷、心动过速和高热等,则提示阿托品中毒,应立即停药。阿托品的开始剂量应根据病情而定,轻度中毒者1~2mg皮下注射或肌注,1~2h一次;中度中毒者2~4mg肌注或静注,15~30min一次;重度中毒者5~10mg静注,20~30min一次。

(3)盐酸戊乙奎醚治疗有机磷杀虫剂中毒也要求达到阿托品化,其判定标准与阿托品治疗时相似,但心率增快不作为判断标准之一。

4.呼吸支持　因重症患者多数死因为呼吸衰竭,所以呼吸支持很重要,昏迷患者及早进行气管插管,有利于防止洗胃可能发生的反流,注意监测血氧饱和度以及二氧化碳分压,必要时及时进行机械通气呼吸支持。

【转诊】

有昏迷史或经上述积极处理后中毒症状无明显改善的,建议转诊至有血液净化治疗设备条件的医院进一步治疗。

【有机磷杀虫药中毒处置流程】(图 4-2-1)

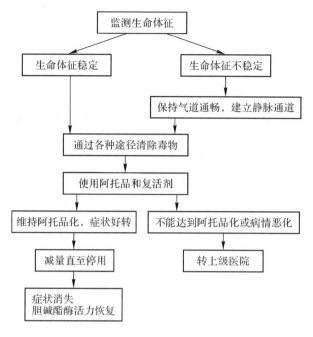

图 4-2-1 有机磷杀虫药中毒处置流程

二、氨基甲酸酯类、拟除虫菊酯类、有机氮类杀虫药中毒

【病例 4-2-2】

患者,女性,40 岁,因"家庭纠纷后自服农药半小时"来诊。患者半小时前因家庭纠纷自服农药,家属提供为拟除虫菊酯类农药,患者出现恶心、呕吐,口腔内无臭大蒜味,有意识不清、肌肉震颤等情况,小便失禁。既往体健,无慢性疾病史,无过敏史。

入院查体:T 36.8℃,P 65 次/min,R 22 次/min,BP 110/75mmHg,神志不清,双侧瞳孔等大等圆,对光反射迟钝。双肺呼吸音粗,未闻及湿啰音,心率 65 次/min,律齐。腹平软,肝脾肋下未及。四肢肌力查体无法配合,双侧病理征均未引出。

辅助检查:血清胆碱酯酶活力正常。

问题:

1. 该患者要考虑哪些农药中毒?

2. 治疗原则是什么?

【概述】

除有机磷杀虫药外,常用的农业杀虫药还有氨基甲酸酯类、拟除虫菊酯类及有机氮类等。长期或过量接触这些毒物亦可引发中毒。

急性中毒主要是因生产或使用不当、自服或误服使过量毒物进入体内所致。

【发病机制和临床表现】

1. 拟除虫菊酯类杀虫药 包括溴氰菊酯、氰戊菊酯、氯氰菊酯。中毒机制是选择性抑制神经细胞膜钠离子通道"M"闸门的关闭,使除极化期延长,引起感觉神经反复放电,脊髓中枢神经及周围神经兴奋性增强,导致肌肉持续收缩。临床表现:四肢肌肉震颤、抽搐、角弓反张。治疗原则主要是控制抽搐,药物为地西泮、苯妥英钠。

2.氨基甲酸酯类杀虫药　包括呋喃丹、西维因等。毒理与有机磷杀虫药相似,可直接抑制乙酰胆碱酯酶。因其在体内易水解失活,血清胆碱酯酶活力常于2～4h后自行恢复。临床表现:M、N样症状及中枢神经系统异常。实验室及辅助检查:血清胆碱酯酶活力降低。解毒疗法:应用阿托品,忌用胆碱酯类酶复活剂。

3.有机氮类杀虫药(杀虫脒)　除有麻醉作用和心血管抑制作用外,其代谢产物的苯胺活性基团还可使正常血红蛋白氧化为高铁血红蛋白,导致缺氧、发绀和出血性膀胱炎。临床表现:发绀、意识障碍、出血性膀胱炎等。实验室及辅助检查:高铁血红蛋白含量增加。治疗高铁血红蛋白血症:小剂量亚甲蓝。

三、除草剂百草枯中毒

【病例 4-2-3】

　　患者,女性,45 岁,因"家庭纠纷自服百草枯后半小时"来诊。患者半小时前因家庭纠纷自服农药,患者出现恶心、呕吐,无意识不清。既往体健,无重大病史,无药物过敏史。

　　入院查体:T 36.2℃,P 90 次/min,R 22 次/min,BP 110/60mmHg,神志清,双侧瞳孔等大等圆。双肺呼吸音粗,未闻及明显干湿性啰音,律齐。腹平软,无压痛及反跳痛,肝脾肋下未及。四肢肌力正常,双侧病理征均未引出。

　　辅助检查:血清胆碱酯酶活力正常。肝功能:肝酶在正常范围。

　　问题:

　　1.该患者初步诊断是什么?

　　2.主要诊断依据有哪些?

　　3.治疗原则是什么?

【概述】

　　百草枯又名对草快,国内商品名为克芜踪,为联吡啶类除草剂,在酸性及中性溶液中稳定,遇碱水解,对金属有腐蚀性。百草枯可经胃肠道、皮肤和呼吸道吸收,因其无挥发性,一般不易经吸入发生中毒。口服中毒是中毒的主要途径。口服吸收率为5％～15％,吸收后2h达到血浆浓度峰值,并迅速分布到肺、肾、肝、肌肉、甲状腺等,其中肺含量较高,存留时间较久,损伤最突出,可引起肺充血、出血、水肿、透明膜形成和变性、增生、纤维化等改变。由于百草枯中毒没有特效解毒剂,所以病死率很高。

【毒物接触史】

　　口服自杀是我国百草枯中毒的主要原因。临床也有误食被百草枯污染的蔬菜导致中毒的病例,儿童百草枯中毒主要是将百草枯药液当作饮料误服所致,职业活动中的百草枯中毒主要是百草枯药液经皮肤黏膜接触吸收所致。

【病理生理】

　　百草枯为联吡啶类化合物,具有很高的病死率。肺是百草枯中毒损伤的主要靶器官之一,

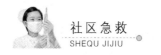
它同时也会造成严重的肝肾损害。百草枯中毒晚期则出现肺泡内和肺间质纤维化,称为"百草枯肺",是急性呼吸窘迫综合征(acute respiratory distress syndrome,ARDS)的一种变异形式。百草枯在体内很少降解,常以原形随粪、尿排出,少量经乳汁排出。目前关于其机制的研究主要有以下几个方面:①百草枯对机体抗氧化防御系统的毒性作用,百草枯毒性的主要分子机制是对机体氧化-还原系统的破坏和细胞内的氧化应激反应。②百草枯引起的细胞因子变化,细胞因子在百草枯中毒大鼠急性肺损伤致肺纤维化中可能起关键作用。③百草枯引起的基因表达变化。④百草枯肺损伤可能与联吡啶阳离子产生胞内钙超载有关。⑤内皮素可能与百草枯中毒导致的多器官功能衰竭有关,可作为评价多器官功能衰竭程度的临床指标之一。

【临床表现】

1.潜伏期　根据接触途径和剂量不同,从数分钟到数天,口服量大者即刻出现恶心、呕吐症状。

2.呼吸系统　呼吸系统损害的表现最为突出,肺为主要靶器官,主要有胸闷、气急、低氧血症、进行性呼吸困难,严重者1~3d内可迅速出现肺水肿及肺炎表现,可因急性呼吸窘迫综合征(ARDS)、多器官功能障碍综合征(MODS)致死。7d后存活患者其病情变化以进行性肺渗出性炎性病变和纤维化形成、呼吸衰竭为主,21d后肺纤维化进展减慢,但仍有不少患者3周后死于肺纤维化引起的呼吸衰竭。有些患者早期可无明显症状或仅有其他脏器损害表现,在数日后可迅速出现迟发型肺水肿及炎症表现,往往预后不良。非大量吸收者开始肺部症状可不明显,但于1~2周内因发生肺纤维化而逐渐出现肺部症状,肺功能障碍导致顽固性低氧血症。胸部X线摄片可见斑片状影。

3.消化系统损害　胃肠道及肝胆为主要靶器官,主要表现为口咽部及食管灼伤,恶心、呕吐、腹痛,甚至出现呕血、便血,个别患者出现食管黏膜表层剥脱症。肝损害表现为转氨酶升高及黄疸等。部分患者于中毒后2~3d出现中毒性肝病,表现为肝区疼痛、肝大、黄疸、肝功能异常。

4.泌尿系统损害　肾为主要靶器官,肾功能损害早于肺损害,中毒患者可出现尿频、尿急、尿痛等膀胱刺激症状,中毒数小时后即可出现蛋白尿及血肌酐和尿素氮升高,严重者出现急性肾衰竭,但无尿者并不多见。

5.免疫系统　免疫器官可能为主要靶器官,突出表现为局部脏器及全身炎症反应。

6.循环系统损害　心为靶器官,主要表现为胸闷、心悸,心电图可有T波及ST-T改变、心律失常等。

7.神经系统损害　多见于严重中毒患者,脑为靶器官,重症患者表现为头晕、头痛、幻觉、意识障碍。

8.血液系统损害　骨髓为非靶器官,中毒早期即可出现白细胞及中性粒细胞增高。血小板减少可能与血液净化有关,个别患者可出现急性造血功能停滞。

9.内分泌系统　甲状腺可能为非靶器官,但部分患者出现甲状腺功能减退。

10.运动系统　骨骼及肌肉为非靶器官,个别患者随诊出现远期股骨头坏死,可能与激素的使用有关。

11.局部表现　皮肤污染可引起接触性皮炎,甚至出现灼伤性损害,有不少经皮肤接触吸收后引起肺纤维化改变甚至致死的病例报告。眼污染百草枯后可出现刺激症状及结膜或角膜灼伤。

【实验室和辅助检查】

1. 常规检查 血常规检查可以出现白细胞计数增高,早期尿常规检查即可有尿蛋白阳性。肝脏丙氨酸氨基转移酶、天冬氨酸氨基转移酶、γ-谷丙酰基转肽酶可升高,总胆红素、直接胆红素和间接胆红素均可升高。肾损伤时血肌酐、尿素氮、胱抑素C可明显升高,严重的低钾血症是百草枯中毒常见的电解质紊乱表现之一。动脉血气分析可有氧分压降低,二氧化碳分压也可降低或正常。

2. 毒物分析 可行血液、尿液百草枯测定。注意样本要保存在塑料试管内,不可用玻璃试管。

3. 肺部影像学及肺功能检查 肺部CT检查,早期以渗出性病变为主,中晚期出现肺纤维化表现。重症患者可出现胸腔积液、纵隔及皮下气肿、气胸等。出现顽固性低氧血症及呼吸衰竭者提示预后不良。肺功能检查可作为患者治疗终结出院及随诊时评估指标,部分患者可留有限制性通气障碍及小气道病变表现。

血D-二聚体升高可能与肺损伤相关,明显升高者往往提示肺损伤较重。

4. 心电图检查 可有T波及ST-T改变、心律失常等表现。

【诊断与鉴别诊断】

(一)诊断

根据短期内接触较大剂量或高浓度百草枯病史,出现以急性肺损伤为主,伴有严重肝肾损伤等多器官损害的临床表现,参考血液或尿液中百草枯含量的测定,经过综合分析,排除其他原因所致的类似疾病后即可诊断。

轻度中毒:除胃肠道症状外,可有急性轻度中毒性肾病。

中度中毒:在轻度中毒基础上,具备急性化学性肺炎、急性中度中毒性肾病、急性轻度中毒性肝病等表现之一。

重度中毒:在中度中毒基础上,具备急性化学性肺水肿、急性呼吸窘迫综合征、纵隔气肿、气胸或皮下气肿、胸腔积液或弥漫性肺纤维化、急性重度中毒性肾病、多器官功能障碍综合征、急性中度或重度中毒性肝病等表现之一者。其他影响因素,包括服毒后是否立即进行催吐、服毒后至洗胃的时间间隔、服毒时是否空腹以及服毒后至正规治疗的时间间隔等,在诊断时也应该充分考虑。

(二)鉴别诊断

主要应与其他除草剂如乙草胺、草甘膦等中毒鉴别。应注意百草枯与其他除草剂混配中毒的可能。另外,还应与其他原因引起的肺间质病变鉴别。

【治疗原则】

现场急救一般治疗:接触量大者立即脱离现场。皮肤污染时立即用流动清水或肥皂水冲洗15min,眼污染时立即用清水冲洗10min,口服者立即给予催吐和洗胃,然后口服蒙脱石散、活性炭。

早期的胃肠营养及消化道损伤的处理:口咽部及食管损伤往往在中毒2~3d后出现,早期以流质饮食为主,除非患者有口咽部、食管严重损伤及消化道出血,否则不建议禁食。

积极开展早期血液灌流:血液灌流是清除血液中百草枯的有效治疗手段。早期血液灌流可以迅速清除毒物,宜在洗胃后马上进行,6h内完成效果较好,超过上述时限血液灌流仍

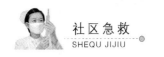
可有效清除毒物。但是,由于百草枯经胃肠道吸收快,且迅速分布到身体各组织器官,所以血液净化较难减轻体内各器官的百草枯负荷量,毒物检测结果对血液灌流治疗具有指导意义。目前尚无令人信服的临床证据证明持续血液净化及反复血浆置换对治疗有益。

糖皮质激素:糖皮质激素是治疗百草枯中毒的主要药物,早期足量糖皮质激素治疗首选甲泼尼龙,重症患者可给予甲泼尼龙每日 500～1000mg 冲击治疗,连用 3～5d 后,根据病情逐渐减量。

抗凝及抗氧化治疗:百草枯中毒可伴有肺部微循环障碍,血 D-二聚体升高,因此积极给予抗凝治疗有助于改善病情。还原型谷胱甘肽可有效对抗百草枯的过氧化损伤,剂量为 2.4g,静脉滴注,每日 1 次。

控制中毒性肺水肿:中毒性肺水肿和重症中毒性肺炎是百草枯中毒的主要死亡原因,肺纤维化是晚期死亡的主要原因。因此,积极控制中毒性肺水肿、治疗重症中毒性肺炎是抢救成功的关键之一。糖皮质激素及抗氧化剂是治疗中毒性肺水肿和中毒性肺炎的主要措施。

防治晚期肺纤维化,合理使用环磷酰胺:目前对于百草枯中毒,特别是重度中毒是否使用环磷酰胺及何时使用尚存在不同意见。

合理氧疗及机械通气治疗:百草枯中毒者吸氧可促进氧自由基形成,加重百草枯引起的肺损伤,原则上不予吸氧,但对于血气分析氧分压<40mmHg 或血氧饱和度<70％的呼吸衰竭患者,应该积极给予吸氧,可采用鼻导管、面罩等给氧方式。吸氧不能改善症状时可考虑机械通气治疗,包括无创通气及有创通气辅助呼吸。临床上需要机械通气治疗的患者多预后不良。

治疗肝肾损害及黄疸:积极给予保肝、利胆治疗,重视胆汁淤积性黄疸治疗;积极给予保护肾功能治疗,给予输液、利尿改善循环等综合治疗。

纠正电解质紊乱,维持酸碱平衡:百草枯中毒往往出现严重的低钾血症,应积极给予补钾治疗,可采用口服与静脉滴注相结合的方式。对于其他电解质紊乱及酸碱平衡失调也应积极对症处理。

中医药及其他治疗:临床实践证实,中医中药在治疗百草枯中毒中具有独特的疗效,合理使用丹参制剂、虫草制剂及血必净注射液有助于病情的恢复。

【除草剂中毒处置流程】(图 4-2-2)

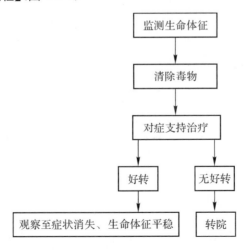

图 4-2-2　除草剂中毒处置流程

第三节　酒精中毒

【病例 4-3-1】

　　患者,男性,38岁,因"饮酒后意识改变3h"来诊。患者3h前与朋友聚会,饮52度白酒300ml后出现意识改变,伴呕吐,呕吐物为胃内容物并散发出酒味,无大小便失禁,无肢体抽搐,也无跌伤情况。通过"120"急救车送入急诊科。既往体健,无高血压、糖尿病、肝病等慢性疾病史,无过敏史。

　　入院查体:T 36.4℃,P 112次/min,R 23次/min,BP 115/82mmHg,意识模糊,双侧瞳孔等大等圆,约2.5cm,对光反射灵敏。颜面苍白。双肺呼吸音粗,未闻及干湿性啰音,心率115次/min,律齐,未闻及病理性杂音。腹平软,无压痛和反跳痛,肝脾肋下未及,肠鸣音3次/min。四肢肌力查体无法配合,双侧病理征均未引出。

　　辅助检查:血中酒精浓度为2600mg/L。头颅CT未见异常。血气分析:pH 7.38,PCO_2 36mmHg,PO_2 98mmHg,HCO_3^- 25mmol/L,HbCO 6%。血电解质:钾3.02mmol/L,钠136mmol/L,氯99mmol/L。血酮体阴性。血糖5.1mmol/L。血清胆碱酯酶活力正常,血氨正常范围。

　　问题:

　　1.该患者初步诊断是什么?

　　2.主要诊断依据有哪些?

　　3.治疗原则是什么?

【病因】

　　最常见原因为短时间内过量饮酒或酒类饮料,或长时间停留在酒精蒸汽环境中、用酒精治疗不当等。

【病理生理】

　　在正常情况下,酒精摄入后,约80%由十二指肠及空肠吸收,其余部分在胃内吸收。空腹饮酒时,约在1.5h内吸收95%的酒精、2.5h全部吸收。进入血液的酒精,约90%在肝脏代谢,约10%不经氧化而缓慢经肺、肾排出。酒精是脂溶性,能通过血-脑脊液屏障,小剂量可解除 γ-氨基丁酸(γ-aminobutyric acid,GABA)对脑的抑制,产生兴奋效应,随着乙醇剂量增加,可抑制皮层下中枢和小脑、继之抑制网状结构和延髓中枢,出现昏睡、昏迷及呼吸和循环衰竭。另外,干扰体内代谢过程,使乳酸增多、酮体蓄积,进而引起代谢性酸中毒;还可使糖异生受阻,引起低血糖症。

【临床表现】

　　因人而异,中毒症状出现迟早也各不相同,与饮酒量、血中酒精含量呈正相关,也与个体敏感性有关。临床可分三期。

　　1.兴奋期　血中酒精浓度>500mg/L,颜面潮红或苍白。头昏、乏力、自控力丧失,自感欣快,语言增多,有时粗鲁无礼,易感情用事。

　　2.共济失调期　血中酒精浓度>1500mg/L,表情动作不协调、步态笨拙、语无伦次、眼

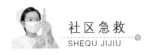

球震颤、躁动、复视等。

3. 昏迷期　血中酒精浓度＞2500mg/L,表现昏睡、颜面苍白、体温降低、皮肤湿冷、口唇微绀。严重者深昏迷,甚至可因呼吸衰竭而死亡。

【实验室和辅助检查】

1. 酒精浓度测定　血清或呼出气中的酒精浓度测定,对诊断急性酒精中毒、判断中毒轻重及评估预后有重要参考价值。

2. 动脉血气分析　重度中毒或中毒时间较长的患者常出现代谢性酸中毒,血 pH 值和剩余碱降低。

3. 血电解质　常出现低钾,也可同时出现低钠、低钙等。

【诊断与鉴别诊断】

根据饮酒史,相应的临床表现,结合血清或呼出气中的酒精浓度测定≥500mg/L,诊断一般并不困难。

急性酒精中毒,应与脑血管意外、代谢性疾病、肝性脑病、一氧化碳中毒等相鉴别。明确酒精中毒后还应考虑:①有无隐蔽性创伤,因酒精中毒后易导致外伤。②复合中毒,如合并镇静剂或农药等中毒。③双硫醒反应(又名双硫仑、戒酒硫),由于患者在应用某些药物(如头孢类药物)后饮酒导致体内"乙醛蓄积"的中毒反应,主要表现为面部潮红、头痛、胸闷、呕吐,严重者血压下降及呼吸困难,极个别导致死亡。

【病例 4-3-1 解析】

1. 结合该患者饮酒史及血中酒精浓度增高初步诊断是急性酒精中毒。

2. 主要诊断依据:

(1)该患者有与朋友一起饮酒的病史。

(2)患者意识改变,呕吐,呕吐物中散发出酒味,查体示颜面苍白,心率增快,其他无明显阳性体征。

(3)血中酒精浓度为 2600mg/L。

(4)头颅 CT 排除脑血管意外及颅脑外伤,实验室检查排除糖尿病酮症酸中毒、低血糖昏迷、肝性昏迷及一氧化碳中毒等可引起昏迷的疾病。也排除了合并有机磷农药中毒。

【治疗原则】

(一)一般治疗

1. 去枕平卧,头偏向一侧,预防误吸和舌根后坠。

2. 兴奋躁动者适当约束,共济失调者严格限制活动,以防摔伤。

3. 洗胃　酒精在消化道内吸收迅速,洗胃应评估病情,权衡利弊,建议仅限于以下情况之一者:①饮酒后 2h 内无呕吐,病情可能恶化的昏迷患者;②合并其他药物或毒物中毒;③已留置胃管的昏迷患者。洗胃液一般用 1%碳酸氢钠溶液或温开水。

(二)药物治疗

1. 促酒精代谢药物　美他多辛能加速乙醇及其代谢产物乙醛和酮体经尿液排泄,每次0.9g,静脉滴注给药,适当补液及补充维生素 B_1、B_6、C 有利于酒精氧化代谢。

2.促醒药物　纳洛酮能解除酒精中毒的中枢抑制,缩短昏迷时间。首剂用 0.4～0.8mg 加生理盐水 10～20mL,静脉推注,必要时加量重复,直至神志清醒为止。

3.镇静剂　适用于过度兴奋特别是有攻击行为者,可用地西泮,肌内注射比静脉注射安全,避免用氯丙嗪、吗啡、苯巴比妥类镇静。

4.胃黏膜保护剂　胃黏膜 H_2 受体拮抗剂或质子泵抑制剂可常规应用于消化道症状明显的患者。

(三)血液净化疗法

病情危重或经常规治疗病情恶化并具备下列条件之一者可行血液净化治疗:①血中酒精浓度>5000mg/L;②呼吸循环严重抑制的深昏迷;③酸中毒(pH≤7.2)伴休克表现;④重度中毒出现急性肾功能不全;⑤复合中毒并危及生命,根据毒物特点酌情选择血液净化方式。

【病例 4-3-1 解析】(续)

3.治疗原则:

(1)防止误吸、跌伤,注意保暖。

(2)给予美他多辛能促酒精代谢;予纳洛酮促醒;予奥美拉唑保护胃黏膜,如果病情恶化,可考虑血透治疗。

(3)评估其他脏器功能,防治并发症。

【转诊】

1.病情危重或经常规治疗病情恶化,需血液透析治疗,建议转诊至有条件的医院进一步治疗。

2.出现误吸窒息,需气管插管或合并严重创伤,转诊至上一级医院治疗。

【急性酒精中毒处置流程】(图 4-3-1)

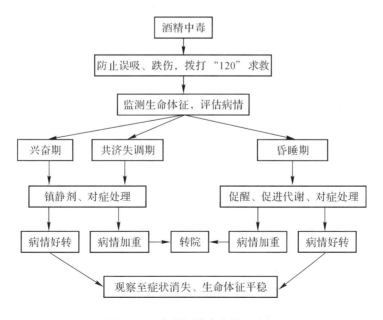

图 4-3-1　急性酒精中毒处置流程

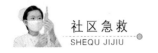
第四节　一氧化碳中毒

【病例 4-4-1】

患者,女性,45 岁,因"被人发现意识不清 4h"来院。患者 4h 前被人发现意识不清,身边有呕吐物,无口吐白沫,无大小便失禁等,屋内有炉火,同屋人有头晕症状,为求进一步诊治来院。既往体检,无慢性疾病史。

入院查体:T 36.9℃,P 96 次/min,R 21 次/min,BP 130/88mmHg,神志不清,双侧瞳孔等大等圆,对光发射迟钝。口唇鲜红色。双肺呼吸音粗,未闻及明显干湿性啰音,心率 96 次/min,律齐,心音有力。腹平软,无压痛及反跳痛,肝脾肋下未及,肠鸣音稍减弱。四肢肌力查体无法配合,双侧病理征均未引出。头颅 CT 未见异常。

血气分析:pH 7.46,PCO_2 25mmHg,PO_2 48mmHg,HCO_3^- 17.8mmol/L,碳氧血红蛋白(HbCO)10.6%。

【病因】

在生产和生活中,凡含碳物质燃烧不完全时,均可产生一氧化碳(CO)气体。生产过程中防护不周或通风不良可发生急性 CO 中毒,家庭用煤炉产生 CO 泄漏则是生活性中毒最常见的原因。

【病理生理】

CO 经呼吸道吸入后,立即与血红蛋白结合形成碳氧血红蛋白(HbCO)。CO 与血红蛋白亲和力较 O_2 大 200～300 倍,HbCO 解离速度又仅为氧合血红蛋白的 1/3600。HbCO 不仅不能携带氧,而且还影响 HbO_2 的解离,阻碍氧的释放和传递,导致低氧血症,引起组织缺氧。急性 CO 中毒导致脑缺氧后,脑血管迅即麻痹扩张,脑容积增大。血管内皮细胞肿胀,造成脑血液循环障碍,进一步加剧脑组织缺血、缺氧。由于缺氧和脑水肿后的脑血液循环障碍,可促使血栓形成、缺血性软化或广泛的脱髓鞘变,致使一部分急性 CO 中毒患者进入假愈期,随后又出现多种神经精神症状的迟发性脑病。

【临床表现】

轻度中毒者有头痛、眩晕、乏力、心悸、恶心、呕吐及视力模糊。病情严重时皮肤、口唇黏膜、甲床偶可呈现樱桃红色,呼吸及心率加快,四肢张力增强,意识障碍程度达深昏迷或去大脑皮层状态,最终因呼吸循环衰竭而死亡。约 3%～30% 严重中毒患者经抢救苏醒后经约 2～6d 的假愈期,出现迟发性脑病的症状,表现为痴呆木僵、定向障碍、行为异常、震颤麻痹综合征、偏瘫、癫痫、感觉运动障碍。长期低浓度接触 CO 可出现头晕、头痛、失眠、乏力、记忆力减退等症状。

【实验室和辅助检查】

1. 血 HbCO 测定　血 HbCO 浓度是诊断 CO 中毒的特异性指标,能反映 CO 暴露时间长短和中毒严重程度。早期获取血标本测定 HbCO 才能提供与临床之间的准确关系,中毒 8h 后取血测定意义不大。

2.动脉血气分析　急性 CO 中毒患者 PaO_2、动脉血氧饱和度降低，$PaCO_2$ 正常或轻度降低。重度中毒或中毒时间较长的患者常出现代谢性酸中毒，血 pH 值和剩余碱降低。

3.脑电图　脑电图常出现弥散低波幅慢波，其出现晚于临床症状，与病情严重程度不一定呈平行关系。

【诊断与鉴别诊断】

根据 CO 接触史和中枢神经损害的症状和体征，诊断一般并不困难。病史询问有困难时，应与脑血管意外、脑膜脑炎、糖尿病酮症酸中毒等相鉴别。

【治疗原则】

积极纠正缺氧和防治脑水肿。

1.立即使中毒者脱离中毒现场，移至空气新鲜处，保持呼吸道通畅。

2.吸氧，以提高吸入气中的氧分压。对昏迷或有昏迷史的患者，以及出现明显心血管系统症状、HbCO 明显增高者，应给予高压氧（2～3 个大气压）治疗。高压氧治疗可以使血液中物理溶解氧增加，供组织、细胞利用，并使肺泡氧分压提高，可加速 HbCO 的解离，促进 CO 清除，其清除率比未吸氧时快 10 倍，比常压吸氧快两倍。高压氧治疗不仅可缩短病程，降低死亡率，而且还可减少或防止迟发性脑病的发生。

3.防治脑水肿。急性中毒后 2～4h 即可出现脑水肿，24～48h 达高峰，可持续多天。应及早应用高渗脱水剂、利尿剂和糖皮质激素等药物，以防治脑水肿，促进脑血液循环，维持呼吸循环系统功能，并予对症治疗和支持治疗。

4.经抢救苏醒后，应绝对卧床休息，密切观察 2 周，加强护理，及时发现并治疗迟发性脑病。

【转诊】

1.有昏迷史或经吸氧等处理后仍有意识障碍者，建议转诊至有高压氧治疗设备条件的医院进一步治疗。

2.出现迟发性脑病者，建议转诊至上一级医院继续治疗，评估神经功能等状况。

【病例点评】

1.该病例有 CO 接触史（屋内有炉火），且同屋人也有症状，以意识不清为主要症状，查体口唇鲜红，其他无明显阳性体征，在头颅 CT 排除颅内病变及其他检验排除糖尿病酮症酸中毒、低血糖昏迷、肝性昏迷及肺性脑病等可引起昏迷的疾病后，结合血气分析中 HbCO 增高，可诊断为急性一氧化碳中毒。

2.治疗上，应立即脱离现场环境；给予高流量吸氧，有条件者可直接行高压氧治疗；有昏迷史或经吸氧效果不佳者，亦建议行高压氧治疗；评估其他脏器功能，防治迟发性脑病。

【一氧化碳中毒处置流程】（图 4-4-1）

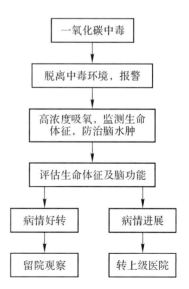

图 4-4-1　一氧化碳中毒处置流程

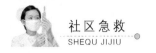
第五节　镇静催眠药物中毒

【病例 4-5-1】

　　患者,女性,23 岁,因"意识不清 3h"入院。患者于 3h 前被家属发现意识不清,无发热、无抽搐、无二便失禁,于床边发现一空地西泮(安定)药瓶,故送院急诊。

　　入院查体:T 36.2℃,P 60 次/min,R 10 次/min,BP 100/60mmHg,SpO₂ 96%,神志不清,双侧瞳孔等大等圆,直径约 2mm,对光反射存在,心肺腹查体未见异常,病理征阴性。既往体健。

　　问题:

　　1.该患者初步诊断是什么?

　　2.进一步该做哪些辅助检查?

　　3.患者下一步治疗措施有哪些?

【病因】

　　急性镇静催眠药物中毒系一次性或短时间内服用大剂量具有镇静催眠作用的药物引起的以中枢神经系统抑制为主要症状的急性疾病,可严重影响机体生理功能,导致患者死亡。镇静催眠药物均具有脂溶性,容易通过血-脑脊液屏障作用于中枢神经系统。

　　常见镇静催眠药物分类如下:

　　1.苯二氮䓬类　①长效类(半衰期>30h):氯氮平、地西泮等;②中效类(半衰期 6～30h):阿普唑仑、替马西泮等;③短效类(半衰期<6h):三唑仑、咪达唑仑等。

　　2.巴比妥类　①长效类(作用时间 6～8h):巴比妥、苯巴比妥;②中效类(作用时间 3～6h):戊巴比妥、异戊巴比妥;③短效类(作用时间 2～3h):司可巴比妥、硫喷妥钠。

　　3.非巴比妥非苯二氮䓬类　如水合氯醛、格鲁米特、甲丙氨酯等。

　　4.吩噻嗪类　氯丙嗪、奋乃静等。

【发病机制】

　　镇静催眠药作用机制都是对中枢神经系统产生抑制作用,剂量大时直接抑制呼吸中枢和循环中枢,导致呼吸循环衰竭。

　　1.苯二氮䓬类　其中枢神经抑制作用与增强 γ-氨基丁酸(GABA)能神经的功能有关。苯二氮䓬类药物与苯二氮䓬受体结合后,增强 GABA 与其受体结合的亲和力,激活 GABA 受体,使氯离子通道开放,从而增强 GABA 对突触后的抑制功能。主要作用于边缘系统和间脑,影响情绪和记忆力。

　　2.巴比妥类　主要作用于网状上行结构,使整个大脑皮层产生弥漫性的抑制,其效应与剂量呈正相关,随着剂量的增加,效应依次为镇静、催眠、麻醉至延髓麻痹。

　　3.非巴比妥非苯二氮䓬类　中毒机制与巴比妥类相似。

　　4.吩噻嗪类　主要通过抑制中枢神经系统多巴胺受体,减少邻苯二酚胺生成,作用于网状结构。

【临床表现】

　　1.苯二氮䓬类中毒　主要症状是头晕、嗜睡、意识模糊、言语含糊不清、共济失调,很少出现严重症状,如昏迷、呼吸抑制等。

2.巴比妥类中毒

(1)轻度中毒:服药量为催眠剂量的2～5倍,患者头晕、疲乏无力、嗜睡、注意力不集中、言语不清、共济失调、视物模糊、呼吸正常或略慢、血压正常或略降低。

(2)中度中毒:服药量为催眠剂量的5～10倍,出现昏睡、呼吸减慢、眼球震颤、对光反射迟钝、浅昏迷。

(3)重度中毒:服药量为催眠剂量的10～20倍,出现深昏迷、低血压、低体温、休克、呼吸抑制甚至停止,少尿、尿毒症、中毒性肝炎、黄疸、出血及肝损害,对药物过敏者还可出现皮疹、剥脱性皮炎。

3.非巴比妥非苯二氮䓬类 与巴比妥类中毒相似。

4.吩噻嗪类 最常见的是锥体外系反应,主要表现为帕金森综合征、静坐不能、急性肌张力障碍反应,如斜颈、吞咽困难、牙关紧闭等。此外,还可引起血管扩张、血压下降、心动过速、肠蠕动减慢、体温调节紊乱等。

【实验室检查】

1.镇静催眠药物测定 胃内容物、血液、尿液中药物浓度测定。

2.血生化检查 血常规、尿常规、肝肾功能、血气分析。

3.辅助检查 心电图等。

【诊断及鉴别诊断】

镇静催眠药物中毒根据病史、临床症状及相关检查可明确诊断。鉴别诊断应与代谢类疾病、颅脑疾病及其他中毒所致的昏迷相鉴别。

【病例4-5-1解析】

患者初步诊断为地西泮中毒,诊断依据为:

1.患者发病现场有空的地西泮药瓶,为明显的药物接触证据。

2.患者表现为意识丧失、瞳孔缩小,其余各系统查体未见明显异常,这是地西泮中毒的典型临床表现。

3.为进一步明确诊断,可筛查胃内容物和血、尿中的药物浓度有无过量。

患者入院后应急查血糖、血常规、血生化、心电图、头颅CT等以排除非地西泮过量引起意识障碍的可能。

【治疗】

1.迅速清除毒物

(1)催吐、洗胃、导泻:口服中毒者在院前急救时,意识清楚者应立刻实施催吐,在院内应立刻使用温水洗胃。服药时间超过4h者,洗胃效果不佳,但服药剂量大者仍应洗胃,洗胃后经胃管注入活性炭50～100g与100ml水的混悬液,并用10～15g硫酸钠导泻,以减少药物吸收。忌用硫酸镁,因为镁剂可加重对中枢神经系统的抑制作用。

(2)碱化尿液与利尿:对长效巴比妥类中毒有效,苯二氮䓬类、吩噻嗪类无效。

(3)血液净化:血液透析、血液灌流对巴比妥类、吩噻嗪类中毒有效,危重者可考虑。

2.应用特效解毒药 氟马西尼为苯二氮䓬类拮抗剂,能竞争结合苯二氮䓬受体,阻断此类药物的中枢神经系统作用。给药方法:首次0.2mg,稀释后缓慢静脉注射,可每1～2h静脉用药1mg。

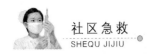

3. 对症治疗 低体温者注意保暖;心律失常者,予以心电监护,在纠正水电解质紊乱的基础上给予抗心律失常药物治疗;可适量选择性应用呼吸兴奋剂,如尼克刹米等,具有促进清醒和兴奋中枢的作用,但不建议常规使用;静脉注射纳洛酮有助于缩短昏迷时间。

4. 加强生命支持治疗 急性巴比妥药物中毒的主要死因是呼吸和循环衰竭。因此,维持有效的气体交换和有效血容量是抢救成功的关键。深昏迷伴有呼吸抑制者应尽早气管插管,必要时气管切开,建立人工呼吸;出现低血压者应先扩容,必要时使用血管活性药物。

【健康教育】

1. 加强镇静催眠药物的管理和使用 镇静催眠药的处方、使用、保管应严加管理,医生应严格掌握用药适应证。

2. 对服用镇静催眠药物患者给予用药指导

(1)几乎所有镇静催眠药长期使用都会产生程度不同的耐受性和依赖性,应指导患者间断用药,按需服用,减少长期滥用此类药物产生的耐药性和患者的心理依赖。

(2)用药后严密观察,一旦发生药物过量及早采取救治措施。

(3)长期大量服用此类药物的患者,为避免发生戒断反应,不能突然停药,应逐渐减量或停药。

(4)有儿童、青少年、情绪不稳定或精神异常者的家庭,对此类药物应妥善保管,以防误服。

第六节　毒蕈中毒

【病例4-6-1】

患者,男性,49 岁,农民。2d 前出现恶心、呕吐、腹痛、腹泻。当地诊所诊断为"急性胃肠炎",给予补液、对症处理,腹泻症状好转后回家,今出现皮肤黄染、胸闷、憋气、少尿、水肿入院。患者发病前 7h 进食过山中自采的野蘑菇。与他一同进食的家人也有类似症状。

入院查体:T 36.6℃,P 46 次/min,R 28 次/min,BP 100/50mmHg,嗜睡状态,巩膜黄染,颈软,双肺呼吸音低,可闻及少量湿啰音。心率 46 次/min,律齐,各瓣膜听诊区未闻及杂音。腹软,左下腹压痛,无反跳痛,肝脾肋下未及,肝区叩痛,移动性浊音阴性,肠鸣音活跃,四肢肌张力降低,病理征未引出。

实验室检查:血常规:WBC 18×10⁹/L,Hb 101g/L,PLT 83×10⁹/L;尿常规:尿蛋白＋＋＋,尿潜血＋＋;生化:谷丙转氨酶(ALT)1920U/L,谷草转氨酶(AST)6928U/L,总胆红素 98μmol/L,直接胆红素 69μmol/L,白蛋白 28g/L,血肌酐596μmol/L,尿素氮 27mmol/L,尿酸 608μmol/L,肌酸激酶同工酶 3282U/L,乳酸脱氢酶 2730U/L,血钾 2.8mmol/L,凝血酶原时间 25.6s,纤维蛋白原 1.27g/L;心电图示:窦性心动过缓;腹部 B 超未见明显异常。

问题:

1. 患者最主要的诊断及诊断依据是什么?

2. 对该患者的治疗原则是什么?

毒蕈即毒蘑菇。毒蕈种类繁多,世界上约有毒蕈 200 余种,我国已发现有 190 多种,食用后能致死的达 30 多种。毒蕈中毒多发生于温热多雨的夏秋季节。

【病因】

主要病因为误食毒蕈而中毒。

【中毒机制】

1.胃肠毒素类　这类毒素主要刺激胃肠道,引起急性胃肠炎症状。

2.神经、精神毒素类　一般可分为 4 类。

(1)毒蝇碱:该生物碱有拮抗阿托品作用。该毒素经消化道吸收后,能兴奋副交感神经系统,使心率减慢、血压下降,引起腹痛、腹泻和呕吐,腺体分泌增多,瞳孔缩小,支气管收缩出现呼吸困难等。

(2)异恶唑衍生物:可引起精神错乱、幻觉和色觉紊乱。

(3)色胺类化合物:包括蟾蜍素和光盖伞素等,能引起幻觉和精神异常。

(4)致幻素:食后可出现手舞足蹈、狂笑、行动不稳、幻觉、谵语、意识障碍等。

3.溶血毒素　能引起溶血。

4.原浆毒素　毒伞肽类能损伤肝、肾、心、脑等实质脏器,尤以肝肾为甚,毒肽主要作用于肝。

5.其他毒素　近年来在毒蕈中分离到一种毒素(toxin),引起以肾毒性为主的多脏器功能损伤,甚至急性肾功能衰竭,存活的患者多遗留有肾间质性纤维化。

【临床表现】

发病初多为消化道症状,其后出现各型临床表现,各型之间又可相互重叠。依据主要损害的靶器官,大致可分为以下几个临床类型:

1.胃肠炎型　潜伏期为数分钟至 6h,主要表现为恶心、呕吐、腹痛、腹泻及流涎等,轻者经对症治疗,多可较快好转;重者吐泻严重,腹痛剧烈,水样粪便,有时可带血及黏液,患者可因失水、电解质紊乱、谵妄、昏迷、休克致死。

2.神经精神型　潜伏期为数分钟至 6h,主要表现为副交感神经兴奋症状,如流涎、流泪、大汗、瞳孔缩小、心动过缓等,尚有部分胃肠道症状。重症者可有肺水肿、呼吸抑制及昏迷等。也可有精神症状,如谵妄、精神错乱、幻视、幻听、狂笑、动作不稳等。

3.肝肾损害型　潜伏期较长,可达 10～30h,在中毒 1～2d 轻度胃肠炎表现之后,进入假愈期,仅有轻微的纳差、乏力,但肝损害已经出现。轻症患者可无肝脏损害症状而进入恢复期。但大多数患者很快出现肝、脑、心、肾的损害,以肝损害最严重,可出现肝大、黄疸、肝功能异常,严重者可出现肝坏死,甚至肝性脑病。肾实质受损,可出现少尿、无尿或血尿,导致肾衰竭,经积极治疗 1～3 周后可进入恢复期。有少数患者可因中毒性心肌炎或中毒性脑病,在中毒后 1～3d 内猝死。

4.中毒性溶血型　潜伏期一般为 6～12h,除有恶心、呕吐等胃肠道症状外、发病 3～4d 后出现溶血性黄疸、肝脾肿大,少数患者可出现血红蛋白尿,大量溶血可引发急性肾功能衰竭,若能及时治疗,给予肾上腺糖皮质激素可控制病情,预后尚佳,病死率较低。某些毒蕈毒素可引起血小板减少,导致皮肤紫癜、呕血或便血等出血现象发生。

【实验室检查】

1.尿常规检查　可有血尿、蛋白尿、血红蛋白尿。

2.血生化检查　肝功能、肾功能异常;电解质紊乱。

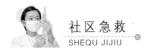
3.毒物检测 剩余食物或呕吐物可能检出毒物。

【诊断及鉴别诊断】

毒蕈中毒者大多起病有呕吐、腹泻等消化道症状。详细询问采摘、食用鲜蕈史。同食者相继发病,症状类同,应考虑毒蕈中毒可能。如能从现场觅得鲜蕈,加以鉴定,则诊断更明确。毒蕈中毒需与急性胃肠炎、食物中毒、菌痢、霍乱等疾病相鉴别。毒蕈中毒引起的急性胃肠炎一般不发热,无里急后重和脓血便等特点。

【病例 4-6-1 解析】

1. 根据病史、体检和实验室检查结果,应诊断为毒蕈中毒。

诊断依据:①中年男性,农民。②发病前进食过野蘑菇,与他一同进餐者也有类似症状。③进食后出现恶心、呕吐、腹痛、腹泻。④皮肤巩膜黄染,心率减慢。嗜睡状态,肝区叩击痛,肝脾未及。⑤辅助检查,血常规示白细胞升高,尿常规示尿蛋白＋＋＋、尿潜血＋＋;血生化检示血钾降低,总胆红素、直接胆红素、谷丙转氨酶、谷草转氨酶、尿素氮、血肌酐、肌酸激酶同工酶、乳酸脱氢酶升高。心电图:窦性心动过缓。腹部B超未见明显异常。

【治疗】

1. 清除毒物 进食后要及时催吐,到医院后要尽快给予洗胃。继之予以口服活性炭和硫酸镁导泻。血液灌流和血液透析可清除血液中的毒素,并可治疗水电解质紊乱、酸碱失衡和急性肾衰竭。

2. 解毒药

(1)抗胆碱药对抗毒蕈碱样作用,以选用阿托品为主。剂量为 0.5～1.0mg,皮下注射,每 0.5～6h 一次。本品对中毒性心肌炎的房室传导阻滞也有效。

(2)巯基类络合剂:常用二巯丙磺钠、二巯丁二钠等。可以 5％二巯丙磺钠 5ml 肌内注射或加入葡萄糖液 20ml 静脉注射,每日 2 次,疗程约 5～7d。

3. 对症治疗

(1)纠正水、电解质和酸碱平衡紊乱:予大量静脉输液,纠正脱水、酸中毒及电解质紊乱,也可促进毒物的排泄。

(2)注意保持呼吸道通畅,吸氧,随时准备气管插管或切开、机械通气。

(3)肾上腺糖皮质激素:用于溶血型毒蕈中毒及其他重症中毒病例,宜早期、短程、大量使用,如氢化可的松 300～400mg/d 或地塞米松 20～40mg/d,一般连用 3～5d。

(4)出现急性中毒性肝病、心肌损害,给予保护肝脏及心肌的药物。

(5)有精神症状或有惊厥者应予镇静或抗惊厥治疗。

【病例 4-6-1 解析】(续)

2. 该患者的抢救原则同一般中毒急救原则。

(1)紧急抢救生命,维持生命体征平稳,积极监测和评估患者生命体征。

(2)促进毒物排泄。

(3)予特效解毒药治疗。

(4)支持及对症治疗。

【转诊】

对于中、重度中毒,出现严重并发症,缺乏救治条件时,不可盲目救治,应在维持生命体征稳定前提下转往上级医院或专科医院进一步治疗。

【毒蕈中毒处置流程】(图 4-6-1)

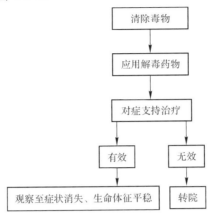

图 4-6-1 毒蕈中毒处置流程

第七节 毒鼠强中毒

【病例 4-7-1】

患者,叶某某,男性,53 岁,因"恶心呕吐 20min,抽搐 5min"入院。现病史:患者 20min 前自服"毒鼠强"后出现恶心呕吐症状,呕吐物为胃内容物,自觉中上腹疼痛,无腹泻。5min 前患者全身抽搐,口吐白沫,两眼上翻,意识丧失,发作持续 3min 后自行缓解。家属立即将其送往就近医院,并带上鼠药空瓶。既往史:体健。过敏史:无。

入院查体:T 37.1℃,P 90 次/min,R 25 次/min,BP 157/98mmHg。神智清,双侧瞳孔等大等圆,对光反应稍迟钝。口唇无发绀。双肺呼吸音清,未及明显干湿性啰音。心率 90 次/min,律不齐,心脏各瓣膜未及杂音。腹平软,无压痛和反跳痛,肝脾肋下未及,肠鸣音正常。四肢肌力及肌张力正常,双侧病理征(一)。

辅助检查:脑电图示:广泛中至重度不正常脑电图;头颅 CT:正常。实验室检查:ALT 94U/L,AST 43U/L,γ-GT 234U/L,LDH 250U/L。心电图示:①窦性心律,可见房性期前收缩;②ST-T 改变。

问题:

1.该患者诊断为何种疾病?

2.简述该病例的鉴别诊断。

3.简述该病例的相关治疗原则。

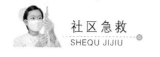
【病因】

灭鼠药广泛用于农村和城市,其中毒离不开接触史,原因基本可分为两种:一种为生活性自服(自杀);另一种为生产性中毒,即个体在投放鼠药的过程中及投放后发生的中毒,途径可通过误服、误吸、误用和皮肤接触。

【病理生理】

毒鼠强又名没鼠命,化学名为四亚甲基二砜四胺,属于神经性灭鼠剂。毒鼠强对人的致死量为一次性口服 5～12mg(0.1～0.2mg/kg),对中枢系统有强烈的兴奋性,中毒后出现剧烈惊厥。惊厥是毒鼠强拮抗 γ-氨基丁酸(GABA)的结果。当 GABA 对中枢神经系统的抑制作用被毒鼠强拮抗后,中枢神经系统出现过度兴奋而导致惊厥。毒鼠强的化学性质极其稳定,255～260℃才能分解,在环境和生物体内代谢极为缓慢,在动物体内以原形从尿中排泄,易造成二次中毒及环境污染,且无解毒药。

【临床表现】

轻度中毒:可表现为乏力、头痛头昏、恶心呕吐、上腹部烧灼感及腹部疼痛。中度中毒:除轻度中毒症状外尚有烦躁不安、抽搐、双眼向上凝视。重度中毒:表现为不同程度的意识障碍,剧烈的全身阵发性或持续性抽搐,呈癫痫大发作状态。

【实验室和辅助检查】

1.薄层层析法和气相色谱分析,可检出血、尿及胃内容物中的毒物成分。

2.中毒性心肌炎致心律失常和 ST 段改变。

3.心肌酶谱增高及肺功能损害。

4.脑电图:呈癫痫样放电。

【诊断及鉴别诊断】

毒物中毒的确诊主要根据毒物的接触史及血液或体液的毒物成分检测。但因一般医院难以进行毒物检测,故一般根据毒物接触史及患者出现该毒物中毒的相关临床症状进行诊断。

因毒鼠强中毒引起的特异性中毒症状为抽搐,故应对抽搐行相关鉴别诊断。

1.癫痫中的强直-阵挛性发作(大发作)

(1)临床表现:患者突然意识丧失,尖叫并跌倒,全身肌肉强直性收缩,同时呼吸暂停,面色青紫,两眼上翻,瞳孔扩大。随后很快出现全身肌肉节律性强力收缩(即阵挛),持续数分钟或更长时间后抽搐突然停止,发作过程中常伴牙关紧闭,大小便失禁,口鼻喷出白沫或血沫。一次发作达数分钟,事后无记忆。

(2)神经系统体格检查:无阳性发现。

(3)辅助检查:头颅 CT 及 MRI 检查可发现颅内器质性病变。脑电图检查在发作间期可描记到棘波、尖波、慢波或棘-慢波组合波等。

该癫痫发作类型临床表现及神经系统体格检查与毒鼠强中毒后的神经症状相似,但癫痫大发作无毒物接触史及消化道症状,毒鼠强中毒头颅影像学检查无阳性发现。

2.高热抽搐　体温>38℃,出现全身抽搐发作,持续数分钟,发作后无神经系统症状和体征,热退后抽搐不再发作。好发年龄为 4 个月至 4 岁小儿。在小儿时期发生抽搐的患者成年后可再次发作,多由非神经系统感染导致的发热诱发,有明显家族史。

3. 低钙性抽搐

(1)临床表现:口周及指尖麻木针刺感、喉喘鸣、间歇性双侧上肢和手部肌肉强直性痉挛,手指伸直内收,拇指对掌,掌指关节和腕部弯曲,常伴有肘部关节伸直外旋,呈典型"助产士手",下肢受累时足趾和踝部屈曲,膝伸直。

(2)体格检查:发作时意识清醒,Chvostek 征(敲击耳屏前方 2cm 处的面神经,发生口角抽搐及眼鼻面肌抽搐)和 Trousseau 征(将测血压袖套置于一侧上臂,膨胀至收缩压水平,可引起尺侧神经和正中神经所支配的前臂和手腕肌痉挛性收缩,引起该侧手和腕部抽搐)阳性。

(3)实验室检查:血清总钙<2.2mmol/L。

【病例 4-7-1 解析】

1. 结合该病例,患者有毒物接触史,根据临床表现、体格检查及辅助检查结果,初步诊断是急性毒鼠强中毒。

2. 主要诊断依据如下:

(1)该病例有毒鼠强接触史(患者自服毒物,且有毒鼠强空瓶)。

(2)以消化道恶心呕吐及神经系统抽搐为主要症状,查体无神经系统阳性体征。

(3)辅助检查显示该病例存在心肌损害,脑电图异常,但影像学检查已排除颅内病变。

【治疗原则】

尽量减少毒物吸收,针对抽搐对症治疗,防治并发症。

1. 综合疗法

(1)迅速洗胃:越早疗效越好。

(2)清水洗胃后胃管内注入活性炭 50～100g 吸附毒物,20％～30％硫酸镁导泻。

(3)保护心肌:静滴极化液,1,6-二磷酸果糖和维生素 B_6。

(4)禁用阿片类药物。

2. 抗惊厥

(1)地西泮每次 10～20mg 静注或 50～100mg 加入 10％葡萄糖溶液 250ml 中静滴,总量 200mg。

(2)苯巴比妥钠 0.1g,每 6～12 小时肌注一次,用 1～3d。

(3)γ-羟基丁酸钠 60～80mg/(kg·h)静滴。

(4)异丙酚 2～12mg/(kg·h)静滴。

(5)硫喷妥钠 3mg/(kg·h)间断静注,直至抽搐停止。

(6)二巯基丙磺酸钠,第 1～2 天,0.125～0.25g,每 8h 一次,肌注;第 3～4 天,0.125g,每 12h 一次,肌注;第 5～7 天,0.125g,每天 1 次,肌注。

3. 血液净化(血液灌流、血液透析、血浆置换)加速毒鼠强排出体外。

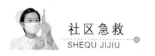
【病例4-7-1解析】(续)

3.治疗原则如下：

(1)若为误服,先自行催吐排出毒物,同时送往就近医院洗胃并导泻。

(2)积极控制抽搐症状,其余脏器症状给予对症支持治疗。

(3)对于中重度中毒,必要时行血液净化治疗。

【转诊】

中重度中毒(即有抽搐症状)患者,建议在给予洗胃、导泻及基本控制抽搐症状后,转至上级医院继续治疗。

【急性毒鼠强中毒处置流程】(图4-7-1)

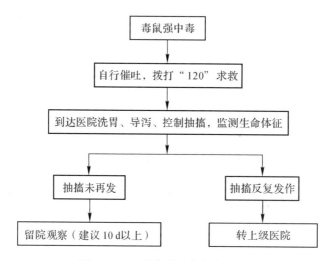

图4-7-1　急性毒鼠强中毒处置流程

第五章　常见急症的社区急救

第一节　发　热

【病例 5-1-1】

　　患者,女性,45 岁,因"发热伴头痛 3d"来诊。患者 3d 前务农时出现发热,体温当时未测,伴畏寒、头痛,回家洗浴时发现上腹部有一圆形水疱,顶端可见一黑点,边缘处环绕一白色环形,周边皮肤红肿,后水疱褪去,形成圆形焦痂。当时未予重视,未就诊。后反复发热,测体温最高 40.1℃。既往体健,无慢性疾病史,无过敏史。

　　入院查体:T 39.5℃,P 115 次/min,R 24 次/min,BP 136/84mmHg,神志清,双眼结膜充血。颈软,无抵抗。颈部及腋窝可扪及多个肿大淋巴结。上腹部可见一圆形焦痂,周围皮肤红肿,无渗液。腹部触诊软,下腹有压痛,无反跳痛,肝脾肋下二指可及,质中,无触痛。下腹部及双下肢可见红色斑丘疹。

　　辅助检查:血常规:WBC $5.9×10^9$/L,N 39.5%,L 48.1%,Hb 113g/L,PLT $77×10^9$/L。生化:白蛋白 29.4g/L,谷丙转氨酶 232U/L,谷草转氨酶 278U/L。B 超:两侧颈部及腋窝淋巴结可探及(双侧腋窝淋巴结肿大,部分融合)。

　　问题:

　　1. 该患者初步诊断是什么?

　　2. 主要诊断依据有哪些?

　　3. 治疗原则是什么?

【病因及分类】

　　正常人的体温受体温调节中枢调控,使产热和散热过程呈动态平衡,保持体温在相对恒定的范围内。当机体在致热原的作用下或体温调节中枢功能发生障碍时,产热增加,散热减少,体温升高超过正常范围,称为发热。正常人体温一般为 36～37℃,正常体温在不同个体之间略有差异,且常受机体内、外因素的影响稍有波动。在 24h 内下午体温较早晨稍高,剧烈运动、劳动或进餐后体温也可略升高,但一般波动范围不超过 1℃。妇女月经前及妊娠期体温略高于正常。老年人因代谢率偏低,体温相对低于青壮年。另外,在高温环境下体温也可稍升高。

　　1. 感染性发热(infective fever)

　　各种病原体如病毒、细菌、支原体、立克次体、螺旋体、真菌、寄生虫等引起的感染,不论是急性、亚急性或慢性,局部性或全身性,均可出现发热。

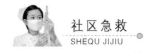

2.非感染性发热

(1)血液病:如白血病、淋巴瘤、恶性组织细胞病等。

(2)结缔组织病:如系统性红斑狼疮、皮肌炎、硬皮病、类风湿关节炎、结节性多动脉炎等。

(3)变态反应性疾病:如风湿热、药物热、血清病、溶血反应等。

(4)内分泌代谢性疾病:如甲状腺功能亢进、甲状腺炎、痛风、重度脱水等。

(5)血栓及栓塞性疾病:如心肌梗死、肺梗死、脾梗死和肢体坏死等,通常称为吸收热。

(6)颅内病变:如脑出血、脑震荡、脑挫伤等,称为中枢性发热。癫痫持续状态可引起发热,为产热过多所致。

(7)皮肤病变:皮肤广泛病变致皮肤散热减少而发热,见于广泛性皮炎、鱼鳞癣等,慢性心力衰竭使皮肤散热减少也会引起发热。

(8)恶性肿瘤:各种恶性肿瘤均有可能出现发热。

(9)物理因素及化学物质损伤:如中暑、大手术后、内出血、骨折、大面积烧伤及重度安眠药中毒等。

(10)自主神经功能紊乱:由于自主神经功能紊乱,影响正常的体温调节过程,使产热大于散热,体温升高,多为低热,常伴有自主神经功能紊乱的其他表现,属功能性发热范畴。

【发热的分度】

体温在 37.3~38℃为低热,体温在 38.1~39℃为中等度热,体温在 39.1~41℃为高热,体温在 41℃以上为超高热。

【发热的临床过程及特点】

发热的临床经过一般分为三个阶段。

1.体温上升期 体温上升常有疲乏无力、肌肉酸痛、皮肤苍白、畏寒或寒战等现象。皮肤苍白是因体温调节中枢发出的冲动经交感神经引起皮肤血管收缩,浅层血流减少所致,甚至伴有皮肤温度下降。皮肤散热减少刺激皮肤的冷觉感受器并传至中枢引起畏寒。中枢发出的冲动再经运动神经传至运动终板,引起骨骼肌不随意地周期性收缩,发生寒战及竖毛肌收缩,使产热增加。该期产热大于散热使体温上升。

体温上升有两种方式。

(1)骤升型:体温在几小时内达 39~40℃或以上,常伴有寒战。小儿易发生惊厥。见于疟疾、大叶性肺炎、败血症、流行性感冒、急性肾盂肾炎、输液或某些药物反应等。

(2)缓升型:体温逐渐上升,在数日内达高峰,多不伴寒战。如伤寒、结核病、布氏杆菌病等所致的发热。

2.高热期 是指体温上升达高峰之后保持一定时间,持续时间的长短可因病因不同而有差异,如疟疾可持续数小时,大叶性肺炎、流行性感冒可持续数天,伤寒则可为数周。在此期,体温已达到或略高于上移的体温调定点水平,体温调节中枢不再发出寒战冲动,故寒战消失;皮肤血管由收缩转为舒张,使皮肤发红并有灼热感;呼吸加快变深;开始出汗并逐渐增多。此期产热与散热过程在较高水平保持相对平衡。

3.体温下降期 由于病因的消除,致热原的作用逐渐减弱或消失,体温中枢的体温调定点逐渐降至正常水平,产热相对减少,散热大于产热,使体温降至正常水平。此期表现为出汗多,皮肤潮湿。

体温下降有两种方式。

（1）骤降（crisis）：指体温于数小时内迅速下降至正常，有时可略低于正常，常伴有大汗淋漓。常见于疟疾、急性肾盂肾炎、大叶性肺炎及输液反应等。

（2）渐降（lysis）：指体温在数天内逐渐降至正常，如伤寒、风湿热等。

【热型及临床意义】

发热患者在不同时间测得的体温数值分别记录在体温单上，将各体温数值点连接起来成体温曲线，该曲线的不同形态（形状）称为热型（fever-type）。不同的病因所致发热的热型也常不同。临床上常见的热型有以下几种：

1. 稽留热（continuous fever）　是指体温恒定地维持在 39～40℃以上的高水平，达数天或数周，24h 内体温波动范围不超过 1℃（图 5-1-1）。稽留热常见于大叶性肺炎、斑疹伤寒及伤寒高热期。

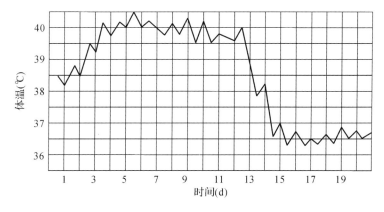

图 5-1-1　稽留热

2. 弛张热（remittent fever）　又称败血症热型，体温常在 39℃以上，波动幅度大，24h 内波动范围超过 2℃，但都在正常水平以上（图 5-1-2）。弛张热常见于败血症、风湿热、重症肺结核及化脓性炎等。

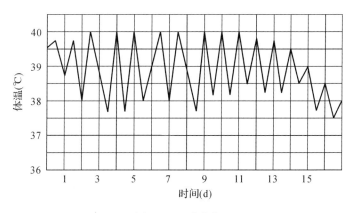

图 5-1-2　弛张热

3. 间歇热（intermittent fever）　体温骤升达高峰后持续数小时，又迅速降至正常水平，无热期（间歇期）可持续 1d 至数天，如此高热期与无热期反复交替出现（图 5-1-3）。间歇热常见于疟疾、急性肾盂肾炎等。

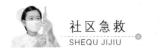

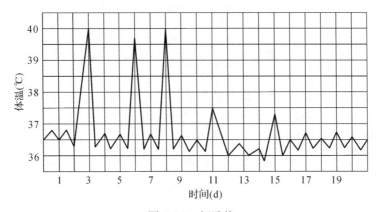

图 5-1-3　间歇热

4. **波状热**（undulant fever）　体温逐渐上升达 39℃ 或以上，数天后又逐渐下降至正常水平，持续数天后又逐渐升高，如此反复多次（图 5-1-4）。波状热常见于布氏杆菌病。

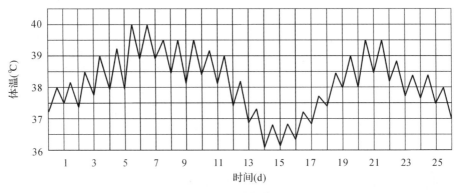

图 5-1-4　波状热

5. **回归热**（recurrent fever）　体温急剧上升至 39℃ 或以上，持续数天后又骤然下降至正常水平，高热期与无热期各持续若干天后规律性交替一次（图 5-1-5）。回归热可见于回归热、霍奇金病等。

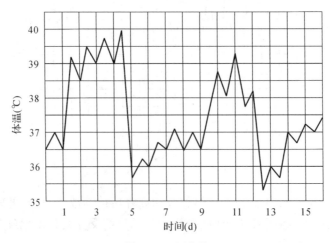

图 5-1-5　回归热

6.不规则热(irregular fever)　发热的体温曲线无一定规律(图 5-1-6),可见于结核病、风湿热、支气管肺炎、渗出性胸膜炎等。

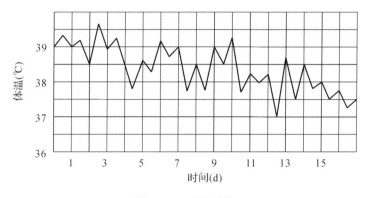

图 5-1-6　不规则热

不同的发热性疾病各具有相应的热型,根据热型的不同有助于发热病因的诊断和鉴别诊断。但必须注意:①由于抗生素的广泛应用,及时控制了感染,或因解热药或糖皮质激素的应用,可使某些疾病的特征性热型变得不典型或呈不规则热型;②热型也与个体反应的强弱有关,如老年人休克型肺炎时可仅有低热或无发热,而不具备肺炎的典型热型。

【伴随症状】

1.寒战　常见于大叶性肺炎、败血症、急性胆囊炎、急性肾盂肾炎、流行性脑脊髓膜炎、疟疾、钩端螺旋体病、药物热、急性溶血或输血反应等。

2.结膜充血　常见于麻疹、流行性出血热、斑疹伤寒、钩端螺旋体病等。

3.单纯疱疹　口唇单纯疱疹多出现于急性发热性疾病,常见于大叶性肺炎、流行性脑脊髓膜炎、间日疟、流行性感冒等。

4.淋巴结肿大　常见于传染性单核细胞增多症、风疹、淋巴结结核、局灶性化脓性感染、丝虫病、白血病、淋巴瘤、转移癌等。

5.肝脾肿大　常见于传染性单核细胞增多症、病毒性肝炎、肝及胆道感染、布氏杆菌病、疟疾、结缔组织病、白血病、淋巴瘤及黑热病、急性血吸虫病等。

6.出血　发热伴皮肤黏膜出血可见于重症感染及某些急性传染病,如流行性出血热、病毒性肝炎、斑疹伤寒、败血症等,也可见于某些血液病,如急性白血病、重症再生障碍性贫血、恶性组织细胞病等。

7.关节肿痛　常见于败血症、猩红热、布氏杆菌病、风湿热、结缔组织病、痛风等。

8.皮疹　常见于麻疹、猩红热、风疹、水痘、斑疹伤寒、风湿热、结缔组织病、药物热等。

9.昏迷　先发热后昏迷者常见于流行性乙型脑炎、斑疹伤寒、流行性脑脊髓膜炎、中毒性菌痢、中暑等;先昏迷后发热者见于脑出血、巴比妥类药物中毒等。

【辅助检查】

根据症状选择相应检查,如血常规、尿常规、大便常规、C-反应蛋白、胸部 X 线。对于常规检查无法明确,经验性治疗效果不佳者,应尽早转上级医院明确诊断。

【治疗原则】

1.积极治疗原发病,尽快明确病因,需进一步处理者,应转送上级医院专科进行病因

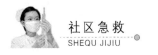

治疗。

2.病情重,生命体征不稳定者,应予对症处理、维持生命体征后尽快就近转入有条件救治的上级医院。

3.怀疑传染性疾病,应及时隔离患者,并上报有关部门。

【病因处理】

针对发热的病因进行积极的处理是解决发热的根本办法。例如,感染性发热,根据感染源不同选择有效药物进行治疗;脱水患者积极进行补液;发生药物反应时立即停用药物并进行抗过敏治疗等。

【降温处理】

对于感染性发热而言,发热本身是机体免疫系统清除感染源的表现之一,除非高热以及患者严重不适、强烈要求外,通常可不急于使用解热药等药物,但一定要告知患者,取得患者的理解。而对于高热患者必须进行降温处理。

1.物理降温

(1)使用冰袋,将冰袋置于头部、腋窝及腹股沟部。冰袋要用干毛巾包裹后使用。

(2)酒精擦浴,用35%～50%乙醇溶液擦浴,患者取仰卧位,从颈部向下沿臂外侧直至手背,再换一小毛巾,从腋下沿臂内侧直至手心;用同样方法擦拭对侧。然后,从腹股沟部经腿擦拭至足部。再让患者取侧卧位,从后颈部开始,自上而下擦拭整个背部。需要注意的是,在擦拭的同时,需给患者以轻柔的按摩,当擦至大血管附近(如腋下、肘部、腹股沟区、腘窝等部位)时,应稍做停留,以提高疗效。在擦拭过程中,如有寒战、面色苍白或脉搏、呼吸不正常,应立即停止操作。

2.药物降温

高热患者可以使用的药物有:非甾体类解热镇痛药,如对乙酰氨基酚、布洛芬、吲哚美辛等;安痛定、柴胡肌内注射;高热不退的,还可考虑使用糖皮质激素,如地塞米松等(诊断不明者应尽量避免)。

【其他】

对于发热患者,在积极明确病因的同时,要强调维持其生命体征的稳定,保证呼吸道通畅、维持有效的循环,防止解热后大量出汗导致的脱水。

【病例5-1-1解析】

1.结合相关病史、查体及辅助检查,诊断考虑"恙虫病"。

2.诊断依据:

(1)患者为农民,常在田间劳作。

(2)主要表现为发热、头痛,伴典型皮疹。查体可见焦痂以及斑丘疹,肝脾及淋巴结肿大。

(3)血常规:白细胞计数在正常范围。B超提示浅表淋巴结肿大。

3.治疗:

(1)病因治疗:米诺环素及左氧氟沙星抗感染治疗。

(2)患者存在肝功能损伤,予护肝治疗。

(3)其他对症支持治疗,如降温、补液等。

第二节 呕吐与腹泻

【病例 5-2-1】

患者,女性,14 岁,因"呕吐、腹泻 1d"来诊。患者今晨在外用餐后出现恶心、呕吐,共 2 次,无头痛、眩晕,呕吐物为胃内容物,后出现轻微腹痛并腹泻 6 次,开始为稀糊状,后为水样,每次量较多,无黏液和脓血。一同进餐的家长也略感恶心,并腹泻 1次。为求进一步诊治来诊。既往体健,无结核病、肝病等慢性疾病史,无过敏史。

入院查体:T 37.9℃,P 95 次/min,R 22 次/min,BP 120/78mmHg,神志清,双肺呼吸音清晰,未闻及明显干湿性啰音,心率 105 次/min,律齐,心音无殊。腹平软,脐周略有压痛,无反跳痛,肝脾肋下未及,肠鸣音 8 次/min。神经系统检查无异常。

辅助检查:血常规:WBC 10.2×10^9/L,N 76%。大便常规可见红细胞、白细胞。血生化检查显示肝酶正常,未见电解质紊乱。

问题:

1. 该患者初步诊断是什么?

2. 主要诊断依据有哪些?

3. 治疗原则是什么?

【病因】

呕吐是消化系统常见症状,但也可见于其他非消化系统疾病。呕吐前期常伴恶心,机体感觉出冷汗、皮肤苍白、唾液分泌增加等。发生呕吐时胃内容物或部分肠内容物通过胃肠道逆蠕动后经口排出,常伴强烈的腹肌收缩。通过呕吐可将有害物排出,有一定的保护作用,但是持久而严重的呕吐则会引起水电解质酸碱平衡紊乱,甚至导致贲门黏膜撕裂等严重后果。引起呕吐的病因很多,除了消化系统的急性胃肠道感染、消化道梗阻、消化性溃疡等常见疾病外,也可见于急性心肌梗死等循环系统疾病、糖尿病酮症酸中毒等内分泌代谢紊乱性疾病,还有神经系统病变导致颅内压升高等原因或其他精神因素、中毒等。

腹泻是指排便频率增加,数量增多,或带有黏液、脓血及未消化食物,这是肠黏膜吸收障碍与炎性分泌物增加,肠蠕动过速所致。急诊中引起腹泻的最常见病因是感染,细菌、病毒、原虫、寄生虫等都可以引起腹泻。其他原因还包括中毒、内分泌疾病、变态反应性肠病、药物的副作用等。

【临床表现】

呕吐的特点有助于判断病因,问诊时需详细询问。

1. 发生的时间和次数,如餐后、清晨空腹时均对应不同疾病。

2. 呕吐物性状,如咖啡渣样液体可能为上消化道出血、有蒜臭味可能为有机磷农药中毒、含隔餐食物及酸酵臭味的可能为幽门梗阻、含有胆汁而又有粪臭者可能为小肠梗阻等。

3. 伴随症状是非常重要的诊断线索。伴腹泻可能为急性胃肠炎;伴剧烈腹痛需警惕外科急腹症的可能;伴眩晕应考虑高血压脑病、梅尼埃病、椎-基底动脉血供不足;伴头痛要考虑脑部病变;伴腰部或下腹部疼痛并向会阴及大腿内侧放射时可能为泌尿系统结石等。女

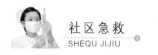

性患者如伴有停经史应考虑早孕可能。

腹泻的相关情况是问诊的重点。

1.起病情况,如有无不洁饮食、高脂饮食等病史,有无情绪紧张、焦虑等诱因,是否去过某些流行病疫区或接触过传染病患者,有无用药史。

2.腹泻的次数、排便数量和性状:大便次数较少、量大而稀薄的多为分泌性腹泻,病变部位在小肠;次数频繁、量少、伴有黏液脓血的,病变多在大肠。

3.伴随症状可进一步帮助诊断,如有无发热、腹痛、里急后重等。

体格检查重点放在腹部体征,如考虑某些病因时应相应注意神经系统及头部器官的检查。

【实验室和辅助检查】

呕吐患者的实验室检查,常选择三大常规、电解质、肝肾功能、血尿淀粉酶、胆红素等针对常见病因中的炎症、梗阻、代谢紊乱的检查。影像学方面最常选用 X 线片、CT、B 超等。心电图可排除部分心脏疾病导致的呕吐。必要时可行造影、内镜、腹腔穿刺、腰椎穿刺等检查。处于生育年龄的女性患者需做尿妊娠试验。

腹泻患者最基本的检查是大便常规和隐血试验,通过外观可见粪便性状,是否带黏液脓血,通过显微镜检查可发现红细胞、白细胞及病原体。大便培养及药敏试验有助于查找病原体和敏感的治疗药物。血常规可了解患者基本情况,以及感染情况。腹泻严重患者需检查血电解质。其他辅助检查根据不同诊断和鉴别诊断的目的来选择。

【诊断与鉴别诊断】

针对呕吐患者进行详细的病史询问和正规的体格检查将给诊断提供线索和方向,诊断时从常见病、多发病开始考虑。配合血常规、尿常规、粪便常规、血生化等实验室检查以及影像学检查,通常能诊断急性胃肠炎、急性肝炎等消化道疾病,急性肾盂肾炎、尿路结石等泌尿系统疾病,以及各种代谢紊乱等疾病。如考虑系循环系统、神经系统等原因,需要进行相关检查。急性腹泻的原因有细菌性食物中毒、细菌感染性腹泻,以及其他微生物感染性腹泻,应注意鉴别。

【病例 5-2-1 解析】

1.结合该患者病史及实验室检查结果初步诊断是急性胃肠炎。

2.主要诊断依据:

(1)该病例有可疑不洁饮食史,且同食者也出现症状。

(2)以呕吐、腹泻为主要症状,查体发现脐周略有压痛,其他无明显阳性体征。

(3)血常规显示白细胞总数及中性粒细胞百分比增加,大便常规检查发现红细胞、白细胞。

【治疗原则】

1.呕吐的治疗 针对不同的病因采取相应的治疗,例如抗炎、胃肠减压、降低颅内压等,并选择合适的止吐药物。

2.腹泻的治疗 失液量不大时,可予口服补液盐。当腹泻导致体液不足时,应根据血压、脉搏、大小便的量进行补液以及补充电解质。如考虑系感染所致,可选用抗生素。

【病例5-2-1解析】(续)

3.治疗原则:

(1)监测生命体征。

(2)口服补液盐,适当应用止吐、解痉等药物,注意水电解质酸碱平衡。如有必要可静脉补液,感染明确时可使用抗生素,但要注意患者未成年,不宜使用喹诺酮类药物。

【转诊】

1.若因呕吐、腹泻导致脱水、血压过低等患者,建议转诊至上级医院进一步治疗。

2.当发现心肌梗死,呕吐物中混有血液、胆汁、粪便,呕吐导致气道阻塞等较严重情况时,建议转诊至上级医院继续诊治。

3.急性腹泻患者大多预后良好,但是腹泻量大时会导致体液大量丢失,电解质酸碱平衡紊乱,需要严密监测,必要时转诊。

第三节　疼　痛

【病例5-3-1】

患者,男性,52岁。因"突发性胸骨后疼痛45min"来诊。患者45min之前活动时突感胸骨后疼痛,呈持续性压榨样疼痛,向左肩部及左上肢内侧放射,疼痛与呼吸无关,伴有心悸、胸闷、全身大汗及濒死感,无咳嗽、咳痰、咯血及晕厥,不伴发热、皮疹、反酸及恶心、呕吐。发病后停止活动,服用速效救心丸及舌下含服硝酸甘油片不能缓解,遂由家属送来诊治。既往有高血压病史10余年,不规律服用降压药物治疗,血压控制不佳;有长期吸烟史30余年,20~30支/d;无糖尿病、药物过敏史。

入院查体:T 37.2℃,P 98次/min,R 19次/min,BP 155/98mmHg。神志清楚,自主体位,体形肥胖,巩膜无黄染,口唇无发绀,气管居中,胸廓无畸形,叩诊呈清音,双肺呼吸音清,未闻及干湿性啰音,心率98次/min,律齐,心音低钝,未闻及杂音,腹部平软,无压痛及反跳痛,肝脾肋下未触及,肠鸣音正常,双下肢无浮肿,四肢肌力、肌张力正常,双侧巴氏征阴性。

辅助检查:血常规、急诊生化、凝血功能化验结果均正常;急诊心肌损伤标志物(cTnI)为0.01μg/L,肌红蛋白尿及肌酸激酶同工酶(CK-MB)正常;急诊床边心电图检查示窦性心律,$V_{1\sim4}$导联见异常高大两肢不对称的T波。

问题:

1.该患者初步诊断是什么?

2.主要诊断依据有哪些?

3.需进一步做什么检查?

4.主要与哪些疾病鉴别?

5.该类患者的治疗原则是什么?

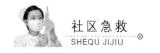
【概述】

疼痛(pain)是一种复杂的生理心理活动,是脑对急性或慢性组织损伤所引起的伤害性传入神经冲动进行抽象和概括后所形成的不愉快感觉,常伴有复杂的自主神经活动、运动反射、心理和情绪反应,是临床最常见的症状之一。疼痛的病因众多,形成的机制复杂,其剧烈程度常常与病情严重程度不一致,有时起源于无关紧要的局部轻微损害,有时则由潜在致命性疾病所引起,其诊治的关键在于准确把握疼痛的病理生理过程,早期识别致痛的危重疾病,并及时给予正确处理。

【疼痛的产生机制】

全身皮肤和有关组织中广泛分布着大量游离神经末梢,构成各种类型伤害性感受器。外界各种理化性伤害因子以及组织细胞受伤害后产生的钾离子、氢离子、组胺、5-羟色胺、乙酰胆碱、ATP、腺苷、缓激肽、速激肽、前列腺素 E_2、白三烯等生物活性物质以不同能量形式作用于这些伤害性感受器,产生不同编码形式的神经冲动,沿着传入神经纤维,逐级传导至脊髓、丘脑及大脑皮层等各级痛觉中枢,经过一系列复杂整合和调制过程,引起疼痛的感觉和反应。

体表伤害性感受器受刺激形成的躯体疼痛定位准确,而内脏神经构成的伤害性感受器受刺激形成的内脏疼痛定位较模糊。当某些内脏器官发生病变时,常在体表的一定区域产生痛觉过敏或痛觉,这种现象称为牵涉痛。当某些神经的一个分支受到刺激或损害时,疼痛除向该分支支配区域放射外,还可累及该神经的其他分支支配区域而产生疼痛,这称为反射痛或扩散痛。

在成人,疼痛常由于心理原因引起,而且易受过去经验、情绪、感情、环境等因素的影响,不同个体间对相同的疼痛刺激的反应可有很大差别。疼痛可以引起逃避、诉痛、啼哭、叫喊等躯体行为,可伴有血压升高、心跳加快和瞳孔扩大等生理反应。

【疼痛的病因】

1. 炎症性病变　各种感染性/非感染性疾病,如脑膜炎、胸膜炎、带状疱疹、关节炎及肌炎等。

2. 供血障碍性病变　各种动脉的闭塞或狭窄病变,如心绞痛、急性心肌梗死、肺栓塞、肠系膜动脉栓塞等。

3. 机械性压迫、刺激及损伤　各种外伤、脏器穿孔或破裂、体内异物、肿瘤、动脉夹层及气胸等。

4. 理化因素　强酸、强碱、高热及电流等均可成为伤害性刺激导致疼痛。

5. 邻近器官病变的反射或牵连　如胸廓上口综合征、肝胆疾病、脾梗死等。

6. 神经及精神性疾病　如神经症、某些精神分裂症或癫痫患者的疼痛幻觉。

7. 可疑疼痛　见于诈病、药物成瘾、心理障碍等。

【疼痛的性质和分类】

(一)疼痛的性质

疼痛的性质有时极难描述,患者通常可以指出疼痛的部位和程度,但要准确说明其性质则较为困难。患者通常用比拟的方法来描述疼痛性质,如酸痛、闷痛、胀痛、刺痛、灼痛、跳痛、钝痛、锐痛、切割痛或绞痛等;有时则表述为钻顶样疼痛、爆裂样疼痛、跳动样疼痛、撕裂样疼痛、牵拉样疼痛及压榨样疼痛等形式。

(二)疼痛的分类

疼痛的分类方法繁多,目前公认的常用分类方法是基于疼痛产生的神经生理学机制、疼痛持续时间、致痛病因、疼痛累及部位等方面进行的分类。

1.按神经生理学机制分类　分为伤害感受性疼痛和非伤害感受性疼痛。伤害感受性疼痛又分为躯体疼痛和内脏疼痛;非伤害感受性疼痛又分为神经病理性疼痛和心理性疼痛。

2.按疼痛持续时间分类　分为急性疼痛和慢性疼痛。急性疼痛多有自限性,当组织损伤恢复后即减轻。慢性疼痛指持续时间超过急性损伤或疾病的正常痊愈时间,也可简单定义为持续时间超过 6 个月的疼痛,能影响患者生活的各个方面,如就业、社会活动和人际关系等。

3.按疼痛病因分类　可分为创伤性痛、炎性疼痛、神经性痛、癌痛、缺血性疼痛、精神(心理)性痛等。

4.按疼痛累及部位分类　可分为头痛、胸痛、腹痛、肩背痛、腰痛和肢体痛等。

【疼痛程度的分级】

1.世界卫生组织(WHO)将疼痛划分成 5 种程度(表 5-3-1),级别越高,感受到的疼痛感就越大。

表 5-3-1　疼痛程度分级

程度	表　现
0 度	不痛
Ⅰ度	轻度痛,可不用药的间歇痛
Ⅱ度	中度痛,影响休息的持续痛,需用止痛药
Ⅲ度	重度痛,非用药不能缓解的持续痛
Ⅳ度	严重痛,持续的痛伴血压、脉搏等的变化

2.临床常用疼痛评分图(图 5-3-1),常作为评估疼痛程度和疗效的依据。

表情图	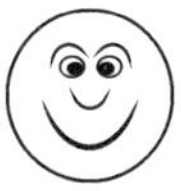	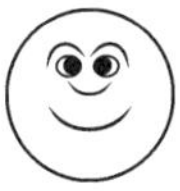	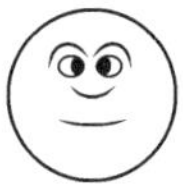	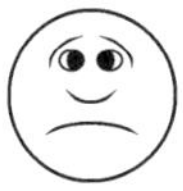	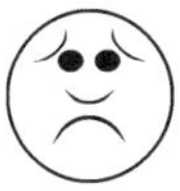	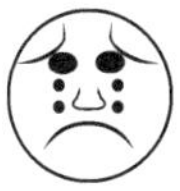
分值	0	1~2	3~4	5~6	7~8	9~10
说明	非常愉快,无疼痛	有一点疼痛	轻微疼痛,能忍受	疼痛影响睡眠,尚能忍受	疼痛难以忍受,影响食欲和睡眠	剧烈疼痛,哭泣

图 5-3-1　疼痛评分图

【疼痛的临床表现】

患者因疼痛就诊时往往诉说某一部位的疼痛,疼痛的位置常提示病变所在,不同部位的疼痛有其各自的特点和临床意义。了解各个部位疼痛的特点,有助于对各种疼痛的识别。

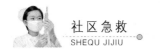
(一)头痛的临床特点

头痛(headache)是指额、顶、颞、枕部的疼痛,是由于头顶部痛觉末梢感受器受到刺激,产生异常的神经冲动到达脑部所致。

1.基本症状

(1)起病方式:①急性起病,多见于急性脑血管病、脑外伤、急性颅内感染;②长期间歇性发作,多见于偏头疼、丛集性头痛、癫痫、血管病性头痛或神经症;③慢性进行性加重,可见于颅内占位性病变。

(2)部位:①单侧头痛,多见于偏头疼;②弥漫性全头痛,多见于全身性或颅内感染性疾病;③浅在性头痛,常见于眼、鼻、牙源性头痛;④深在性头痛,常为脑脓肿、脑肿瘤、脑膜炎、脑炎等所致,多向病灶同侧外面放射。

(3)严重程度与性质:一般分为轻、中、重度头痛,但其严重程度与病情轻重并无平行关系。三叉神经痛、偏头疼、脑膜刺激等为引起剧烈头痛最常见的原因。头痛的性质:①电击样、针刺样、烧灼样疼痛,见于神经痛;②炸裂样疼痛,见于蛛网膜下腔出血;③波动性疼痛,见于高血压病、血管性头痛、急性发热性疾病、神经症;④胀痛,多见于偏头痛;⑤其他,肌紧张性头痛多为头部的紧箍感、重压感或钳夹感,精神性头痛则性质多变且部位不定。

(4)出现时间与持续时间:头痛可发生在特定时间,如颅内占位性病变常于清晨加重;鼻窦炎的疼痛经常发作在清晨和上午;眼源性头痛多于长时间阅读后发生;女性偏头疼则与月经有关;丛集性头痛往往于夜间发作;神经症性头痛则多病程长,具明显波动性与易变性。

(5)诱发和缓解因素:①咳嗽、打喷嚏、摇头、俯身可使颅内高压性头痛、血管性头痛、颅内感染性头痛及脑肿瘤性头痛加重;②直立位可使腰穿后头痛加重,却使丛集性头痛减轻;③颈部运动可使颈肌急性炎症性头痛加重,却使职业性颈肌过度紧张性头痛减轻;④偏头痛应用麦角胺治疗后迅速缓解。

2.伴随症状

(1)伴剧烈呕吐:提示颅内高压。

(2)伴头晕:见于小脑病变、后循环缺血。

(3)伴发热:见于颅内感染性疾病。

(4)伴精神症状或意识障碍,见于颅内肿瘤、各种代谢性脑病、脑疝。

(5)伴视力障碍:见于青光眼、脑瘤。

(6)伴脑膜刺激征:提示脑膜炎、蛛网膜下腔出血。

(7)伴癫痫:见于脑肿瘤、脑内寄生虫及脑血管畸形。

(8)伴自主神经功能紊乱:可能是神经功能性头痛。

3.体格检查

(1)一般检查:包括生命体征检查,头颅检查(如有无外伤及颅骨有无结构异常),眼、鼻、口腔检查,颈部血管、肌肉及肌张力检查,心、肺、腹部脏器的检查。

(2)神经系统检查:除了常规检查外,重点检查有无脑膜刺激征、视神经乳头水肿及提示神经系统或局灶性损害的定位体征。

4.实验室及其他检查

(1)实验室检查:血、尿常规,心、肺、肝、肾功能及电解质、免疫学检查可以了解有无全身性因素;腰穿及脑脊液检查可以了解有无颅内感染、出血,并可行颅内压检测。

（2）其他检查：脑电图检查有助于头痛型癫痫、脑炎及脑膜炎的诊断；头颅 CT 或 MRI 检查有助于颅内肿瘤、脑血管病、脑寄生虫病、脑脓肿等疾病的诊断；脑血管成像（MRA 或 DSA）检查有助于脑血管畸形的诊断和治疗。

（二）胸痛的临床特点

胸痛（chest pain）患者大部分预后良好，但部分患者胸痛可能是一些致命性或潜在致命性疾病所引起，如急性冠脉综合征、主动脉夹层、肺栓塞、张力性气胸、心包填塞等的主要症状，临床接诊的关键是及时识别出这些致命性疾病，及时给予正确处理，改善预后。

1. 基本症状　包括胸痛的部位、范围、性质、严重程度、时间及频率、诱因及缓解因素。不同疾病引起的胸痛各有其特点。

（1）心绞痛：常呈心前区、胸骨后或剑突下压榨性疼痛或伴窒息感，可放射至左肩及左臂内侧，阵发性发作，一般 1～5min 后缓解；如呈持续时间超过 15min，经休息及含服硝酸甘油不能缓解则应警惕急性心肌梗死。

（2）主动脉夹层：呈突发撕裂样胸、背部剧烈疼痛。

（3）肺栓塞、气胸、胸膜炎：胸痛常位于患侧，呈尖锐刺痛，咳嗽或深吸气时加重。

（4）纵隔或食管疾病：多为胸骨后烧灼感，吞咽食物时发作或加剧。

（5）胸壁疾病：常部位固定且有压痛。

（6）带状疱疹：为沿一侧肋间神经分布区域的灼痛、针扎或刀割样疼痛。

2. 伴随症状

（1）伴苍白、大汗、血压下降或休克：常见于急性心肌梗死、主动脉夹层、肺栓塞、张力性气胸等。

（2）伴咯血：见于肺栓塞、肺癌等。

（3）伴发热：见于肺炎、胸膜炎、心包炎等。

（4）伴呼吸困难：提示病变累及范围大，见于急性心肌梗死、肺栓塞、大叶性肺炎、气胸、纵隔气肿等。

（5）伴吞咽困难：见于食管疾病。

（6）伴叹气、焦虑或抑郁：多为功能性胸痛。

3. 体格检查

（1）生命体征：T、P、R、BP、意识及血氧饱和度等是否稳定；四肢血压、脉搏是否对称。

（2）皮肤、黏膜：是否苍白、发绀、湿冷或大汗。

（3）颈部：颈部血管波动及充盈性，气管有无移位。

（4）胸部：①胸壁有无皮疹、触压痛；②胸廓是否对称，有无畸形及运动异常；③双肺叩诊有无鼓音或浊/实音，有无胸膜摩擦音及呼吸音改变；④心界有无扩大，心音与杂音情况及有无心包摩擦音。

（5）腹部：有无腹肌紧张、触压痛及包块，观察肠鸣音情况。

（6）脊柱及四肢：有无畸形、水肿、触痛及活动障碍。

（7）神经系统：注意有无局灶性神经定位体征。

4. 辅助检查

（1）心电图：是胸痛的首要初查方法，一旦接诊胸痛患者就应尽快完成 ECG 检查，必要时 30min 内复查。可发现心律失常、心绞痛、心肌梗死。胸痛发作时 ECG 检查或 ECG 动态

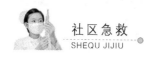
性改变更有诊断价值。

（2）化验检查：CK-MB、cTnI、cTnT 等心肌酶出现早，敏感性高，特异性强，对心肌梗死诊断非常重要。D-二聚体升高对肺栓塞诊断具有重要参考意义。血气分析不仅有助于肺栓塞诊断，更有助于患者病情评估。

（3）胸部 X 线或 CT 检查：可发现肋骨骨折、气胸、胸腔积液、肺部阴影或纵隔气肿等，对心包、心肌、大血管及食管病变也能提供有价值的信息。

（4）超声检查：可对心脏解剖功能、心包积液、胸腔积液、肺水肿及主动脉夹层的诊断提供非常有价值的依据。

（三）腹痛的临床特点

腹痛（stomachache）主要由腹内器官病变引起，也可由腹外器官病变或全身性疾病导致，其病因复杂，容易出现误诊。接诊腹痛患者，应该仔细鉴别，及时做出正确诊断。

1. 基本症状

（1）腹痛的病因特点：常见原因为腹内器官的炎症、穿孔、扭转或梗阻、破裂及急性血循环障碍等；腹外器官疾病如胸部心肺及胸膜疾病可放射至上腹部；全身性疾病，如腹型癫痫、血卟啉病、腹型过敏性紫癜、重金属中毒等亦可导致剧烈腹痛。

（2）腹痛的性质特点：临床可表现为隐痛、钝痛、灼痛、胀痛、绞痛。腹痛的部位多反映相应部位器官病变，因其多为内脏性痛，痛觉定位较难，常伴有牵涉痛或放射痛，当病变累及腹膜壁层或腹膜后躯体疼痛感受器时始能准确定位，可伴腹膜刺激征。

2. 伴随症状

（1）伴发热：提示感染性疾病存在。

（2）伴黄疸：提示肝、胆、胰腺疾病；如同时伴有高热，应警惕化脓性梗阻性胆管炎。

（3）伴排便排气停止：常提示机械性肠梗阻。

（4）伴血便：提示肠套叠、肠系膜血栓、绞榨性肠梗阻、出血坏死性小肠炎。

（5）伴血尿或排尿困难：提示泌尿系结石、肿瘤。

（6）伴休克：应警惕为腹腔脏器破裂、消化道穿孔、重症胰腺炎、异位妊娠破裂及急性心肌梗死。

3. 体格检查　在关注生命体征的同时，应仔细全面腹部检查，动作应轻柔，检查顺序应自远离患者腹痛部位逐渐向疼痛部位，根据检查脏器不同采用不同检查手法，避免遗漏腹股沟、会阴及直肠的检查。

4. 辅助检查

（1）实验室检查：血常规异常可以提示感染、出血的存在；尿液检查可以提示有无泌尿系感染、结石、肿瘤；大便检查可以为消化道炎症、出血等疾病提供线索；尿妊娠实验、肝功能、淀粉酶等检查可用于异位妊娠、肝脏疾病、胰腺炎等疾病的诊断；腹腔穿刺液的检查能为判断腹腔病变的性质提供非常有价值的依据。

（2）其他辅助检查：腹部超声、X 线、CT、MRI、心电图及内镜检查均可为腹痛病因的诊断提供确诊或排除依据。

【疼痛的诊断】

（一）疼痛诊断的原则

1. 明确疼痛的部位和深浅。

2.明确疼痛的性质和程度。

3.明确病程的长短和病势的缓急。

4.明确疼痛的病因和患者安危。

5.评估患者生命体征和脏器功能。

(二)疼痛的诊断思路及注意事项

1.尽早对疾病进行危险评估。诊断思路应从高危到低危,首先识别危及或潜在危及生命的疾病,切忌忽视这类患者搬运检查风险,避免操作和检查过程中的猝死事件。

2.高危患者生命体征不稳定,故稳定生命体征应放在首位,先救命,后诊病。待生命体征稳定后再行详细、全面的诊察。

3.诊断思路要广,避免先入为主。掌握全面资料,必要时请相关科室会诊。

4.诊断不清时一定要写待查。动态地严密观察病情变化,忌用强镇静剂、镇痛剂。

5.危重患者及时做好沟通解释工作和病情告知。

6.头痛患者除了评估患者生命体征外,应该关注颅内压增高征象、神经定位体征,及时识别脑出血、蛛网膜下腔出血、脑疝等危重症,对意识障碍、呕吐患者应注意气道保护,防止误吸、窒息。

7.胸痛患者应及时识别急性冠脉综合征、主动脉夹层、肺栓塞、张力性气胸、急性心包填塞、食管破裂等危及生命的危重症。及时心电图检查是早期识别急性冠脉综合征的关键措施。

8.腹痛患者应该首先识别需手术治疗的外科及妇产科急腹症,这类患者的症状常为突然发作,急剧进展,多需急症手术治疗。

【病例5-3-1解析】

1.结合患者胸痛的特点及心电图检查(V_{1-4}导联可见双肢不对称高尖 T 波)等表现,初步诊断为急性前壁心肌梗死。

2.主要诊断依据:

(1)患者以突发持续性胸骨后疼痛45min 为主要症状,疼痛向左肩及左上肢内侧放射,且休息及舌下含服硝酸甘油不能缓解。

(2)心电图检查示窦性心律,V_{1-4}导联可见双肢不对称高尖 T 波;急诊心肌损伤标志物(cTnI)为 $0.01\mu g/L$。

(3)患者有高血压病、吸烟及肥胖等冠心病高危因素。

3.为明确诊断,建议进一步做以下检查:

(1)建议每30min～1h 复查床边心电图。患者首次心电图检查仅有 V_{1-4}导联可见双肢不对称高尖 T 波,可能是患者病程处于超急性期,如随后出现心电图 ST 段抬高、异常 Q 波等动态演变,可进一步支持急性心肌梗死诊断。

(2)建议每2h 复查心肌肌红蛋白、肌钙蛋白或 CK-MB。患者首次 cTnI 结果正常,但因抽血于患者发病后45min,此时血中 cTnI 尚未开始升高,化验结果正常不能排除急性心肌梗死,需定时复查,如病程中出现 cTnI 升高,则可确诊急性心肌梗死。

(3)必要时可行冠状动脉 CT 造影(CT angiography,CTA)或冠状动脉造影检查,进一步明确病变血管,可同时给予介入治疗。

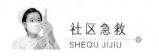

（4）其他检查,如心脏超声可以对心脏解剖结构及功能进行评估,还可以明确有无心包填塞、胸腔积液、肺水肿等。心脏核素灌注显像能够间接反映心肌供血或坏死情况。

4.本病需与以下疾病鉴别:

（1）主动脉夹层:本病胸痛为突发胸背部撕裂样或刀割样剧烈疼痛,疼痛一发作就达到极点,多伴有高血压病或有 Marfan 综合征病史,查体可有四肢脉搏或血压不对称、新发心脏杂音等。血管超声、增强 CT 或主动脉 CTA、主动脉造影等检查可明确诊断。

（2）肺栓塞:本病为突发剧烈胸痛,随呼吸加剧,部位不定,较局限,伴呼吸困难、咯血、晕厥等,多有长期卧床、骨盆或下肢外伤、手术等深静脉血栓高危因素。查体可有颈静脉怒张、低血压、胸膜摩擦音等。D-二聚体增高、ECG 出现 $S_IQ_{III}T_{III}$、血气分析 PaO_2 降低、肺动脉 CTA 检查可以明确诊断。

（3）张力性气胸:突发撕裂样或刀割样疼痛,随呼吸加剧,部位较局限,伴严重呼吸困难、恐惧等。查体有气管移位、一侧胸廓饱满,叩诊鼓音,呼吸音减弱或消失。PaO_2 降低,胸部 X 线检查可确诊。

【疼痛的治疗】

疼痛产生的病理生理机制和影响因素非常复杂,应针对患者的具体病情,采取有针对性的综合治疗方法,其原则为"明确诊断、综合治疗、安全有效"。

（一）疼痛治疗的适应证与禁忌证

1.适应证

（1）慢性疼痛性疾病:如腰背痛、颈肩痛、颈椎病、腱鞘炎。

（2）神经痛与神经炎:如三叉神经痛、带状疱疹后神经痛、周围神经炎。

（3）自主神经功能障碍引起的疼痛:如交感神经营养不良、雷诺病。

（4）创伤后疼痛:如交通事故后疼痛、手术后疼痛、骨折引起的疼痛。

（5）癌性疼痛:包括良、恶性肿瘤引起的疼痛。

（6）内脏性疼痛:如急性胰腺炎、泌尿系与胆系结石、心绞痛。

（7）血运不良引起的疼痛:血栓闭塞性脉管炎、肌肉痉挛性疼痛。

（8）分娩痛、诊疗操作相关痛、头痛和原因不明性疼痛。

2.禁忌证　急腹症的疼痛、警告性头痛为单纯疼痛治疗的禁忌证。

（二）疼痛治疗的方法

1.基本治疗

（1）病因治疗是疼痛治疗的根本和目标。

（2）重视头痛、胸痛、腹痛患者,及早识别导致疼痛的致命性疾病。

（3）严格执行镇痛剂(尤其是局麻药物)使用原则,使用麻醉性镇痛剂前最好明确诊断。

（4）外科、妇产科急腹症患者慎用镇痛剂,使用前最好经专科会诊。

（5）对晚期肿瘤患者应尽可能满足其缓解疼痛的要求,依据三阶梯止痛治疗原则用药。

（6）缓解疼痛对明确诊断同样重要。

(7)初诊疼痛患者不主张使用安慰剂。

2.药物镇痛

(1)非甾体类抗炎药物(non-steroid anti-inflammatory drugs,NSAIDs):轻中度疼痛首选;优点为不成瘾,不抑制呼吸;缺点是抑制血小板聚集,刺激胃肠道,可致肝肾损害。常用药物为对乙酰氨基酚、阿司匹林、布洛芬、双氯芬酸钠等。

(2)阿片类药物:适于中重度疼痛、癌性疼痛、单独非阿片类药物无效患者;优点为镇痛作用强大;缺点是潜在呼吸抑制、支气管痉挛、低血压等致命性毒副作用。常用药物有吗啡、哌替啶、芬太尼、曲马多等。

(3)其他药物:卡马西平、丙戊酸钠、氯硝西泮。应用于刀割样神经痛患者。

(4)联合镇痛镇静方案:芬太尼+咪达唑仑,优点为起效快、安全、作用时间短,但需开放静脉通路,并监测生命体征。

3.外科手术治疗 神经切断手术、神经阻滞疗法(物理或化学阻断)、微创手术治疗。

4.控制疼痛的辅助治疗方法

(1)心理治疗:明显抑郁、焦虑或行为异常者。

(2)物理治疗:慢性偶发痛。

(3)局部封闭:肌筋膜疼痛。

(4)中医中药、针灸疗法。

【病例5-3-1解析】(续)

5.该类患者的治疗原则如下:

(1)一般处理:

①绝对卧床休息,加强生命体征监护,氧疗,保持大便通畅。

②开通静脉通道,做好CPR及除颤准备。

③动态监测心电图及心肌酶变化,及时完善必要的辅助检查。

(2)基本处理:

①抗凝、抗血小板治疗:应用阿司匹林、氯吡格雷、肝素或低分子肝素治疗。

②应用硝酸酯类、β-受体阻滞剂以改善心肌血供,降低心肌耗氧,控制胸痛。

③经上述处理胸痛不能缓解,可考虑应用吗啡镇痛治疗。

(3)再灌注治疗:

①ST段抬高心肌梗死:治疗的首要目标是快速冠状动脉再灌注,可据条件采取溶栓治疗或冠状动脉球囊扩张治疗。

②非ST段抬高心肌梗死:在加强抗血小板、抗凝治疗的基础上,如存在疼痛不缓解、室性心动过速、心力衰竭、血流动力学不稳定等高危因素,应考虑早期有创策略。

(4)对症治疗:抗心律失常,改善心功能不全,控制血压、血糖。

(5)辅助治疗:应用他汀类降脂药,改善心肌代谢等药物。

【思考题】

1.简述癌症患者三阶梯止痛治疗原则。

2.简述躯体疼痛与内脏疼痛的特点。

3.简述急性心肌梗死与主动脉夹层的鉴别要点。

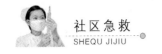

第四节　呼吸困难

【病例 5-4-1】

患者,女,26 岁,因"提重物后突发胸闷气急伴左侧胸痛 6h"入院。体格检查:急性面容,呼吸急促,气管略右偏。左肺呼吸音低,叩呈鼓音,心界向右移,心率 120 次/min,律齐,未闻及病理性杂音。

问题:该患者的病因、发病机制、诊断是什么?

【概述】

呼吸困难(dyspnea)是指患者主观感到空气不足、呼吸费力,客观上表现呼吸运动用力,严重时可出现张口呼吸、鼻翼扇动、端坐呼吸,甚至发绀,呼吸辅助肌参与呼吸运动,并且可有呼吸频率、深度、节律的改变。

患者所叙述的"气短""憋气""喘憋""胸闷"是对呼吸困难及呼吸窘迫不同程度的描述。

【病因】

引起呼吸困难的原因繁多,主要为呼吸系统和心血管系统疾病。

1. 呼吸系统疾病　常见于以下情况:

(1)气道阻塞:如喉、气管、支气管的炎症、水肿、肿瘤或异物所致的狭窄或阻塞及支气管哮喘、慢性阻塞性肺疾病等。

(2)肺部疾病:如肺炎、肺脓肿、肺结核、肺不张、肺淤血、肺水肿、弥漫性肺间质疾病、细支气管肺泡癌等。

(3)胸壁、胸廓、胸膜腔疾病:如胸壁炎症、严重胸廓畸形、胸腔积液、自发性气胸、广泛胸膜粘连、结核、外伤等。

(4)神经肌肉疾病:如脊髓灰质炎病变累及颈髓、急性多发性神经根炎和重症肌无力累及呼吸肌、药物导致呼吸肌麻痹等。

(5)膈肌运动障碍:如膈麻痹、大量腹腔积液、腹腔巨大肿瘤、胃扩张和妊娠末期。

2. 循环系统疾病　常见于各种原因所致的左心和(或)右心衰竭、心脏压塞、肺栓塞和原发性肺动脉高压等。

3. 各种中毒所致,如糖尿病酮症酸中毒、吗啡类药物中毒、有机磷杀虫药中毒、氰化物中毒、亚硝酸盐中毒和急性一氧化碳中毒等。

4. 神经精神性疾病　如脑出血、脑外伤、脑肿瘤、脑炎、脑膜炎、脑脓肿等颅脑疾病引起呼吸中枢功能障碍和精神因素所致的呼吸困难,如焦虑症、癔症等。

5. 血液病　常见于重度贫血、高铁血红蛋白血症、硫化血红蛋白血症等。

【发生机制及临床表现】

根据发生机制及临床表现特点,将呼吸困难归纳为五种类型。

1. 肺源性呼吸困难　主要是由于呼吸系统疾病引起的通气、换气功能障碍导致缺氧和(或)二氧化碳潴留。临床上常分为以下三种类型。

(1)吸气性呼吸困难:主要特点表现为吸气显著费力,严重者吸气时可见三凹征(three

depression sign），表现为胸骨上窝、锁骨上窝和肋间隙明显凹陷，此时亦可伴干咳及高调吸气性喉鸣。三凹征的出现主要是呼吸肌极度用力，胸腔负压增加所致。常见于喉部、气管、大支气管的狭窄与阻塞。

（2）呼气性呼吸困难：主要特点表现为呼气费力、呼气缓慢、呼吸时间明显延长，常伴有呼气期哮鸣音。主要是由于肺泡弹性减弱和（或）小支气管的痉挛或炎症所致。常见于慢性支气管炎（喘息型）、慢性阻塞性肺疾病、支气管哮喘、弥漫性泛细支气管炎等。

（3）混合性呼吸困难：主要特点表现为吸气期及呼气期均感呼吸费力、呼吸频率增快、深度变浅，可伴有呼吸音异常或病理性呼吸音。主要是肺或胸膜腔病变使肺呼吸面积减少导致换气功能障碍所致。常见于重症肺炎、重症肺结核、大面积肺栓塞（梗死）、弥漫性肺间质疾病、大量胸腔积液、气胸、广泛性胸膜增厚等。

2. 心源性呼吸困难　主要是由于左心和（或）右心衰竭引起，尤其是左心衰竭时呼吸困难更为严重。

左心衰竭发生的主要原因是肺淤血和肺泡弹性降低。其机制为：①肺淤血，使气体弥散功能降低；②肺泡张力增高，刺激牵张感受器，通过迷走神经反射兴奋呼吸中枢；③肺泡弹性减退，使肺活量减少；④肺循环压力升高对呼吸中枢的反射性刺激。

左心衰竭引起的呼吸困难特点为：①有引起左心衰竭的基础病因，如风湿性心瓣膜病、高血压性心脏病、冠状动脉粥样硬化性心脏病等；②呈混合性呼吸困难，活动时呼吸困难出现或加重，休息时减轻或消失，卧位明显，坐位或立位时减轻，故当患者病情较重时，往往被迫采取半坐位或端坐呼吸（orthopnea）；③两肺底部或全肺出现湿啰音；④应用强心剂、利尿剂和血管扩张剂改善左心功能后呼吸困难症状随之好转。

急性左心衰竭时，常可出现夜间阵发性呼吸困难，表现为夜间睡眠中突感胸闷气急，被迫坐起，惊恐不安。轻者数分钟至数十分钟后症状逐渐减轻、消失；重者可见端坐呼吸、面色发绀、大汗、有哮鸣音、咳浆液性粉红色泡沫痰，两肺底较多湿性啰音，心率加快，可有奔马律。此种呼吸困难称心源性哮喘（cardiac asthma）。

右心衰竭严重时也可引起呼吸困难，但程度较左心衰竭轻，其主要原因为体循环淤血。其发生机制为：①右心房和上腔静脉压升高，刺激压力感受器反射性兴奋呼吸中枢；②血氧含量减少，乳酸、丙酮酸等代谢产物增加，刺激呼吸中枢；③淤血性肝大、腹腔积液和胸腔积液，使呼吸运动受限，肺交换面积减少。临床上主要见于慢性肺源性心脏病、某些先天性心脏病或由左心衰竭发展而来。另外，也可见于各种原因所致的急性或慢性心包积液。

3. 中毒性呼吸困难　代谢性酸中毒可导致血中代谢产物增多，刺激颈动脉窦、主动脉体化学感受器或直接兴奋刺激呼吸中枢引起呼吸困难。主要表现为：①有引起代谢性酸中毒的基础病因，如尿毒症、糖尿病酮症等；②出现深长而规则的呼吸，可伴有鼾音，称为酸中毒深大呼吸（Kussmaul 呼吸）。

某些药物如吗啡类、巴比妥类等中枢抑制药物和有机磷杀虫药中毒时，可抑制呼吸中枢引起呼吸困难。其主要特点为：①有药物或化学物质中毒史；②呼吸缓慢、变浅伴有呼吸节律异常的改变，如潮式呼吸（Cheyne-Stokes 呼吸），即表现为一段呼吸暂停之后，随之以一连串潮气量逐次增大的通气，速率加快，出现气促，随后呼吸的深度与速率迅速降低，又进入一段呼吸暂停，如此有规律地反复循环，这是呼吸中枢兴奋性降低的表现；或间停呼吸（Biot 呼吸），呼吸的深度较正常为浅，呼吸数次后发生暂停，间隔数秒至数十秒后呼吸再次出现，如

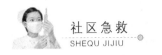

此反复,是一种节律不规则的呼吸困难。

化学毒物中毒可导致机体缺氧引起呼吸困难,常见于一氧化碳中毒、亚硝酸盐和苯胺类中毒、氰化物中毒。其发生机制分别为:一氧化碳中毒时,吸入的一氧化碳与血红蛋白结合形成碳氧血红蛋白,失去携带氧的能力导致缺氧而产生呼吸困难;亚硝酸盐和苯胺类中毒时,使血红蛋白变为高铁血红蛋白而失去携带氧的能力导致缺氧;氰化物中毒时,氰离子抑制细胞色素氧化酶的活性,影响细胞呼吸作用,导致组织缺氧引起呼吸困难,严重时引起脑水肿抑制呼吸中枢。

4. 神经精神性呼吸困难　神经性呼吸困难主要是由于呼吸中枢受增高的颅内压和供血减少的刺激,使呼吸变为慢而深,并常伴有呼吸节律的改变,如双吸气(抽泣样呼吸)、呼吸遏制(吸气突然停止)等。临床上常见于重症颅脑疾患,如脑出血、脑炎、脑膜炎、脑脓肿、脑外伤及脑肿瘤等。

精神性呼吸困难主要表现为呼吸频率快而浅,伴有叹息样呼吸或出现手足搐搦。临床上常见于焦虑症、癔症患者,患者可突然发生呼吸困难。其发生机制多为过度通气而发生呼吸性碱中毒所致,严重时也可出现意识障碍。

5. 血源性呼吸困难　多由红细胞携氧量减少,血氧含量降低所致,表现为呼吸浅,心率快。临床常见于重度贫血、高铁血红蛋白症、硫化血红蛋白症。除此以外,当发生大出血或休克时,因缺氧和血压下降,刺激呼吸中枢,也可引起呼吸加快。

【伴随症状】

1. 发作性呼吸困难伴哮鸣音多见于支气管哮喘、心源性哮喘;突发性重度呼吸困难见于急性喉水肿、气管异物、大面积肺栓塞、自发性气胸等。

2. 呼吸困难伴发热多见于肺炎、肺脓肿、肺结核、胸膜炎、急性心包炎等。

3. 呼吸困难伴一侧胸痛见于大叶性肺炎、急性渗出性胸膜炎、肺栓塞、自发性气胸、急性心肌梗死、支气管肺癌等。

4. 呼吸困难伴咳嗽、咳痰见于慢性阻塞性肺疾病、肺部感染、支气管扩张、肺脓肿等;伴大量泡沫痰可见于有机磷中毒;伴粉红色泡沫痰见于急性肺水肿、急性左心衰竭。

5. 呼吸困难伴意识障碍见于脑出血、脑膜炎、糖尿病酮症酸中毒、尿毒症、肺性脑病、急性中毒、休克型肺炎等。

【实验室和辅助检查】

1. 呼吸困难的实验室检查　血常规检查,在感染时有白细胞计数增高、中性粒细胞增高,有过敏性疾患时嗜酸性粒细胞计数增高。

支气管-肺疾病应注意痰量、性质、气味,并做细菌培养、真菌培养,痰中找结核菌等都有一定诊断价值。

2. 呼吸困难的器械检查　因心肺疾患引起的呼吸困难均有明显的心肺X线征象。

支气管造影诊断支气管扩张、支气管腺瘤和癌。

心脏病患者可做心电图、超声心动图等检查。

对慢性肺疾病如慢性阻塞性肺疾病、支气管哮喘等做肺功能测定,诊断肺功能损害的性质和程度。

纤维支气管镜检查用于支气管肿瘤、狭窄、异物的诊断和治疗,肺穿刺活检对确诊肺纤维化、肿瘤等意义重大。

【问诊要点】

1.呼吸困难发生的诱因。

2.起病缓急,是突发性,还是渐进性。

3.呼吸困难与活动、体位的关系,昼夜是否一样。

4.伴随症状,如发热、胸痛、咳嗽、咳痰的性状、有无咯血等。

【病例 5-4-1 解析】

该患者胸部 X 线片如图 5-4-1 所示。

图中显示出了脏胸膜线(箭头所示),边缘肺纹理消失,这是由胸膜腔内聚集的气体压迫肺实质造成的。

所以该患者诊断左侧自发性气胸明确,处理方法是胸腔穿刺抽气或胸腔闭式引流,原则上:①胸腔穿刺抽气,适用于小量气胸(20%以下),一次抽气量不宜超过1000ml,每日或隔日抽气 1 次;②胸腔闭式引流,适用于不稳定性气胸、交通性或张力性气胸、反复发生气胸的患者。

注:对于胸腔积液患者,首次抽液不要超过 700ml,以后每次抽液量不应超过1000ml,过快、过多抽液可使胸腔压力骤降,发生复张后肺水肿或循环衰竭。

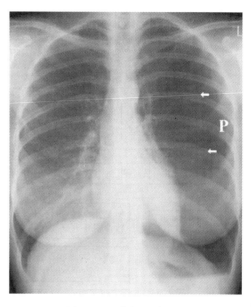

图 5-4-1　胸部 X 线片

【治疗】

呼吸困难的处理包括针对病因治疗和对症、支持治疗。

1.消除病因　对不同病因采取不同措施,如:取出气管异物;过敏致喉水肿应立即肌内注射肾上腺素和静脉使用糖皮质激素;自发性气胸或大量胸水应立即胸腔穿刺抽气抽水;心源性呼吸困难主要纠正心力衰竭等。

2.保持呼吸道通畅　有异物者清除异物,痰多而黏稠者可用祛痰剂、超声雾化吸入或适当补充液体以达稀释痰液,便于咳出;咳痰困难者,可用翻身、拍背、指导患者做深呼吸或有效的咳痰动作等方式协助患者排痰;支气管痉挛者可用支气管解痉剂、糖皮质激素等;严重呼吸困难者必要时行气管插管、气管切开给予机械通气。

3.氧疗　除对慢性低氧血症、二氧化碳严重潴留者给予低流量(1~2L/min)吸氧外,可给予较高浓度(大于 2L/min)吸氧,尽快改善低氧血症,但应防止氧中毒。最好有血气分析指导。

4.呼吸兴奋剂的应用　对缺氧及严重二氧化碳潴留、某些药物过量抑制呼吸中枢时,可适当使用呼吸兴奋剂(如尼可刹米、洛贝林),但必须在气道通畅时使用。

5.控制感染,纠正电解质和酸碱失衡　对感染引起的呼吸困难,应选择有效抗生素,足量、联合应用。患者发生低钾、低氯血症,代谢性碱中毒时,应及时补充钾、钠、氯离子。出现呼吸性酸中毒时增加通气量多能缓解,合并代谢性酸中毒时补碱也应慎重,最好以血气分析结果作指导,以免矫枉过正,出现代谢性碱中毒。

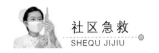

【急性呼吸困难处理流程】(图 5-4-2)

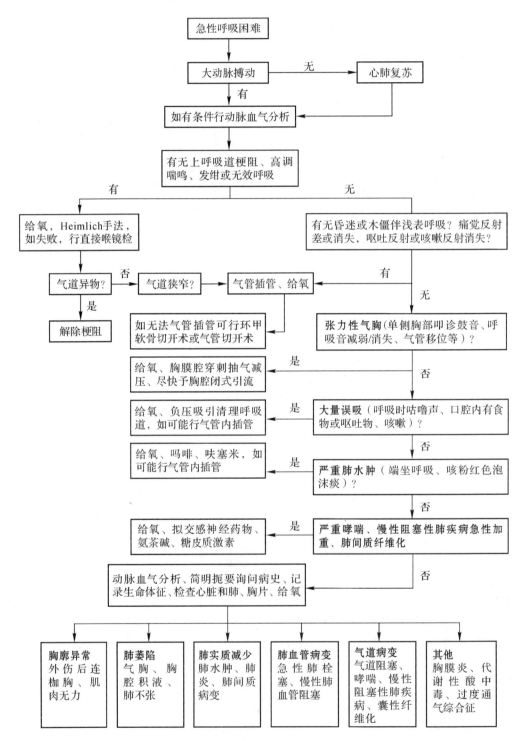

图 5-4-2　急诊呼吸困难处理流程

【思考题】

1. 三凹征属于呼吸困难中的哪一类?

2. 夜间阵发性呼吸困难是由什么引起的?

3. 何为心源性哮喘?

第五节　意识障碍

【病例 5-5-1】

患者,女性,60 岁,因"突发意识不清 2h"来院急诊。患者今日早晨起床时自觉头痛,呕吐 2 次,于 2h 前被家人发现意识不清而送院急诊。

查体:T 36.5℃,P 88 次/min,R 18 次/min,BP 190/100mmHg,昏迷,压眶可见痛苦表情,双侧瞳孔等大等圆,直径 3mm,对光反射存在,颈软无抵抗,心肺腹无殊,右侧巴氏征阳性。既往有高血压病史 10 余年,近一个月忙于家中建房子,休息欠佳。

问题:

1. 该患者初步诊断考虑什么?

2. 下一步需要完善哪些检查?

3. 如何制订初步治疗计划?

【分类】

意识障碍是指由于各种原因所致人体的高级神经中枢受损,致使对环境刺激的反应能力下降或消失,可分为觉醒度下降和意识内容变化两方面。

以觉醒度改变为主的意识障碍,可分为以下 3 级:

1. 嗜睡　表现为病理性持续睡眠,能被轻度刺激和语言所唤醒,醒后能正确答话及配合体格检查,但刺激停止后又入睡。

2. 昏睡　患者处于深睡状态,不能自动醒来,需强烈刺激或反复高声呼唤才能觉醒,醒后缺乏表情,答话含糊不清,答非所问,很快入睡。

3. 昏迷　患者意识完全丧失,各种强烈刺激都不能使其觉醒,无有目的的自主活动,不能自发睁眼。按其程度可分为:

(1)浅昏迷:随意运动丧失,对周围事物及声光刺激均无反应,但对强烈的刺激(如压迫眶上切迹)可出现痛苦表情,不能言语,可有无意识的自发动作,各种生理反射(角膜、瞳孔、吞咽、咳嗽等)均存在。呼吸、血压、脉搏等一般无明显改变。

(2)中昏迷:对外界的正常刺激均无反应,自发动作很少,对强烈刺激可有防御反射,角膜反射减弱,瞳孔对光反射迟钝,眼球无转动,大小便潴留或失禁。呼吸、血压、脉搏已有变化。

(3)深昏迷:意识完全丧失,对任何强烈刺激均无反应,腱反射、吞咽、咳嗽、瞳孔等反射均丧失,四肢肌肉松软,大小便失禁,生命体征亦出现不同程度的障碍,呼吸不规则,有暂停或叹息样呼吸,血压下降。

以意识内容改变为主的意识障碍常分为:

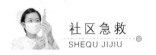
1. 意识模糊　表现为注意力减退,对自己和周围环境漠不关心,答话简短迟钝,表情淡漠,对时间、地点、人物的定向力完全或部分发生障碍。

2. 谵妄　表现为意识内容的清晰度降低,伴有以睡眠-觉醒周期障碍和兴奋性增高为主的行为,表现为语无伦次、幻想、幻听、定向力丧失、躁动不安等。

【病因】

1. 颅内疾病

(1)局限性病变:①脑血管病:脑出血、脑梗死、蛛网膜下腔出血等;②颅内占位性病变:颅内肿瘤、脑脓肿、脑寄生虫囊肿等;③颅脑外伤。

(2)脑弥漫性病变:①颅内感染:脑炎、脑膜脑炎、室管膜炎等;②弥漫性颅脑损伤;③脑水肿;④脑变性及脱髓鞘病变;⑤癫痫发作。

2. 全身性疾病

(1)急性感染性疾病:如败血症、感染性中毒性脑病等。

(2)内分泌与代谢性疾病:如肝性脑病、肾性脑病、肺性脑病、糖尿病性昏迷、垂体危象、甲状腺危象、肾上腺皮质功能减退、乳酸酸中毒等。

(3)外源性中毒:如工业毒物、药物、农药、植物或动物中毒等。

(4)缺乏正常代谢物质:①缺氧:一氧化碳中毒、严重贫血、窒息等;②缺血:心力衰竭、心脏停搏、心肌梗死、低血压性休克等;③低血糖:如胰岛素瘤、胰岛素注射过量、严重肝脏疾病等。

(5)水、电解质代谢紊乱:如高渗性昏迷、低渗性昏迷、酸中毒、高钠血症、低钾血症等。

(6)物理性损伤:如日射病、电击伤、溺水等。

【发病机制】

意识的维持依赖大脑皮层的兴奋。脑干上行网状激活系统接受各种感觉信息的侧支传入,发放兴奋从脑干向上传至丘脑的非特异性核团,再由此弥散投射至大脑皮层,使整个大脑皮层保持兴奋,维持觉醒状态。因此,脑干上行网状激活系统或双侧大脑皮层损害均可导致意识障碍。

【临床表现】

1. 主要表现　见上述分类。

2. 伴随症状

(1)发热:可见于感染、中暑、甲状腺危象等。

(2)呼吸或气味异常:呼吸深大且呼气有烂苹果味见于糖尿病酮症酸中毒;呼气有大蒜味见于有机磷中毒;呼气有氨臭味见于尿毒症;呼气有肝臭味见于肝性脑病;呼气有酒味见于酒精中毒。

(3)血压改变:低血压可见于休克、阿-斯综合征;高血压见于脑出血、高血压脑病等。

(4)抽搐:可见于癫痫、脑血管病等。

(5)喷射性呕吐:见于颅内高压、脑疝。

(6)瞳孔改变:双侧瞳孔散大可见于阿托品、颠茄类药物、酒精中毒;双侧瞳孔缩小可见于吗啡类、巴比妥类、有机磷、毒蕈等中毒;双侧瞳孔不等大提示脑疝可能。

(7)脑膜刺激征:可见于脑膜炎、蛛网膜下腔出血等。

(8)皮肤黏膜改变:口唇樱桃红色见于CO中毒;发绀见于缺氧、亚硝酸盐中毒;苍白见于贫血、失血、休克;黄染见于肝胆疾病;溶血、面色潮红见于酒精中毒、感染等。

【实验室检查】

对于昏迷患者,三大常规、血清电解质、尿素氮、血糖等应列为常规检查项目,脑电图、头颅 CT、头颅 MRI、脑脊液检查等对病因的鉴别有重要意义。

【诊断】

根据病史、临床特点、体格检查、辅助检查等,可以明确意识障碍的原因。目前常用格拉斯哥昏迷量表(GCS)作为昏迷程度的评定标准(表 2-11-1)。

【病例 5-5-1 解析】

　　患者处于浅昏迷状态,依据患者年龄、起病形式、伴随症状及既往病史,首先考虑脑出血可能。入院后应进一步完善三大常规、血清电解质、尿素氮、血糖、脑电图、头颅 CT、头颅 MRI 等检查项目,明确病因。

【鉴别诊断】

1. 特殊类型的意识障碍

(1)假性昏迷:假性昏迷是意识并非真正丧失,但不能表达和反应的一种精神状态。它包括癔症性不反应状态、木僵状态、闭锁综合征。

癔症性不反应状态:①患者常伴有眼睑眨动,对突然较强的刺激可有瞬目反应甚至开眼反应,拉开其眼睑有明显抵抗感,并见眼球向上翻动,放开后双眼迅速紧闭;②感觉障碍与神经分布区域不符,如暴露部位的感觉消失,而隐蔽部位的感觉存在;③脑干反射如瞳孔对光反射等存在,亦无病理反射;④脑电图呈觉醒反应;⑤暗示治疗可恢复常态。

木僵状态:①开眼反应存在;②可伴有蜡样屈曲、违拗症等,或谈及患者有关忧伤事件时,可见眼角噙泪等情感反应;③夜深人静时可稍有活动或自进饮食,询问时可低声回答;④脑干反射存在;⑤脑电图正常。

闭锁综合征:①开眼反应存在,能以开眼或闭眼表示"是"或"否"与周围人交流;②第Ⅴ脑神经以上的脑干反射存在,如垂直性眼球运动、瞳孔对光反射存在;③脑电图多数正常。

(2)醒状昏迷:醒状昏迷是觉醒状态存在、意识内容丧失的一种特殊的意识障碍。临床上表现为语言和运动反应严重丧失,而皮质下的大多数功能和延髓的植物功能保存或业已恢复,自发性开眼反应及睡眠-觉醒周期等都存在。醒状昏迷可见于去皮质状态、无动性缄默及植物状态。

去皮质状态:临床表现为意识内容完全丧失,患者对自身及外界环境毫不理解,对言语刺激无任何意识性反应,常伴有去皮质强直、大小便失禁,但睡眠-觉醒周期保存或紊乱。觉醒时患者睁眼若视,视线固定有瞬目,或眼球无目的转动,茫无所知。皮质下植物功能的无意识活动存在,咀嚼、吞咽动作正常,呼吸、循环功能正常,角膜反射、瞳孔对光反射不受影响。可伴有不自主哭叫,对疼痛刺激有痛苦表情及逃避反应。

无动性缄默症:主要表现为缄默不语,四肢运动不能,疼痛刺激多无逃避反应,貌似四肢瘫痪。可有无目的睁眼或眼球运动,睡眠-觉醒周期可保留或有改变,如呈睡眠过渡状态。伴有自主神经功能紊乱,如体温高、心跳或呼吸节律不规则、多汗、皮脂腺分泌旺盛、尿便潴留或失禁等,无锥体束征。一般肢体并无瘫痪及感觉障碍,缄默、不动均由意识内容丧失所致。

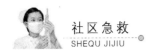

植物状态:①对自身或环境毫无感知,且不能与周围人接触;②对视、听、触或有害刺激,无持久的、重复的、有目的或自主的行为反应;③不能理解和表达语言;④睡眠-觉醒周期存在;⑤丘脑下部和脑干功能保存;⑥大小便失禁;⑦颅神经(瞳孔、眼睑、角膜、眼-前庭、咽)和脊髓反射保存。

2.其他病症

(1)晕厥:晕厥是一种急起而短暂的意识丧失,常有先兆症状,如视觉模糊、全身无力、头昏眼花、出冷汗等。然后晕倒,持续时间很短,一般数秒钟至1min即可完全恢复。昏迷的持续时间更长,一般为数分钟至若干小时以上,且通常无先兆,恢复也慢。

(2)失语:完全性失语患者,尤其是伴有四肢瘫痪时,对外界的刺激均失去反应能力。如同时伴有嗜睡,则更易被误认为昏迷。但失语患者对给予声光及疼痛刺激时能睁开眼睛,能以表情等来示意其仍可理解和领悟,表明其意识内容存在,或可见到喃喃发声,欲语不能。

(3)发作性睡病:临床表现在通常不易入睡的场合下,如行走、进食、上课或某些操作过程中,发生不可抗拒的睡眠,每次发作持续数秒钟至数小时不等。发作时瞳孔对光反射存在,且多数可被唤醒,故与昏迷不难区别。

【治疗原则】

1.一般处理

(1)监护,保持呼吸道通畅,氧疗,必要时行气道插管或切开建立人工呼吸。

(2)维持循环功能,尽早开放静脉,建立静脉输液通路。若有休克,则应迅速扩容,有心律失常者应予以纠正,有心力衰竭者应给予强心剂,心脏停搏者应立即施行心肺复苏。

(3)纳洛酮促醒:常用剂量为每次0.4~0.8mg,静脉注射或肌内注射,若无反应则可隔10~15min重复给药,直达预期效果;也可1.2~2.0mg加入250~500ml液体静滴。

2.病因治疗　若昏迷的病因明确,则应迅速给予有效病因治疗。如急性脑出血者,根据病情需要可行手术去除颅内血肿;细菌性脑膜炎者应迅速给予大量有效抗生素治疗;低血糖者给予高渗葡萄糖溶液;有机磷中毒给予胆碱酯酶复活剂和阿托品等解毒剂;糖尿病高渗性昏迷应给予胰岛素治疗等。

3.对症支持疗法

(1)防治脑水肿,降低颅内压,如低温疗法、脱水治疗、使用糖皮质激素等。

(2)改善微循环,增加脑血流灌注量,常用低分子右旋糖酐等。

(3)促进脑细胞代谢药物。

(4)抗感染。合并感染者,应有针对性地选用有效抗生素。

(5)其他。抽搐者可给予镇静剂;水、电解质及酸碱平衡紊乱者及时纠正。

第六节 呕血与便血

【病例 5-6-1】

患者,男性,40 岁,因"反复上腹痛 10 年,再发 2d,伴呕血和黑便"来诊。患者 10 年来反复上腹部疼痛,多于餐后 1h 发生,部位在剑突下略偏左。经注意饮食和休息及常规胃药治疗后能好转。2d 前因不规则饮食及天气骤变再次发作,并出现两次呕血,每次约 300～400ml,2 次排出柏油样大便。自诉乏力、心悸、头晕。为求进一步诊治入院。否认肝炎、肺结核等病史,无过敏史。

入院查体:T 37.9℃,P 105 次/min,R 22 次/min,BP 90/60mmHg,神志清,口唇略苍白。双肺呼吸音正常,未闻及明显干湿性啰音,心率 105 次/min,律齐,无杂音。腹平软,上腹偏左有压痛,无反跳痛,肝脾肋下未及,肠鸣音 7 次/min。神经系统检查无殊。

辅助检查:血常规示 WBC $1.2×10^9$/L,Hb 75g/L。大便隐血试验强阳性。血生化示肝酶正常范围,血尿素氮(BUN)10.0mmol/L。

问题:

1. 该患者初步诊断是什么?

2. 主要诊断依据有哪些?

3. 治疗原则是什么?

【病因】

呕血与便血是消化道出血的主要表现,一般以 Treitz 韧带为界划分为上、下消化道出血。呕血是指消化道出血经口腔呕出,便血是指消化道出血从肛门排出,出血呈鲜红、暗红、柏油样,或粪便带血。引起上消化道出血的原因很多,大多数是由上消化道及其邻近器官或组织病变所致,包括食管、胃和十二指肠、胆管、胰腺等疾病引起的急性出血。最常见的病因为消化性溃疡,其次为肝硬化所致的食管胃底静脉曲张破裂和急性胃黏膜损害、胃癌等。下消化道出血的原因常以恶性肿瘤、肠息肉、炎症性肠病等最为多见,其次是痔、肛裂、肠血管畸形、缺血性肠炎、肠憩室等。全身性疾病如血小板减少性紫癜、白血病、尿毒症、伤寒、钩端螺旋体病等也可导致消化道出血。

【临床表现】

1. 上消化道出血

(1)呕血与黑便:是上消化道出血的特征性表现。呕血的颜色取决于出血量的多少及血液在胃内停留时间的长短。若出血量多且在胃内停留时间较短,则血呈鲜红色或暗红色;若出血量少且在胃内停留时间较长,则血液内血红蛋白与胃酸作用,形成正铁血红蛋白,故呈咖啡色或黑褐色。若出血量小,速度慢,血液在肠道内停留时间长即形成黑便,这是由于肠道内细菌作用使血红蛋白中的铁与硫化物形成硫化铁。如果出血量大,速度快,血液在肠道内停留时间短,则会排出暗红色的稀便。

(2)失血性周围循环衰竭:如在数小时内失血量超过 1000ml 或循环血容量的 20%,将

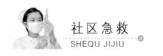
出现头晕、心悸、口渴、脉搏细速、血压下降等周围循环衰竭的表现,严重时出现休克。

(3)发热:多数患者在24h内会出现低热,可持续3～5d。

(4)氮质血症:主要是由于血红蛋白在肠道中被分解吸收而引起的,出血数小时后尿素氮即可增加,24～48h达高峰,3～4d内降至正常。

(5)贫血:失血量多会引起失血性贫血,表现为贫血貌、乏力、心悸、气急等。

2.下消化道出血　主要表现为便血,出血量大时也会出现失血性周围循环衰竭、失血性贫血等。便血的颜色同样取决于出血部位、出血速度、血液在肠道内停留的时间。血色鲜红,附着于粪便表面或便后滴血、喷血常为痔或肛裂;血与粪便混合不均匀,常为左侧结肠出血等。体格检查中肛门指检往往有指套染血。

3.有相对应的原发病的症状和体征。

【实验室和辅助检查】

1.实验室检查

(1)血常规:出血早期血常规无明显变化,大出血后3～4h会出现贫血表现。白细胞计数也会升高,一般不超过 $20\times10^9/L$,2～3d后恢复。但是如果患者为肝硬化伴脾功能亢进者白细胞计数可不升高。

(2)粪便隐血(OB)试验阳性。

(3)肝肾功能:血尿素氮升高。另外,根据不同的原发病会出现相应的肝肾功能的改变。

(4)出凝血试验可判断相关病因。

2.内镜检查　急诊胃镜检查是对上消化道出血部位、病因进行诊断的首选方法,一般在出血后24～48h内进行。

3.影像学方面检查　超声检查可诊断肝脏、胆道、胰腺疾病引起的出血。其他还有X线钡餐检查、选择性腹腔动脉造影、放射性核素扫描等能诊断出出血的部位和病因。

【诊断与鉴别诊断】

详细询问病史将对诊断和病因的判断带来很大的帮助。应询问呕血前有无恶心、呕吐,呕血的量、颜色、是否混合食物等,血便的次数、数量、颜色,是否有腹痛、反酸、吞咽困难,有无头晕、心悸、黑蒙,有无酗酒、长期服用某些药物,有无消化性溃疡、肝硬化、血液病、胆道疾病病史,有无全身其他部位出血,有无腹部手术史等。诊断时需明确以下情况:

1.确定是否为呕血、黑便　在确定消化道出血前,先排除口腔、鼻咽部出血,并分清楚是咯血还是呕血,还需要分辨是否由于服用铁剂、铋剂、中草药或动物血等药物、食物所致的黑便。

2.是上消化道出血还是下消化道出血　上消化道出血患者多有溃疡病、肝胆疾病或既往有呕血史,下消化道出血患者常有下腹部疼痛、包块、排便异常、反复便血等病史;上消化道出血前可有上腹不适、疼痛、恶心等症状,下消化道出血常为中下腹不适或坠胀感;上消化道出血以呕血、黑便为主,下消化道出血主要为便血,一般无呕血;上消化道出血的黑便为柏油样,下消化道出血往往呈暗红或鲜红,较稀。

3.出血量的判断　一般每日出血量达5ml以上时粪便隐血试验可呈阳性,每日出血量大于60ml时可出现黑便,出现呕血症状表示胃内积血在300ml以上。但是以呕血、便血的量来估计失血量并不精确,因为常常混有胃内容物和粪便,而且部分潴留在胃肠腔内的血液没有排出,无法计算。如出血量不超过400ml,一般无明显全身症状。若一次出血量超过

500ml,患者可有头晕、乏力、心悸、血压降低、心动过速等表现。短期内出血量超过1000ml可引起周围循环衰竭,甚至失血性休克。少部分出血速度较快的患者,可在出现呕血和黑便前突然发生急性循环衰竭,这是特别需要与其他原因所致的内出血或休克相鉴别的。

4. 出血是否停止的判断　下列表现提示有活动性出血:①反复呕血、黑便或血便,次数增多、总量增多,伴肠鸣音活跃。②经过积极输血、输液,血压和脉搏仍然不稳定,或者暂时好转后又恶化。③血红蛋白、红细胞计数、血细胞压容持续下降,网织红细胞计数增高。④在无明显脱水和肾功能不全的情况下,血尿素氮持续升高或升高时间超过3d。不过,下消化道出血时尿素氮一般不升高。

【病例5-6-1解析】

1. 结合该患者慢性反复上腹痛多年,再发伴呕血、黑便的病史及血常规、大便隐血试验、血尿素氮等检查结果,初步诊断是胃溃疡并发上消化道出血。

2. 主要诊断依据:

(1)该病例有长期反复上腹痛10年,常为餐后发作,休息或药物治疗后能好转。此次发病在饮食不规则和气候变化的诱因下发生,出现了呕血和黑便症状。

(2)查体有贫血貌,心率略快,上腹部偏左有压痛。

(3)血常规显示贫血,白细胞计数增高;大便隐血试验强阳性;血尿素氮增高。

【治疗原则】

由于病因和出血情况的不尽相同,治疗措施因人而异。主要治疗目标为维持循环功能的稳定,止血、预防再出血,同时进行病因治疗。

1. 一般治疗　监测患者的生命体征、尿量、神志等变化。去枕平卧,头偏向一侧以防吸入性窒息。保持呼吸道通畅,禁食,必要时吸氧。动态监测实验室检查结果。

2. 开放静脉,维持循环功能　出血量大的患者应迅速补充血容量,必要时输血,注意输血指征的掌握。

3. 止血

(1)药物止血:①静滴或肌注止血药,如酚磺乙胺、维生素K₁、垂体后叶素;②制酸剂通过抑制胃酸,抑制胃蛋白酶活性而起到止血的作用,适合消化性溃疡出血患者;③生长抑素对食管胃底静脉曲张破裂出血效果较明显;④其他:硫糖铝、前列腺素等。

(2)内镜下止血:可在内镜下进行喷洒药液、注射硬化剂、电凝、套扎、上止血夹等治疗。如为休克患者,需先抗休克治疗至血压较平稳再行内镜操作。

(3)呕血患者可留置胃管,既可以观察出血情况,又可以及时给药,或者用三腔二囊管压迫止血,还可以用冰水洗胃来止血。

(4)选择性血管造影和栓塞。

(5)下消化道出血时除了用上述药物止血和内镜下止血外,还可以用血管收缩剂保留灌肠。

(6)手术治疗:急性大出血期间宜尽量采取非手术治疗,待出血停止、病情稳定后择期手术。如经各种非手术治疗措施仍不能止血,则考虑紧急手术。

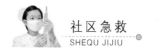
【病例5-6-1解析】(续)

3. 治疗原则:

(1)卧床休息,暂时禁食,监测生命体征,进行相关实验室检查评估全身情况。

(2)补液,扩充血容量。

(3)静滴制酸剂、止血药等。

(4)如血压比较稳定,且药物止血效果不佳时,可考虑内镜下治疗。

【转诊】

当消化道出血情况用非手术治疗无法控制时,需及时转诊至上级医院进行急诊手术。

第七节 高血压危象

【病例5-7-1】

患者,男性,62岁。头晕、头痛12年,突发视物模糊5h。

12年前患者情绪激动后出现头晕、头痛,在当地卫生院测血压较高(具体不详),诊断为"高血压病"。予"北京降压0号"不规则口服,血压波动于150~180/90~110mmHg。5h前情绪激动后突发视物模糊,伴头晕、呕吐,呕吐物为胃内容物。患者情绪烦躁,无胸痛及肢体活动障碍,大小便正常。既往高胆固醇血症10年,吸烟30年,20~60支/d。母亲患高血压病。

入院查体:T 36.8℃,P 92次/min,R 18次/min,BP 216/132mmHg,神志清,双眼睑无水肿,口唇无发绀,伸舌居中。颈静脉无怒张,甲状腺无肿大。双肺呼吸音粗,未闻及干湿性啰音。心界不大,心率92次/min,律齐,心尖部可闻及3/6级收缩期杂音,无心包摩擦音。腹平软,无压痛、反跳痛,肝脾肋下未及,未闻及血管杂音,肠鸣音4次/min,无下肢水肿。

辅助检查:血生化检查 TG 0.99mmol/L,LDL-C 4.67mmol/L,K^+ 4.7mmol/L,Na^+ 144.7mmol/L。血管超声:左颈总动脉粥样斑块形成。

问题:

1. 该患者初步诊断是什么?

2. 主要诊断依据有哪些?

3. 治疗原则是什么?

【病因】

高血压危象是伴有脑、心、肾或眼等器官损伤的血压升高。如果舒张压超过115~130mmHg,那么就会发生典型的靶器官损伤。引起高血压危象的病因有:

1. 原发性高血压。

2. 继发性高血压,见于中枢神经系统病变、心血管系统病变、急性肾小球肾炎、慢性肾小球肾炎、肾盂肾炎、结缔组织病、肾血管病变和嗜铬细胞瘤等。

【病理生理】

高血压危象包括高血压急症及亚急症。高血压急症是指原发性或继发性高血压患者疾病发展过程中,在一些诱因的作用下血压突然和显著升高,病情急剧恶化,同时伴有进行性心、脑、肾、视网膜等重要靶器官功能不全的表现。收缩压或舒张压急剧升高,无靶器官急性损伤者定义为高血压亚急症。

高血压危象患者在原有高血压的基础上,由于内源性缩血管物质释放,外周血管阻力突然增加导致血压急骤上升。随后产生了血流剪切力的变化和血管内皮的损伤,凝血系统激活,纤维蛋白聚集。随着血压进一步的明显升高,造成内皮细胞的广泛受损和小动脉纤维素样坏死。靶器官损伤的病理生理学表现为小动脉纤维素样坏死。

高血压脑病主要由于急剧升高的血压突破了脑血管自我调节机制,导致脑水肿。

心血管系统由于急性血压升高导致左室壁张力增加,导致心肌缺血和梗死,诱发心力衰竭和肺水肿。

在肾脏,高血压损害自身调节保护机制,肾素血管紧张素系统激活,肾脏血流灌注减少,导致肾功能受损。

高血压还可使眼底视神经乳头出血,以及视神经乳头水肿、缺血梗死。

【临床表现】

1.血压 血压突然升高,舒张压高于130mmHg。

2.眼底视网膜病变 出血、渗出或(和)视神经乳头水肿。必要时可散瞳检查。新发的出血、渗出、视神经乳头水肿情况存在则提示高血压急症。

3.神经系统表现 头痛、嗜睡、抽搐、昏迷。注意评估意识状态,有无脑膜刺激征、视野改变及局部病理性体征等

4.心脏 心脏增大,可出现急性左心衰竭。患者出现呼吸困难,肺部听诊可发现有无肺水肿。心脏检查可发现心脏扩大、颈静脉怒张、双肺底湿啰音、病理性第三心音或奔马律。

5.肾脏 少尿、氮质血症、尿毒症的表现。腹部听诊可发现肾动脉狭窄导致的杂音。

6.胃肠道 恶心,呕吐。

【实验室和辅助检查】

1.血常规 检查有无贫血。

2.血清学检查 肾功能:肌酐、尿素氮,注意有无血糖升高,有无血电解质改变(皮质醇增多症可伴低钾血症)。心肌损伤标志物、脑钠肽(BNP 或 pro-BNP)。

3.尿常规检查 有无白细胞、蛋白尿和血尿。

4.心电图(ECG) 有无心肌缺血、心肌梗死、心室肥大等。

5.胸片 观察有无充血性心衰、肺水肿,注意心脏形态。

6.头颅CT 严重高血压伴神志改变(如颅内出血)、严重头痛(蛛网膜下腔出血)患者,有行头颅CT检查指征。必要时需要做头颅磁共振(MRI)鉴别是否有中枢神经系统病变。

7.其他检查 根据病史可选择性做下列检查:毒物分析(怀疑使用毒品或影响血压的药物),肾素、醛固酮、儿茶酚胺和尿VMA水平测定(怀疑内分泌系统疾病,如嗜铬细胞瘤等),胸部CT检查等。

【诊断与鉴别诊断】

患者多数有高血压病史。血压明显升高,常以舒张压升高更明显,多高于130mmHg。

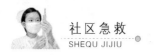
眼底检查视网膜出血、渗出及视神经乳头水肿。伴或不伴有不同程度的心、脑、肾功能障碍症状体征及实验室检查异常表现,可考虑诊断高血压危象。重点在于病因的鉴别诊断。

【病例 5-7-1 解析】

1. 结合该患者病史及辅助检查初步诊断是:①高血压病 3 级(极高危);②高血压危象;③高胆固醇血症;④左颈动脉粥样硬化。

2. 主要诊断依据:

(1)有诱因和危险因素,如活动、情绪激动,有 30 年吸烟史(20～30 支/d)、高胆固醇血症及高血压病家族史。

(2)突发头痛、眩晕、视物模糊和呕吐。

(3)血压 216/132mmHg,心尖部可闻及 3/6 级收缩期杂音。

(4)LDL-C 升高。血管超声检查示左颈总动脉粥样斑块形成。

【治疗原则】

持续监测血压,尽快应用适合的降压药,通常采用静脉药物治疗。对于高血压亚急症,需要密切监测,调整口服降压药,逐渐控制血压。对于高血压急症,需要快速、平稳降压,减轻靶器官损害,积极查找病因。

1. 高血压急症降压治疗的第一目标是在 30～60min 内将血压降低到一个安全水平。除特殊情况外(缺血性脑卒中、主动脉夹层),建议 1～2h 内使平均动脉压迅速下降但不超过 25%。

2. 在达到第一目标后,应放慢降压速度,加用口服降压药,逐步减慢静脉给药的速度,逐渐将血压降低到第二目标。建议在后续的 2～6h 内将血压降至安全水平 160～180/100～110mmHg,根据患者的具体病情适当调整。

3. 降压治疗第三目标,若第二目标的血压水平可耐受且临床情况稳定,在以后 24～48h 逐步降低血压到正常水平。

【病例 5-7-1 解析】(续)

3. 治疗原则:静脉给予降压药物,快速、平稳降压,减轻靶器官损害,积极查找病因。

【转诊】

出现严重靶器官损伤症状的患者均建议转诊上级医院。

【高血压危象处置流程】（图 5-7-1）

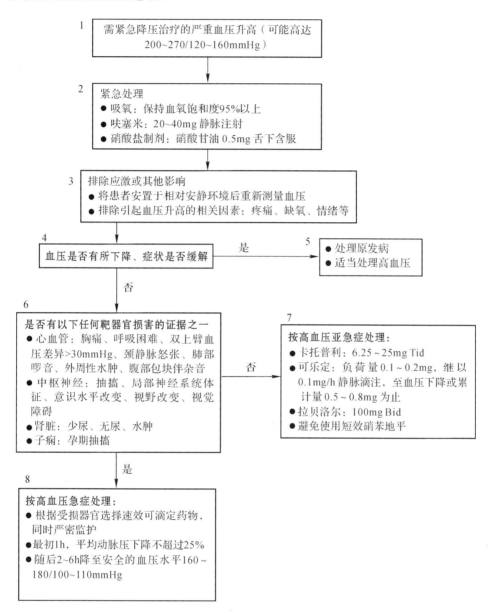

图 5-7-1　高血压危象处置流程

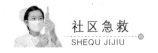
第八节　糖尿病危象

【病例 5-8-1】

　　患者,男,33 岁,恶心、呕吐一天,嗜睡 3h。家属代诉患者昨天劳累后出现恶心、呕吐,呕吐物为胃内容物,量多,无咖啡样液体,伴上腹阵发性隐痛,解稀水样大便 1 次,感头昏,无发热。在社区卫生服务中心就诊,予多潘立酮(吗丁啉片)、小檗碱(黄连素片)口服,病情无好转。3h 前患者出现神志淡漠,嗜睡,家人发现后送我院。起病以来,患者未进食,小便未解。既往体健,否认糖尿病史及不洁饮食史。

　　入院查体:T 36.6℃,P 118 次/min,R 22 次/min,BP 98/55mmHg,嗜睡,呼吸深大。皮肤干燥,弹性减退,皮肤、巩膜无黄染,全身浅表淋巴结不大。两肺呼吸音清,无啰音。心率 118 次/min,律齐,无杂音。腹部平软,肠鸣音 5 次/min,全腹无明显压痛,肝脾肋下未及。神经系统(一)。

　　辅助检查:血常规:WBC 11.7×10^9/L,N 78.3%,Hb 138g/L,PLT 270×10^9/L,GLU 21.4mmol/L;动脉血气分析:pH 7.08,PaCO$_2$ 30.5mmHg,PaO$_2$ 89.1mmHg,BE －12.3mmol/L,AB 8.1mmol/L,SB 8.3mmol/L,SaO$_2$ 97%。

　　问题:

　　1. 该患者初步诊断是什么?

　　2. 主要诊断依据有哪些?

　　3. 治疗原则是什么?

【诱因】

　　糖尿病酮症酸中毒(diabetic ketoacidosis,DKA)常见的诱因有胰岛素治疗不当、感染、应激、妊娠、创伤、心血管意外、新发糖尿病和胃肠道出血等。

【病理生理】

　　体内胰岛素不足影响了外周血糖的利用,导致血糖异常升高。但是即便血糖不升高,由于胰岛素缺乏使细胞未能正常地利用血糖,机体反应性释放反调节激素,如胰高血糖素、儿茶酚胺、皮质醇和生长激素,使体内葡萄糖进一步增加。此外,肝脏的糖原分解也可促进体内葡萄糖含量增加。除了血糖供能外,体内另一个重要能量来源是肝脏分解游离脂肪酸(脂解作用),脂解作用过程中产生的酮酸是脑和其他组织的主要能量来源,但是这一过程同时带来了体内的酮血症和代谢性酸中毒。代谢性酸中毒使钾离子从细胞内释出至细胞外,起到一定的代偿作用,但是此时体内钾的含量还是缺乏。高血糖和酮症酸中毒使内环境变为高渗透性并出现渗透性利尿,最终导致血容量不足、电解质大量丢失和 DKA 后遗症。

【临床表现】

　　糖尿病酮症酸中毒按其程度可分为轻度、中度及重度 3 种情况。轻度:pH<7.3 或碳酸氢根离子浓度<15mmol/L;中度:pH<7.2 或碳酸氢根离子浓度<10mmol/L;重度:pH<7.1 或碳酸氢根离子浓度<5mmol/L,后者很易进入昏迷状态。较重的糖尿病酮症酸中毒临床表现包括以下几个方面:

1. 糖尿病"三多一少"症状加重。

2. 食欲下降、恶心呕吐等胃肠道症状，以及腹痛。

3. 部分患者呼吸中可有类似烂苹果气味的酮臭味。

4. 脱水与休克症状，如尿量减少、皮肤干燥、眼球下陷等，严重者可危及生命。

5. 早期有头痛、头晕、萎靡，继而出现烦躁、嗜睡、昏迷。

【实验室和辅助检查】

1. 尿糖、尿酮体阳性，可有蛋白和管型尿。当肾功能不全时肾糖阈调高，可使尿糖和酮体减少，与血糖、血酮数值不相称。

2. 血糖多在 16.7～33.3mmol/L，血酮体多在 4.8mmol/L 以上。pH＜7.350，CO_2 结合力轻者为 13.5～18.0mmol/L，重者在 9.0mmol/L 以下，碱剩余＞－2.3mmol/L。阴离子间隙增大。血 K^+ 可正常或偏低，治疗后可出现低血钾。血钠、氯降低（也可正常或升高），血尿素氮和肌酐可偏高，血浆渗透压轻度上升，白细胞计数可升高，中性粒细胞比例升高。

【诊断与鉴别诊断】

根据糖尿病酮症酸中毒的临床表现和实验室检查所见，诊断本病不难。需要鉴别的疾病有：

1. 低血糖昏迷　本病起病快，有多汗，急查血糖可明确。

2. 高渗高血糖综合征　多见于老年患者，其特征为脱水明显，血糖＞33.3mmol/L，血渗透压＞350mOsm/L。体征方面有较多神经系体征。

3. 乳酸酸中毒　当血乳酸＞2mmol/L 且血 pH＜7.35 时可明确诊断，常见于各种休克、严重感染、肝肾功能不全、糖尿病口服双胍类降糖药等。

4. 其他原因　其他原因引起的酮症酸中毒有饥饿、酒精中毒病史，一般血糖在 33.3mmol/L 以下。

5. 脑血管意外　有神经系统定位体征，头颅 CT 或 MRI 可明确诊断。

【病例 5-8-1 解析】

1. 结合该患者病史及辅助检查初步诊断是 DKA。

2. 主要诊断依据：

(1) 以恶心、呕吐、腹痛等胃肠道症状起病，发展到神经系统症状。

(2) 血糖 21.4mmol/L，血气分析提示代谢性酸中毒。

【治疗原则】

1. 一般处理　监测血糖、血酮、尿酮、电解质和动脉血气分析。

2. 补液　补液是治疗的关键环节，基本原则为"先快后慢，先盐后糖"。

3. 补充胰岛素　小剂量胰岛素疗法即可对酮体生成产生最大抑制，而又不至引起低血糖及低血钾，当血糖降至 13.9mmol/L 时开始输入 5% 葡萄糖液，增加热量有利于纠正酮体。

4. 纠正电解质及酸碱平衡失调　DKA 患者有不同程度失钾。治疗过程中应密切监测血钾变化，及时调整补钾的浓度和速度。酮症纠正后，酸中毒可自行纠正，一般不必补碱。

5. 治疗诱因　对酮症酸中毒患者的治疗除积极纠正代谢紊乱外，还必须积极寻找诱发因素并予以相应治疗，例如严重感染、心肌梗死、外科疾病、胃肠疾患等。其中，感染是最常见的诱因，应及早使用敏感抗生素。

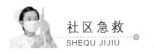
【病例 5-8-1 解析】(续)

　　3.治疗原则如下:

　　(1)应立即监测血糖、血酮、尿酮、电解质和动脉血气分析。

　　(2)按照补液原则给予补液,小剂量胰岛素静脉滴注。

　　(3)纠正酮症酸中毒后,完善糖尿病检查,明确糖尿病类型后予以合理治疗及随访,积极寻找诱因并予以相应治疗。

【转诊】

　　一般出现 DKA 的糖尿病患者均应转诊至有相应监测抢救条件的医疗机构就诊。

【DKA 处置流程】(图 5-8-1)

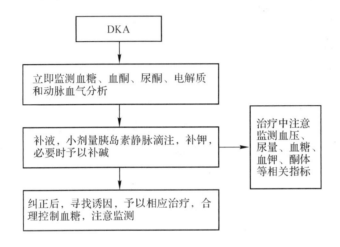

图 5-8-1　DKA 处置流程

【病例 5-8-2】

　　患者,男,68 岁,务农。因"口干、多饮、多尿、消瘦、乏力 5d"入院。5d 前患者喝甜饮料后出现口干、多饮、多尿、全身乏力,自觉发热,伴心慌,院外治疗无效,病情逐渐加重,并出现烦躁不安,逐渐陷入昏睡,到我院急诊。

　　体格检查:T 37.3℃,P 117 次/min,R 18 次/min,BP 105/70mmHg,BMI 27kg/m²。嗜睡,面色潮红,皮肤干燥弹性差,双瞳孔对光反射灵敏,颈软,双肺无啰音,心律齐,心音低。各瓣膜听诊区未闻及杂音。腹部稍膨隆,腹软无压痛及反跳痛,肝脾肋下未及。双下肢不肿。

　　辅助检查:血糖 45.6mmol/L,WBC 9.0×10⁹/L,N 83.3%,RBC 6.3×10¹²/L,Hb 127g/L,PLT 246×10⁹/L;血气分析:pH 7.38,HCO₃⁻ 9.9mmol/L,BE −17mmol/L,TCO₂ 11mmol/L;尿常规:蛋白阴性,葡萄糖+++,酮体阴性;电解质:K⁺ 6.17mmol/L,Na⁺ 141.0mmol/L,Cl⁻ 115.0mmol/L,血浆有效渗透压 386.22mOsm/L。

　　问题:

　　1.该患者初步诊断是什么?

2. 主要诊断依据有哪些?

3. 治疗原则是什么?

【诱因】

高渗高血糖综合征(hyperosmolar hyperglycemic syndrome，HHS)的诱因为引起血糖增高和脱水的因素,如感染、外伤、手术、脑血管意外等应激状态,以及治疗上使用糖皮质激素、利尿剂、甘露醇等药物,水摄入不足或失水,透析治疗等。有时在糖尿病病程早期因误诊而输入大量葡萄糖液或因口渴而摄入大量含糖饮料可诱发本病或使病情恶化。

【病理生理】

基本病因是胰岛素绝对或相对不足,在各种诱因作用下,血糖显著升高,引起渗透性利尿,使水和电解质大量丢失。由于患者多有不同程度的肾功能损害和没能及时补充水分,使高血糖、脱水及高血浆渗透压逐渐加重,最后导致发病。患者有严重的高血糖、脱水、高血钠、血浆渗透压升高,但无明显的酮症酸中毒,患者常有意识障碍或昏迷。

【临床表现】

本病起病缓慢,最初表现为多尿、多饮,但多食不明显或反而食欲减退。渐出现严重脱水和神经精神症状,患者反应迟钝、烦躁或淡漠、嗜睡,逐渐陷入昏迷、抽搐、晚期少尿。就诊时呈严重脱水,可有神经系统损害的定位体征,往往易被误诊为脑卒中。无酸中毒样大呼吸。与 DKA 相比,失水更为严重,神经精神症状更为突出。

【实验室和辅助检查】

血糖可以达到或超过 33.3mmol/L,一般为 33.3～66.8mmol/L,有效血浆渗透压达到或超过 320mOsm/L 可诊断本病。血钠正常或增高。尿酮体阴性或弱阳性,一般无明显酸中毒,借此与 DKA 鉴别,但有时两者可同时存在。

【诊断与鉴别诊断】

当遇到有意识障碍或昏迷的患者,无明显酮症,通过相关实验室检查,诊断并不困难。主要与糖尿病酮症酸中毒鉴别。

【病例 5-8-2 解析】

1. 结合该患者病史及辅助检查结果初步诊断是高渗高血糖综合征(HHS)。

2. 主要诊断依据如下:

(1)意识障碍,先烦躁后嗜睡、昏睡。

(2)体检脱水貌,嗜睡。

(3)血糖 45.6mmol/L,尿酮体阴性,血浆渗透压升高。

【治疗原则】

治疗原则同 DKA。本症失水比 DKA 更为严重,可达体重的 10%～15%,输液要更为积极小心,24h 补液量可达 6000～10000ml。目前多主张治疗开始时用等渗溶液,如 0.9% 氯化钠溶液,因大量输入等渗液不会引起溶血,有利于恢复血容量,纠正休克,改善肾血流量,恢复肾脏调节功能。休克患者应另予血浆或全血。如无休克或休克已纠正,在输入生理盐水后血浆渗透压高于 350mOsm/L,血钠高于 155mmol/L,可考虑输入适量低渗溶液,如

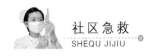
0.45%氯化钠溶液。视病情可考虑同时给予胃肠道补液。当血糖下降至16.7mmol/L时应开始输入5%葡萄糖溶液,并按每2~4g葡萄糖加入1U胰岛素。

应注意高血糖是维护患者血容量的重要因素,如血糖迅速降低而补液不足,将导致血容量和血压进一步下降。胰岛素治疗方法与DKA相似,以每小时每千克体重0.05~0.1U的速度静脉滴注胰岛素,一般来说本症患者对胰岛素较敏感,因而胰岛素用量较小。补钾要更及时,一般不补碱。应密切观察从脑细胞脱水转为脑水肿的可能,患者可一直处于昏迷状态,或稍有好转后又陷入昏迷,应密切注意病情变化,及早发现和处理。

【转诊】

一般出现HHS的糖尿病患者均应转诊至有相应监测抢救条件的医疗机构就诊。

【HHS处置流程】(图5-8-2)

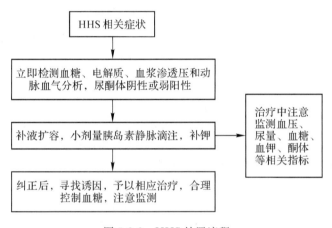

图5-8-2　HHS处置流程

第九节　妊娠期出血

【概述】

妊娠是胚胎和胎儿在母体内发育成长的过程。妊娠期全过程共分为3个时期:妊娠第13周末以前称早期妊娠;第14~27周末称中期妊娠;第28周及其后称晚期妊娠。妊娠期出血为临床症状,并不是一个疾病名称。引起妊娠早期出血较常见的疾病为流产、异位妊娠、葡萄胎。引起妊娠中期出血较常见的疾病为宫颈阴道病变、晚期流产。引起妊娠晚期出血较常见的疾病为前置胎盘、胎盘早剥、早产。

(一)流产

妊娠不足28周,胎儿体重不足1000g而终止者称为流产。妊娠早期终止者称为早期流产,妊娠中期终止者称为晚期流产。妊娠过程中自然流产率占全部妊娠的10%~15%,其中80%以上为早期流产。在本教材中仅阐述自然流产。发生自然流产的主要病因是遗传因素、环境因素、母体因素(全身性疾病、生殖器官疾病、内分泌失调、创伤)、胎盘内分泌功能不足、免疫因素。

【病例 5-9-1】

患者,女,29 岁,因"停经 42d,阴道流血半小时"来院急诊。

患者末次月经 2016 年 6 月 3 日,量及形状同既往月经。7 月 9 日来院测尿 HCG (＋),昨日来院检查,B 超提示宫内孕囊 1.5cm×1.0cm,囊内见点状胚芽,未见胎心搏动。测血 HCG 6552.00U/L,孕酮 22.76ng/ml,半小时前开始少量阴道流血,鲜红色,未见血块及组织物排出,无明显腹痛,但伴肛门坠胀感。

既往体健,否认重大疾病史,否认药物过敏史。患者平素月经规则,初潮 13 岁,月经周期 35d,经期 6d,量中,色红,无痛经。结婚半年,未避孕,0-0-0-0。

体格检查:T 37.2℃,P 88 次/min,R 19 次/min,BP 110/64mmHg,腹平软,无压痛及反跳痛。妇检:外阴已婚未产式,阴道畅,见少量鲜红色血液,宫颈光,宫口闭,颈口未见新鲜血液,内诊未做。

辅助检查:同现病史。

问题:

1. 初步诊断及诊断依据是什么?

2. 鉴别诊断有哪些?

3. 需进一步检查哪些项目?

4. 治疗原则是什么?

(二)异位妊娠

受精卵在子宫体腔以外的部位着床称为异位妊娠,习称宫外孕,是妇产科常见的急腹症之一(图 5-9-1)。约 95％的异位妊娠都发生在输卵管,少数为卵巢妊娠、腹腔妊娠、宫颈妊娠、子宫角妊娠等。发生异位妊娠的主要病因是慢性输卵管炎症,其他有输卵管发育异常、输卵管术后、卵子游走、宫内节育器等。由于输卵管管壁薄、管腔狭小,因而当胚胎发育到一定的时候就会导致输卵管妊娠流产、输卵管妊娠破裂、陈旧性宫外孕或继发性腹腔妊娠。

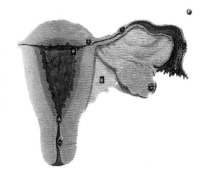

图 5-9-1 异位妊娠

【病例 5-9-2】

患者,女,33 岁,因"停经 46d,阴道少量出血 1d"入院。

患者末次月经为 2016 年 1 月 7 日,量及性状如既往月经。昨因月经推迟半月,自测尿 HCG(＋),今上午无明显诱因下出现阴道出血,量少,色暗红,无头晕乏力,无黑蒙晕厥。

既往体健,无药物过敏史,无结核病史。患者平素月经规则,初潮 12 岁,月经周期 40d,经期 6d,量中,色红,无痛经。结婚 9 年,2-0-0-2,7 年前、4 年前两次足月行剖宫产术,产下两个健康男孩,放环 3 年。

入院查体:T 36.6℃,P 84 次/min,R 18 次/min,BP 110/70mmHg,心肺听诊无

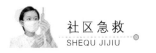
殊,腹软,无压痛及反跳痛,移动性浊音阴性。妇检:外阴已婚未产式,阴道畅,内见少量血性分泌物,宫颈光,无接触出血,无宫颈举痛。子宫前位,正常大小,质中,活动,无压痛。左侧附件增厚明显,轻压痛,无反跳痛。右侧附件未见异常。

辅助检查:

2016 年 2 月 22 日本院血 HCG 定量 777U/L。

2016 年 2 月 22 日本院 B 超:子宫正常大,宫内节育器下移,左侧卵巢旁不均质偏强回声(2.7cm×1.1cm),异位妊娠可能。

问题:

1. 初步诊断及诊断依据是什么?

2. 鉴别诊断有哪些?

3. 需进一步检查哪些项目?

4. 治疗原则是什么?

(三)葡萄胎

葡萄胎是指妊娠后胎盘绒毛滋养细胞增生,间质高度水肿,形成大小不一的水泡,水泡间相连成串,形如葡萄,亦称水泡状胎块(HM)。葡萄胎分为两类:①完全性葡萄胎:整个宫腔充满水泡,弥漫性滋养细胞增生,无胎儿及胚胎组织可见;②部分性葡萄胎:部分胎盘绒毛肿胀变性,局部滋养细胞增生,胚胎及胎儿组织可见,但胎儿多死亡。发生葡萄胎的主要病因是营养因素、感染因素、内分泌失调、孕卵缺损、种族因素。

(四)宫颈阴道病变

宫颈阴道病变表现为有不规则的阴道出血,无腹痛。常见的病变有阴道或宫颈炎症、宫颈糜烂、子宫颈息肉等。

(五)前置胎盘

妊娠 28 周后,胎盘附着于子宫下段,其位置低于胎先露部,称为前置胎盘。前置胎盘是妊娠中晚期阴道出血最常见的原因。因妊娠晚期子宫下段逐渐扩展、拉长,而附着于子宫下段或子宫颈内口的胎盘不能相应地伸展,以致胎盘的前置部分自其附着处剥离,血窦破裂而出血。根据胎盘边缘与子宫颈口的位置关系,将前置胎盘分为完全性前置胎盘(子宫颈内口全部被胎盘组织所覆盖)、部分性前置胎盘(子宫颈内口有部分被胎盘组织所覆盖)和边缘性前置胎盘(胎盘边缘附着于子宫下段,未达子宫颈内口)三种类型。胎盘边缘与宫颈内口的关系,可随妊娠及产程的进展而发生变化,因此均以处理前的最后一次检查来决定分类。

【病例 5-9-3】

孕妇,28 岁,0-0-2-0。停经 32 周,阴道出血半小时。

该孕妇平素月经规则,末次月经 2015 年 7 月 25 日,预产期 2016 年 5 月 1 日。否认孕期放射线及毒物接触史。早孕期有明显恶心反应,孕 20 周自觉胎动。孕期定期产检。孕 28 周行常规产前检查时,B 超提示胎盘下缘覆盖宫颈内口。半小时前孕妇无明显诱因而出现阴道出血,量略少于平时月经量,无阵发性腹痛等症状,遂急诊入院。

既往体健,无重大疾病史,无药物过敏史。初潮 12 岁,月经周期 30d,经期 4d,量中,色红,无痛经。结婚 2 年,避孕套避孕 1 年,0-0-1-0,4 年前孕 48d 行人流术,术程顺利。

体格检查:T 36.8℃,P 80 次/min,R 20 次/min,BP 110/70mmHg,腹膨,未及明显宫缩。宫高 29cm,腹围 86cm,LOA,头浮,胎心 136 次/min。肛查:未检。

辅助检查:

2016 年 2 月 8 日本院 B 超检查示:胎盘下缘覆盖宫颈内口。

2016 年 3 月 7 日本院血常规检查示:WBC $9.7×10^9$/L,Hb 105g/L,PLT $210×10^9$/L。

问题:

1. 初步诊断及诊断依据是什么?

2. 鉴别诊断有哪些?

3. 需进一步检查哪些项目?

4. 治疗原则是什么?

(六)胎盘早剥

妊娠 20 周后或分娩期,正常位置的胎盘在胎儿娩出前部分或全部从子宫壁剥离,称为胎盘早剥。胎盘早剥是妊娠晚期一种严重的并发症,往往起病急,进展快,严重威胁母儿生命。胎盘早剥可能与血管病变、腹部受撞击、宫腔内压力突然降低等因素有关。如胎盘剥离面小,临床可无明显症状;如果胎盘剥离面大,出血逐渐增多,严重时可并发子宫胎盘卒中、凝血功能障碍,造成肺、肾等重要脏器损害。根据病变严重程度的不同,可将胎盘早剥分为 3 度:Ⅰ度剥离面小,症状轻微;Ⅱ度剥离面约为 1/3 胎盘面积,症状明显;Ⅲ度剥离面超过 1/2 胎盘面积,症状严重,可出现严重并发症。

(七)早产

早产是指妊娠满 28 周至不满 37 足周间分娩者。诱发早产的常见原因是宫内感染、下生殖道及泌尿道感染、妊娠并发症与合并症、子宫膨胀过度及子宫畸形、胎盘因素、宫颈内口松弛。

【诊断】

(一)流产

1. **临床表现** 流产的主要症状是停经后阴道流血和腹痛。

2. **临床分型** 按流产发展的不同阶段,分为先兆流产、难免流产、不全流产、完全流产。①先兆流产表现为少量阴道流血,可出现轻微下腹痛或腰骶部胀痛;宫颈口未开,无妊娠物排出;子宫大小与停经时间相符。如症状加重,则可能发展为难免流产。②难免流产是指在先兆流产的基础上,阴道流血增多,腹痛加剧。检查见宫口已扩张,有时可见胚囊或胚胎组织堵塞于宫颈口内,子宫与停经时间相符或略小。B 超检查仅见胚囊,无心管搏动亦属于此类型。③不全流产是指难免流产继续发展,部分妊娠物排出宫腔,部分滞留宫腔或嵌顿于宫颈口,影响子宫收缩,导致大量出血。检查可见宫颈已扩张,宫颈口有妊娠物堵塞及持续性血液流出,子宫小于停经时间。④完全流产是指妊娠物已全部排出,随后阴道流血减少,腹

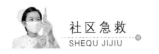
痛逐渐消失。检查见宫颈口关闭,子宫接近正常大小。

3.诊断　根据临床表现结合辅助检查才能确诊。流产的类型决定相应的处理,诊断时应予以确定。B型超声检查测定妊娠囊的大小、形态、胎儿心管搏动,可以辅助诊断流产类型,而B超下宫腔与附件检查也有助于异位妊娠、葡萄胎的鉴别诊断。

【病例5-9-1解析】

1.初步诊断　先兆流产。

诊断依据:(1)停经42d,阴道流血半小时。(2)查体:妇科检查示外阴已婚未产式,阴道畅,见少量鲜红色血液,宫颈光,宫口闭,颈口未见新鲜血液。(3)辅助检查:尿HCG(＋),B超提示宫内孕囊1.5cm×1.0cm,囊内见点状胚芽,未见胎心搏动。血HCG 6552.00U/L,孕酮22.76ng/ml。

2.鉴别诊断　(1)难免流产:阴道流血增多,宫口开。(2)异位妊娠:腹痛症状较明显,B超和HCG可鉴别。(3)功能失调性子宫出血:属于月经失调,HCG可鉴别。

3.进一步检查　监测血HCG及孕酮水平,择期复查B超。

(二)异位妊娠

异位妊娠于停经后出现阴道出血,但部分患者因误将异位妊娠的阴道出血当成月经而认为无停经史。当输卵管妊娠破裂后,患者常突感一侧下腹剧痛而急诊。疼痛呈持续性或间歇性,伴肛门坠胀感,若内出血多则全腹疼痛,并根据内出血量的多少,可出现头晕、面色苍白、脉快而弱、血压下降,甚至晕厥或休克。腹部检查可发现一侧下腹部明显压痛及反跳痛,出血多时可全腹压痛及反跳痛,并伴有移动性浊音。妇科检查见后穹隆饱满,触痛,宫颈抬举痛,子宫稍大(内出血多时可有漂浮感),患侧可触到边界不清且压痛明显的包块。

辅助检查:

1.阴道后穹隆穿刺　可抽出不凝血液(阳性),若无血液抽出,也不能排除异位妊娠的可能。

2.B超　宫腔内未见孕囊,附件区见包块,甚至见孕囊及胚芽。

3.诊断性刮宫　子宫内膜呈蜕膜样改变而无绒毛组织。

4.腹腔镜　是诊断异位妊娠的金标准,也是异位妊娠治疗的主要方法。

输卵管妊娠应与流产、急性输卵管炎、急性阑尾炎、卵巢肿瘤蒂扭转、黄体破裂等鉴别。

【病例5-9-2解析】

1.初步诊断　异位妊娠、宫内节育器下移。

诊断依据:(1)停经46d,阴道少量出血1d。(2)妇科检查:外阴已婚未产式,阴道通畅,内见少量血性分泌物,宫颈光,无举痛,子宫前位,正常大小,质中,活动,无压痛。左侧附件增厚明显,轻压痛,无反跳痛。右侧附件未见异常。(3)血HCG定量777U/L。B超检查:子宫正常大,宫内节育器位置下移,左侧卵巢旁不均质偏强回声(2.7cm×1.1cm),异位妊娠可能。

2.鉴别诊断　（1）早期妊娠先兆流产:先兆流产子宫大小与妊娠月份基本相符,阴道出血量少。B超可鉴别。（2）卵巢黄体破裂出血:黄体破裂多发生在黄体期,常需结合HCG进行诊断。（3）急性阑尾炎:常有明显转移性右下腹疼痛,多伴发热,血象增高。结合B超和HCG可鉴别。（4）急性盆腔炎:无停经史,腹痛常伴发热,血象多升高。HCG可协助诊断。

3.进一步检查　血HCG监测,定期复查B超。

(三)葡萄胎

葡萄胎主要表现为停经后阴道流血和子宫异常增大、变软(图5-9-2),往往合并严重的早孕反应。不规则阴道流血开始量少,易被误诊为先兆流产,以后逐渐增多,有时可自然排出水泡样组织。

正常妊娠在孕4～5周时,B超可显示妊娠囊,孕6～7周时可见心管搏动,孕12周后用多普勒胎心仪可听到胎心。葡萄胎时B超显示宫腔内呈粗点状或落雪状图像,无妊娠囊,无胎儿结构及胎心搏动,只能听到子宫血流杂音。

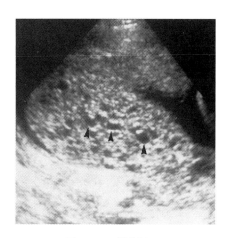

图5-9-2　葡萄胎

部分性葡萄胎有完全性葡萄胎的大多数症状,但一般程度较轻。部分性葡萄胎在临床上也可表现为不全流产或过期流产,仅在对流产组织进行病理检查时才发现。

葡萄胎应与自然流产、双胎妊娠等鉴别。

(四)宫颈阴道病变

最常见于妊娠中期出血的宫颈阴道病变为子宫颈息肉,该类阴道出血症状能自行缓解,但反复出现。行妇科检查时可见宫颈口赘生物,外形大小不等,形状不一,单个或多个,色鲜红、质软、易出血、蒂细长(图5-9-3)。可做细胞学检查或活组织检查明确诊断。需排除恶变的可能。

(五)前置胎盘

临床特点为发生在妊娠晚期或分娩开始后突发的无诱因、无痛性阴道出血。前置胎盘发生出血时间的早晚、出血量的多少等与其类型有关。

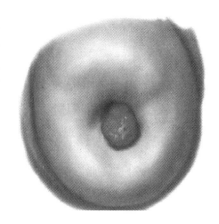

图5-9-3　宫颈阴道病变

根据出血量的不同,患者可有贫血貌,严重时可出现脉搏微弱、血压下降等休克表现。腹部软,子宫大小与孕周相符,先露高浮或胎位异常。有时可在耻骨联合上方听到胎盘杂音。B超检查可明确前置胎盘的类型,以指导后续的治疗。

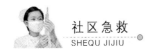

【病例5-9-3解析】

1.初步诊断 孕3产0孕32周,中央性前置胎盘。

诊断依据:(1)育龄期妇女,G3P0,停经32周。(2)阴道出血半小时,无诱因,无腹痛。(3)孕28周B超提示胎盘下缘覆盖宫颈内口。

2.鉴别诊断 (1)胎盘早剥:伴有腹痛,症状与体征不符,通过B超鉴别。(2)早产:有规律或不规律宫缩,患者有腰酸、腹痛等自觉症状。(2)宫颈病变:B超可鉴别,排除前置胎盘后,行妇检,可明确诊断。

3.进一步检查 B超。

(六)胎盘早剥

临床表现根据病情严重程度不同而不同。在妊娠20周后突然发生腹部剧痛,有急性贫血或休克者更应引起高度重视。

1.多有妊娠高血压病史或腹部外伤史,突然出现腹痛,多伴有阴道流血。

2.阴道出血量往往与孕妇贫血程度不一致,症状和体征不符。

3.子宫大小符合妊娠周数,子宫呈强直收缩或放松不良,胎位不清,胎心多听不到,子宫有压痛处。

4.B超检查准确、快速,并可判定胎盘早剥类型。

5.实验室检查主要了解患者贫血程度及凝血功能情况。

(七)早产

早产的主要临床表现是子宫收缩,最初为不规律宫缩,常伴有少量阴道出血或血性分泌物,以后发展为规律宫缩。少量阴道流血,妊娠满28周至不足37周出现至少10min一次的规律宫缩,伴宫颈管缩短,可诊断先兆早产。妊娠满28周至不足37周出现规律宫缩(20min不少于4次,持续不少于30s),伴宫颈缩短不小于75%,宫颈扩张2cm以上,诊断为早产临产。

【救治】

(一)流产

确诊流产后,应根据其类型进行相应处理。

1.先兆流产 卧床休息,严禁性生活,黄体功能不足者可予以黄体酮10～20mg,每日肌内注射一次;或者口服地屈孕酮片(达芙通),剂量根据临床症状调整。其次,使用维生素E及小剂量甲状腺素(适用于甲状腺功能低下患者)。经治疗,如阴道流血停止、腹痛消失、B型超声检查证实胚胎存活,可继续妊娠。如症状不缓解或反而加重,B超检查发现胚胎发育异常,HCG持续不升或下降,表明流产不可避免,应终止妊娠。

2.难免流产 一旦确诊,应及时排出胚胎及胎盘组织。晚期流产时子宫较大,出血较多,可将缩宫素10～20U加入5%葡萄糖液500ml中静脉滴注,促进子宫收缩,必要时行刮宫术。

3.不全流产 由于部分组织残留宫腔或堵塞于宫颈口,极易引起子宫大量出血,故应在输液、备血的同时行刮宫术或钳刮术,并给予抗生素预防感染。

4.完全流产 症状消失、B超检查宫腔无残留物。如无感染,可不予特殊处理。

【病例5-9-1解析】(续)

　　4.治疗原则:(1)卧床休息,禁性生活。(2)予黄体酮针20mg,肌内注射每天一次。(3)可中药保胎。

(二)异位妊娠

　　异位妊娠一旦破裂,即可出现腹腔内出血,因起病急、发展快,患者很快出现休克,如抢救不及时可危及生命。应尽快建立静脉通道,在补充血容量、抗休克治疗的同时尽快手术。休克患者应选择快速的剖腹手术。手术一般采用输卵管切除术,但对于年轻、要求再生育者,可采用保留输卵管的手术(输卵管切开取胚术)。

【病例5-9-2解析】(续)

　　4.治疗原则:以手术治疗为主,结合HCG及包块大小,可考虑保守治疗。

(三)葡萄胎

　　葡萄胎的诊断一经确定,应即刻行清宫术。手术时应注意预防出血过多、子宫穿孔及感染,并应尽可能减少以后恶变的机会。由于葡萄胎子宫大而软,易发生子宫穿孔,故采用吸宫术而不用刮宫术。葡萄胎每次刮宫的刮出物,必须送组织学检查,并在术后定期监测血HCG。

(四)宫颈阴道病变

　　子宫颈小息肉用血管钳即可钳除,术后稍压迫止血。息肉较大、蒂较粗者,摘除后基底断端可用烧灼止血。如存在胎盘低置或前置胎盘,则不处理子宫颈息肉。子宫颈息肉摘除后予以抗生素预防感染。

(五)前置胎盘

　　根据前置胎盘的类型、出血量多少、有无休克、胎龄、产次、胎位、胎儿存亡情况、是否临产以及宫颈扩张程度等进行综合分析,制定治疗方案。

　　1.期待疗法　在保证孕妇安全的前提下使胎儿达到或更接近足月,从而提高胎儿存活率。取左侧卧位休息,注意观察阴道流血及宫缩情况。密切监护胎儿情况,适时终止妊娠。

　　2.终止妊娠　对阴道大出血或反复出血者,应立即终止妊娠,做好输血及手术准备,一旦前置胎盘发生严重出血而危及孕妇生命安全时,不论胎龄大小均应立即行剖宫产。对边缘性前置胎盘,宫口已开,头先露,出血不多,估计短时间内即可结束分娩的,可经阴道分娩。胎儿娩出后,应用缩宫素加强子宫收缩,以防产后出血,产褥期应注意纠正贫血,预防感染。

【病例5-9-3解析】(续)

　　4.治疗原则:抑制宫缩、止血、纠正贫血和预防感染。

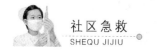

(六)胎盘早剥

1.视病情严重程度而定。对处于休克状态者应迅速开放静脉通道,补充血容量,纠正休克。严密观察脉搏、血压等生命体征,注意监测胎心变化。

2.一旦确诊胎盘早剥,应及时终止妊娠。如产妇一般情况较好,估计短时间内能结束分娩者可经阴道分娩。在分娩过程中,密切观察血压、脉搏、宫缩与出血情况,监测胎心变化,发现异常及时处理,必要时改行剖宫产术。

(七)早产

治疗原则:①胎儿存活、无明显畸形、无明显绒毛膜羊膜炎及胎儿窘迫、无严重妊娠合并症及并发症、宫口开大2cm以下,以及早产预测阳性者,应设法延长孕周,防止早产。②早产不可避免时,应设法提高早产儿的存活率。

1.一般治疗 左侧卧床(图5-9-4A)、吸氧等。图5-9-4B说明左侧卧位可以减少对下腔静脉和主动脉的压迫。

2.药物治疗 ①宫缩抑制剂:利托君,先静脉给药,宫缩抑制12~24h后改为口服,具体剂量根据临床情况而定。②控制感染。③促胎肺成熟。

3.分娩处理 临产后慎用呼吸中枢抑制药;侧切预防新生儿颅内出血。

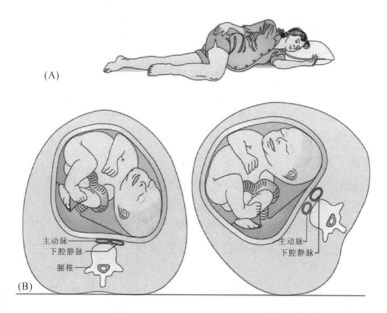

图 5-9-4 早产

【妊娠期出血处置流程】(图 5-9-5)

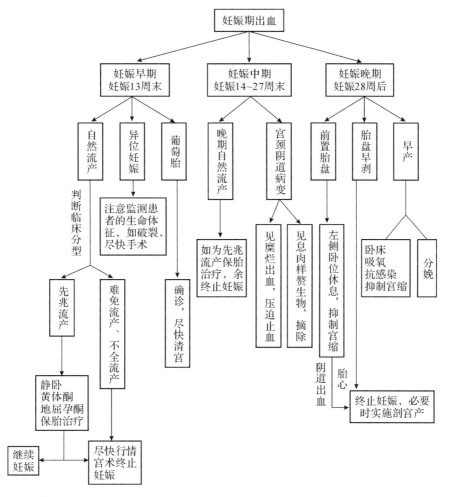

图 5-9-5 妊娠期出血处置流程

第十节 小儿惊厥

【病例 5-10-1】

患儿,男,25 个月,因"发热 1d 伴惊厥 1 次"来诊。患者 1d 前无明显诱因下出现发热,体温波动在 38.0～39.5℃,无寒战,无恶心呕吐,无咳嗽,无气急,无皮疹。家属未予重视,1h 前出现惊厥 1 次,表现为双眼凝视,四肢抽动,牙关紧闭,无口吐白沫,无口周发绀,无大小便失禁,持续约 1min 自行缓解,当时测体温 39.5℃,为求进一步诊治来诊。既往体健,无过敏史。

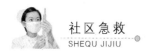
入院查体:T 38.7℃,P 130 次/min,R 26 次/min,BP 86/50mmHg,神志清,双侧瞳孔等大等圆,对光反射灵敏。咽红,咽后壁可见数颗疱疹,双扁桃体未见明显肿大,双肺呼吸音粗,未闻及明显干湿性啰音,心率 130 次/min,律齐,心音有力。腹平软,无压痛及反跳痛,肝脾肋下未及,肠鸣音正常。四肢肌张力正常,双侧病理征均未引出。

辅助检查:头颅 CT 未见异常。血糖 4.7mmol/L。血生化正常。血氨正常。

问题:

1. 该患者初步诊断是什么?

2. 主要诊断依据有哪些?

3. 治疗原则是什么?

【病因】

(一)感染性病因

颅内感染如细菌、病毒、寄生虫所致的脑炎、脑膜炎、脑膜脑炎、脑脓肿等可直接引发惊厥,常表现为反复而严重的惊厥,大多出现在疾病的初期或极期,伴有不同程度意识障碍和颅内压升高,脑脊液可出现不同程度的变化。

颅外感染如败血症、中毒型菌痢、中毒性肺炎、严重细菌感染性疾病等,与感染和细菌毒素导致急性脑水肿有关。常在疾病的极期出现反复惊厥、颅内压增高、意识障碍。脑脊液检查除压力升高外,血常规、血生化检查正常。

热性惊厥,是儿科最常见的急性惊厥。

(二)非感染性病因

先天发育畸形,如颅脑发育异常、脑积水、神经皮肤综合征。惊厥反复发作,伴有智力和运动发育落后。

颅脑损伤,如产伤、颅脑外伤、脑血管畸形等引起的颅内出血,表现为反复惊厥、意识障碍、颅内压升高。CT 检查有重要价值。

癫痫发作,表现为无热惊厥,脑电图有诊断意义。

颅内占位性病变,如肿瘤、血肿、囊肿,表现为反复惊厥、颅内压升高和定位体征。颅内影像学检查对诊断有重要意义。

颅外全身性疾病,如缺血缺氧性脑病、水电解质紊乱、遗传代谢性疾病、中毒、Reye 综合征均可引起惊厥。

【临床表现】

惊厥发作的典型临床表现是意识突然丧失,同时伴有全身性或局限性、强直性或阵挛性肌肉抽搐,多发生于面部和四肢肌肉,常伴有双眼上翻、凝视或斜视,甚至可发生喉痉挛、气道不畅而屏气,面唇发绀。部分患者可有大小便失禁。发作时间可由数秒至数分钟,严重者反复多次发作,甚至呈持续状态。惊厥停止后多精神疲惫而入睡。

高热惊厥是婴幼儿期最常见的惊厥原因,主要发生于 6 个月至 3 岁小儿,5 岁以后少见,高热惊厥约占各类惊厥的 30%,发作多与体温骤升密切相关,体温常高达 39~40℃以上。多数患者在发热过程中只出现一次惊厥,很少有两次以上者。初次发作后,约有 40% 的病例以后高热时有再次发作的可能。根据其发作时的表现分为:①单纯型高热惊厥。发病年龄6个月~5岁,在发热早期(6~12h)体温骤升时发生惊厥,体温常达38.5℃以上,一般惊厥时间较短暂,仅数秒钟至数分钟,很少超过10min,一次发热疾病过程中大多只有1次,多数呈全身性发作,少数有其他发作形式,惊厥后亦无神经系统异常症状。②复杂型高热惊厥。发作年龄不定,可小于6个月或大于5岁。起初为高热惊厥,发作数次后低热甚至无热也可发生惊厥,常呈局部性发作,持续时间较长,往往大于10min,24h内可反复发作。发作后可出现一过性脑功能障碍。

佝偻病性低钙惊厥又称佝偻病性手足搐搦症、婴儿手足搐搦症。多见于2岁以下婴幼儿,6个月以下占大多数,主要因缺乏维生素D引起血中钙离子降低,神经肌肉兴奋性增高所致,常发生于冬末春初。也可发生在血钙低的情况下开始用维生素D治疗时,此时骨骼加速钙化,钙沉积于骨,使血钙降低而诱发本病。感染发热时也容易促使本病发生。

惊厥持续状态是指惊厥持续时间达30min以上,或间歇期间意识仍未恢复。由于惊厥持续时间过长,脑缺血、缺氧严重,可引起脑损害。

【实验室和辅助检查】

可根据需要有选择地做血培养、血液生化(包括钾、钠、氯、二氧化碳结合力、钙、磷、镁、碱性磷酸酶、尿素氮等)、脑脊液等检查,血气分析,必要时做脑电图、脑超声波、X线摄片、CT、MRI检查。

【病例 5-10-1 解析】

1. 结合该患儿病史及体格检查初步诊断是疱疹性咽峡炎、热性惊厥。

2. 主要诊断依据:

(1)该病例有发热病史。

(2)以惊厥为主要表现,体检咽后壁有疱疹。

(3)惊厥发作后无神经系统异常。

(4)头颅CT检查排除颅内占位及损伤,实验室检查排除电解质紊乱及一些代谢性疾病。尚需完善脑电图、脑脊液检查。

【治疗原则】

(一)一般急救治疗

保持呼吸道通畅,及时清除呼吸道分泌物,将患者平置床上,头部转向一侧,以防误吸与窒息;吸氧;高热者给予物理或药物降温;建立静脉通道,维持营养及体液平衡;口腔内放置纱布卷防止舌咬伤。对持续惊厥伴脑水肿者应选用适量20%甘露醇及呋塞米(速尿)脱水治疗。

(二)抗惊厥药物

1. 地西泮(安定)　为首选药物。每次 0.3~0.5mg/kg,最大剂量婴儿不超过 3mg,幼儿不超过 5mg,学龄儿童不超过 10mg,以 1mg/min 的速度静脉缓慢推注。该药起效快,但疗效持续时间短,必要时 15min 后可重复应用 1 次。

2. 苯巴比妥钠　效果好,且维持时间较长,在使用地西泮无效时可以使用,10mg/kg,缓慢静脉注射(注射时间大于 10min),15min 后起效,必要时间隔 20~30min 可重复给药 1 次。

3. 10%水合氯醛　每次 0.5ml/kg,加生理盐水 10ml 灌肠。

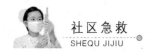
对疑有颅内病变、惊厥持续存在或反复发作的患儿应尽快送上级医院进一步诊治。

【小儿惊厥处置流程】（图 5-10-1）

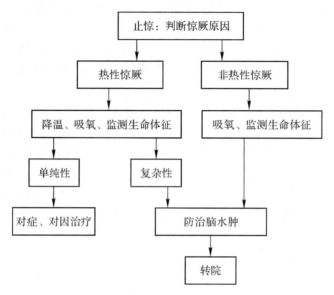

图 5-10-1　小儿惊厥处置流程

第十一节　鼻出血

【病例 5-11-1】

患者，男性，12 岁，左侧鼻腔出血 1h。患者 1h 前无明显诱因下左侧鼻腔出血，用手指捏紧两侧鼻翼后血止。鼻腔检查见左侧鼻腔的鼻中隔前下部（易出血区）有出血点，且黏膜糜烂，余无殊。

问题：

1. 初步诊断及诊断依据是什么？

2. 治疗原则是什么？

【概述】

鼻出血是临床常见症状之一。儿童和青少年的鼻出血部位多数在鼻中隔前下部的易出血区（即利特尔动脉丛或克氏静脉丛）；中、老年者的鼻出血部位多发生在鼻腔后段鼻-鼻咽静脉丛（吴氏鼻-鼻咽静脉丛）。

【病因】

病因包括局部病因和全身病因。

1. 局部病因

（1）鼻外伤或医源性损伤：包括挖鼻、用力擤涕等外力均可致鼻黏膜损伤出血，鼻骨、鼻中隔或鼻窦骨折及鼻窦气压骤变等损伤黏膜或血管。鼻腔鼻窦手术等损伤血管导致出血。

(2)鼻腔异物:常见于儿童,多为一侧鼻腔出血或流血性涕。

(3)鼻腔及鼻窦炎症:各种炎症都可使鼻腔鼻窦的局部黏膜发生改变而出血。

(4)肿瘤:鼻腔、鼻窦及鼻咽部肿瘤溃烂出血经鼻流出,如鼻腔血管瘤、鼻咽纤维血管瘤、鼻咽癌等均可表现为鼻出血的症状。

(5)其他:鼻中隔疾病(如鼻中隔偏曲、鼻中隔糜烂等)易导致出血。

2.全身病因　凡能引起血压增高、凝血功能障碍或血管张力改变的全身性疾病均可发生鼻出血。

(1)心血管疾病:高血压、血管硬化或充血性心力衰竭等。

(2)血液病:血友病、急性白血病、再生障碍性贫血等。

(3)某些急性传染病:流感、肾综合征出血热、麻疹等。

(4)肝、肾等慢性疾病和风湿热:肝功能损害致凝血障碍,尿毒症可致小血管异常,风湿热患儿常有鼻出血症状。

(5)中毒:磷、汞、砷、苯等可破坏造血系统,长期服用水杨酸类药物可致血液内凝血酶原减少。

(6)其他:遗传性出血性毛细血管扩张症、内分泌功能失调等。

【临床表现】

主要为鼻腔出血,可以单侧出血,亦可双侧出血;可表现为间歇性反复出血,亦可为持续性出血;出血量多少不一,轻者仅涕中带血或倒吸血涕,重者出血量可达数百毫升以上,甚至危及生命。

【实验室和辅助检查】

1.前鼻镜检查　前鼻镜检查可以发现鼻腔前部的出血,如鼻中隔前下方易出血区的黏膜有无糜烂等。

2.鼻内镜检查　鼻内镜检查对寻找鼻腔后部的出血部位具有独特的优势,如检查鼻中隔前下部、下鼻道后部、鼻中隔后下部等部位。

3.实验室检查　血常规检查可根据血红蛋白水平,判断出血量及有无贫血;凝血功能和血小板计数检查有助于鼻出血的诊断。

4.影像学检查　数字减影血管造影(digital subtraction angiography,DSA)和CT造影(CTA)有助于寻找鼻腔后部顽固性出血的责任血管。

【诊断】

1.鼻出血的症状。

2.鼻腔检查及相关检查的特点。

3.相关病史的询问。

【病例5-11-1解析】

1.初步诊断:左侧鼻出血。

诊断依据:患者为青少年,表现为少量的鼻出血,检查见易出血区黏膜糜烂及出血点。

【治疗原则】

治疗原则:长期、反复、少量出血者应积极寻找病因;大量出血者需先立即止血,再查找病因。大量出血者常情绪紧张、恐惧,因此医生应沉着冷静,安慰患者及其家属。在进行局部处理前要注意全身情况,防治休克,仔细检查鼻腔,并选择适宜的止血方法达到止血的目的。

1. 一般处理

(1)患者取坐位或半卧位,用语言安慰患者,必要时给予镇静剂,并嘱患者勿将血液咽下,以免恶心呕吐。

(2)有休克症状的患者,则先按休克处理,选平卧低头位,及时吸氧,进行静脉输液,必要时输血。

2. 局部处理　根据出血情况和出血部位,选用合适方法进行止血。

(1)简易止血法:多数患者出血部位在鼻中隔前下部(易出血区),且一般出血量较少。嘱患者用手指捏紧两侧鼻翼10~15min,同时冷敷前额和后颈,使血管收缩减少出血。

(2)烧灼法:适用于反复小量且明确出血点者。传统的烧灼方法是用化学药物或电灼,近年来采用YAG激光、射频或微波烧灼。

(3)填塞法:适用于出血较剧、渗血面较大或出血部位不明者。可用鼻腔可吸收性材料填塞、鼻腔纱条填塞、后鼻孔填塞和鼻腔或鼻咽部气囊或水囊压迫。

(4)血管结扎法或血管栓塞法:对严重出血者采用此法。

3. 全身处理　鼻出血的治疗及处理不仅仅是只针对鼻腔出血,对于鼻腔、鼻窦有复杂病变或因全身疾病引起的鼻出血以及出血量较大者应视病情采取必要的全身治疗。

【转诊】

1. 出血量大、渗血面广或出血部位不明者,应用各种填塞方法无效,需转上级医院进一步止血者。

2. 出血量不大,但是疑为肿瘤、异物或其他原因导致鼻出血,需要治疗原发疾病者。

【病例5-11-1解析】(续)
　　2. 治疗原则:烧灼法进行局部止血,并进行血常规等检查,排除全身性疾病。

【鼻出血处置流程】(图5-11-1)

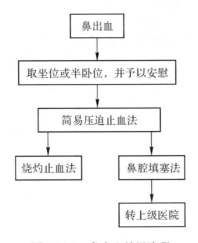

图5-11-1　鼻出血处置流程

第六章　社区急救常用药物

一、抗休克升压药

(一)多巴胺

【临床应用】

大剂量时可增强心肌收缩力,使心排出量增加,同时使外周血管收缩,用于各型休克及血压下降。

【用法与用量】

常用量:静脉注射,60mg 多巴胺加入 50ml 生理盐水中,按体重 60kg 计,开始 3～15ml/h,10min 后以 3～12ml/h 速度递增,以达到最大疗效。

【注意事项】

1.不良反应有胸痛、呼吸困难、心悸、心律失常(尤其是用大剂量时)、全身软弱无力感;长期应用大剂量,可能导致局部坏死或坏疽。

2.使用以前应纠正低血容量及酸中毒。

3.下列情况应慎用:闭塞性血管病、糖尿病性动脉内膜炎、雷诺病、嗜铬细胞瘤等。

(二)去甲肾上腺素(正肾素)

【临床应用】

去甲肾上腺素是肾上腺素受体激动药,是强烈的 α 受体激动剂,具有很强的血管收缩作用,使外周阻力增高,血压上升;同时激动 β 受体,使心肌收缩加强,心排出量增加。临床上主要利用它的升压作用,用于各种休克(但出血性休克慎用),保证对重要器官(如脑)的血液供应。

【用法与用量】

静滴:2mg 加入 500ml 5％葡萄糖溶液或葡萄糖氯化钠溶液中,开始时以每分钟 30～45 滴速度滴注,调整滴速使血压升到理想水平;维持量为每分钟 8～15 滴,必要时可增加剂量,但需注意保持或补足血容量。

【注意事项】

1.高血压、动脉硬化、闭塞性血管炎、血栓病患者慎用。

2.用药时须随时测量血压,调整给药速度,使血压保持在正常范围内。

3.药液外漏可引起局部组织坏死,尽量选用大静脉注射。

(三)间羟胺(阿拉明)

【临床应用】

间羟胺主要作用于 α 受体,有中等度加强心脏收缩的作用,升压效果稍弱,但较持久,可

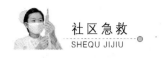
增加脑及冠状动脉的血流量,对心肌的兴奋不太显著,很少引起心律失常,可用于各种低血压。

【用法与用量】

常用量:初量0.5~5mg,静脉注射,继而静脉滴注,将15~100mg加入500ml 0.9%氯化钠注射液或5%葡萄糖溶液中,用量及滴速随血压调整。

【注意事项】

1. 甲状腺功能亢进、高血压、冠心病、充血性心力衰竭及糖尿病患者慎用。

2. 血容量不足者应先纠正后再用本品。

3. 升压过快过猛可致急性肺水肿、心律失常、心跳停顿。

二、呼吸兴奋药

(一)尼可刹米(可拉明)

【临床应用】

选择性兴奋延髓呼吸中枢,也可作用于颈动脉体和主动脉体化学感受器反射性地兴奋呼吸中枢,并提高呼吸中枢对二氧化碳的敏感性,使呼吸加深、加快,其作用迅速、温和。对血管运动中枢也有微弱兴奋作用。尼可刹米用于中枢性呼吸抑制及循环衰竭、麻醉药及其他中枢抑制药的中毒。

【用法与用量】

1. 皮下注射、肌注、静注或静滴。

2. 常用量:每次0.25~0.5g,必要时1~2h重复用药,极量每次1.25g;小儿6个月以下每次75mg,1岁以上每次0.125g,4~7岁每次0.175g。

【注意事项】

1. 大剂量可引起血压升高、心悸、出汗、呕吐、心律失常、震颤及惊厥,甚至昏迷。

2. 抽搐及惊厥患者禁用。

(二)山梗菜碱(洛贝林)

【临床应用】

兴奋颈动脉体化学感受器而反射性兴奋呼吸中枢。用于新生儿窒息、二氧化碳引起的窒息、吸入麻醉剂及其他中枢抑制药(如阿片、巴比妥类)的中毒及肺炎、白喉等传染病引起的呼吸衰竭。

【用法与用量】

常用量:皮下注射、肌注成人每次3~10mg(极量每次20mg,每日50mg,儿童每次1~3mg)。静注成人每次3mg,极量每日20mg,儿童每次0.3~3mg。必要时每30min可重复1次。

【注意事项】

1. 不良反应有恶心、呕吐、腹泻、头痛、眩晕。

2. 大剂量可引起心动过速、呼吸抑制、血压下降,甚至惊厥。

三、强心药

(一)肾上腺素

【临床应用】

激动α受体可使心肌收缩力增强,心率加快,心肌耗氧量增加;可收缩皮肤、黏膜血管及内脏小血管,使血压升高;激动β受体可解除支气管痉挛。用于过敏性休克、心搏骤停、支气管哮喘、黏膜或齿龈的局部止血等。

【用法与用量】

1. 过敏性休克　皮下注射或肌注 0.5～1mg,也可用 0.1～0.5mg 缓慢静注(以 0.9% 氯化钠注射液稀释到 10ml),如疗效不好,可改用 2～4mg 溶于 5% 葡萄糖溶液 250～500ml 中静滴。

2. 心搏骤停　尽早给予 1mg 静注,以后每隔 3min 给予 1mg。

3. 支气管哮喘　皮下注射 0.25～0.5mg,3～5min 见效,但仅能维持 1h。必要时每 4h 可重复注射一次。

4. 黏膜或齿龈出血　将浸有 1∶20000～1∶1000 溶液的纱布填塞出血处。

【注意事项】

1. 不良反应有心悸、头痛、血压升高,若用量过大或皮下注射时误入血管后可引起血压突然上升、心律失常,严重者可致心室颤动而致死。

2. 器质性脑病、心血管病、青光眼、帕金森病、低血容量性休克、精神神经疾患等慎用。

3. 高血压、器质性心脏病、冠状动脉疾病、糖尿病、甲状腺功能亢进、洋地黄中毒、外伤及出血性休克、心源性哮喘等禁用。

(二)异丙肾上腺素

【临床应用】

异丙肾上腺素作用于心脏 β_1 受体,使心肌收缩力增强,心率加快,传导加速,心排出量和心肌耗氧量增加;作用于血管平滑肌 β_2 受体,使血管舒张,血管总外周阻力降低;其心血管作用导致收缩压升高,舒张压降低,脉压变大。

【用法与用量】

Ⅲ度房室传导阻滞,心率每分钟不及 40 次时,可用本品 0.5～1mg,加在 5% 葡萄糖溶液 200～300ml 内缓慢静滴。

【注意事项】

1. 常见不良反应有口咽发干、心悸不安、头晕目眩、心率增速、震颤等,注意控制滴速。
2. 心绞痛、心肌梗死、甲状腺功能亢进及嗜铬细胞瘤患者禁用。

(三)多巴酚丁胺

【临床应用】

多巴酚丁胺能增强心肌收缩力,增加心排出量。适用于心排出量不能满足体循环要求而出现低灌注状态,需要强心治疗;由于心室充盈压异常升高,导致出现肺充血和肺水肿危险的,需要强心治疗。多巴酚丁胺临床上对心肌梗死后或心脏外科手术时心排出量低的休克患者有较好疗效,亦可用于慢性心力衰竭急性失代偿患者。

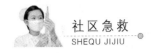
【用法与用量】

静滴:100mg 加入 5％葡萄糖溶液 500ml 中滴注,每分钟 15～60 滴的速度(按体重 60kg 计)。

【注意事项】

1.不良反应有心悸、恶心、头痛、胸痛、气短等。

2.梗阻性肥厚型心肌病患者慎用。

(四)去乙酰毛花苷

【临床应用】

去乙酰毛花苷增强心肌收缩力,减慢心率与传导,降低窦房结及心房的自律性,使心排出量增加。可用于急慢性心力衰竭、心房颤动、心房扑动。

【用法与用量】

常用量:初次量成人 0.4～0.6mg,必要时 2～4h 后再给 0.2～0.4mg。总量成人 1～1.6mg。用葡萄糖注射液稀释后缓慢注射,10min 左右。

【注意事项】

1.不良反应有恶心、呕吐、食欲不振、腹泻、头痛、幻觉、心律失常及房室传导阻滞。

2.低钾血症、不完全性房室传导阻滞、高钙血症、甲状腺功能低下、缺血性心脏病、心肌炎活动期、肾功能损害患者慎用。

3.用药期间注意监测血压、心率与心律、心电图、心功能、电解质、肾功能,疑中毒者应监测血药浓度。

4.预激综合征伴心房颤动或扑动、任何强心苷制剂中毒者、室性心动过速、心室颤动、梗阻性肥厚型心肌病、心肌梗死患者禁用。

四、抗心绞痛药

硝酸甘油

【临床应用】

硝酸甘油可松弛血管平滑肌,对冠状血管也有明显舒张作用,降低外周阻力,减轻心脏负荷。用于冠心病心绞痛的治疗及预防,也可用于降低血压或治疗充血性心力衰竭。

【用法与用量】

舌下含服:每次 0.5mg,每 5min 可重复一片,直至疼痛缓解,如果 15min 内总量达 3 片后疼痛持续存在,应立即就医。极量 1 日 2mg。

【注意事项】

1.常见不良反应有头痛、眩晕、面部潮红、心悸、体位性低血压、晕厥等。

2.禁用于有严重低血压及心动过速时的心梗早期以及严重贫血、青光眼、颅内压增高和已知对硝酸甘油过敏的患者;禁用于使用枸橼酸西地那非(万艾可)的患者,后者增强硝酸甘油的降压作用。

五、抗心律失常药

(一)普罗帕酮(心律平)

【临床应用】

普罗帕酮主要用于阵发性室上性及室性心动过速和各种期前收缩及预激综合征伴心动过速或房颤患者。

【用法与用量】

首次 70mg 加 5％葡萄糖溶液稀释后 10min 内缓慢静注,必要时 20min 重复 1 次。24h 总量不超过 210mg。

【注意事项】

1. 不良反应有恶心、呕吐、便秘、头痛、眩晕等,严重时可致心律失常,如传导阻滞、窦房结功能障碍。

2. 严重心肌损害、严重心动过缓、肝肾功能不全、低血压患者慎用。

3. 无起搏器保护的窦房结功能障碍、严重房室传导阻滞、双束支传导阻滞、严重充血性心力衰竭、心源性休克、严重低血压患者禁用。

(二)维拉帕米(异搏定)

【临床应用】

维拉帕米主要用于阵发性室上性心动过速的转复及心房扑动或心房颤动心室率的暂时控制[合并房室旁路通道的预激综合征和 Lown-Ganong-Levine 综合征(短 P-R 综合征)除外]。

【用法与用量】

一般起始量为 5～10mg,稀释后缓慢静注至少 2min,15～30min 后可重复一次。24h 总量不超过 50～100mg。

【注意事项】

1. 不良反应有症状性低血压、心动过缓、眩晕、头痛、严重心动过速、恶心、癫痫、嗜睡等。

2. 严重心肌损害、严重心动过缓、肝肾功能不全、低血压患者慎用。

3. 无起搏器保护的窦房结功能障碍、严重房室传导阻滞、严重充血性心力衰竭、心源性休克、严重低血压患者禁用。

(三)利多卡因

【临床应用】

利多卡因主要用于各种原因引起的室性心律失常,包括室性期前收缩和室性心动过速。

【用法与用量】

1. 静脉注射:1～1.5mg/kg(一般用 50～100mg)作首次负荷剂量静注 2～3min,必要时每 5min 重复静脉注射 1～2 次,1h 内总量不得超过 300mg。

2. 静脉滴注:一般以 5％葡萄糖溶液配成 1～4mg/ml 药液滴注或泵注,在负荷量后可继续以 1～4mg/min 的速度维持;老年人、心力衰竭、心源性休克、肝肾功能障碍时应减少用量,以 0.5～1mg/min 的速度维持,每小时不超过 100mg。

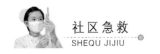
【注意事项】

1. 本品可引起嗜睡、感觉异常、肌肉震颤、惊厥昏迷及呼吸抑制、低血压及心动过缓等不良反应。

2. 对局麻药过敏者禁用;阿-斯综合征、预激综合征、严重传导阻滞患者严禁静脉给药。

六、脱水利尿药

(一)呋塞米(速尿)

【临床应用】

呋塞米利尿作用强,用于各种水肿性疾病、降低颅内压、药物中毒的排泄以及高血压危象的辅助治疗。

【用法与用量】

静注:用于水肿性疾病,起始剂量 20～40mg,必要时每 2h 追加剂量,直至出现满意疗效;用于高血压危象,起始 40～80mg,伴急性左心衰或急性肾衰时,可酌情增加剂量。片剂口服:起始剂量为口服 20～40mg,每日 1 次,必要时 6～8h 后追加 20～40mg,直至出现满意利尿效果。最大剂量虽可达每日 600mg,但一般应控制在 100mg 以内,分 2～3 次服用。

【注意事项】

大剂量或长期用药会导致水电解质紊乱(低血钾、低血钠、低血氯)而引起恶心、呕吐、腹泻、口渴、头晕、肌痉挛等;偶有皮疹、瘙痒、视物模糊;有时可产生体位性低血压、听力障碍、白细胞减少及血小板减少等。

(二)甘露醇

【临床应用】

在肾小管造成高渗透压而利尿,用于治疗脑水肿及青光眼,亦用于早期肾衰及防止急性少尿症。

【用法与用量】

1. 利尿:每次 20％溶液 250～500ml 静滴,滴速 10ml/min,使尿量维持在每小时 30～50ml。

2. 治疗脑水肿或青光眼:按 0.25～2g/kg,30～60min 内静滴。

【注意事项】

1. 不良反应有水电解质失调。其他尚有头痛、视物模糊、眩晕,大剂量久用可引起肾小管损害。

2. 心功能不全、脑出血、因脱水而尿少的患者慎用。

七、降压药

(一)复方利血平(复方降压片)

【临床应用】

利血平为肾上腺素能神经抑制药,可阻止肾上腺素能神经末梢内介质的储存,将囊泡中具有升压作用的介质耗竭;双肼屈嗪为血管扩张剂;氢氯噻嗪为利尿降压药;三药联合有显著协同作用,促进血压下降。特点为缓慢、温和而持久,并有镇静和减慢心率作用。适用于轻度、中度高血压患者。

【用法与用量】

常用量:口服,1～2 片/次,每日 3 次。

【注意事项】

1. 常见不良反应有鼻塞、四肢无力、嗜睡、肠蠕动增加、腹泻等。大剂量可引起震颤性麻痹。长期应用,则能引起抑郁症。

2. 胃及十二指肠溃疡患者忌用。

(二)硝普钠

【临床应用】

硝普钠是一种速效和短时作用的血管扩张剂,能扩张周围血管,使血压下降。用于治疗高血压危象、高血压脑病、脑出血及急性心力衰竭,包括急性肺水肿等。

【用法与用量】

50mg 用 5％葡萄糖溶液 50ml 稀释,避光。给药方法一般为持续泵注,根据血压监测情况调节药量,按体重 60kg 计,开始速度一般为 2ml/h,根据治疗反应逐步增加剂量,每次增加2ml/h,常用剂量为 10～12ml/h,极量为 36ml/h。

【注意事项】

1. 密切监测血压,若血压降低过快、过剧会出现眩晕、大汗、头痛、肌肉抽搐、反射性心动过速或心律不齐等。

2. 硫氰酸盐中毒或过量时,可出现运动失调、视物模糊、谵妄、意识丧失等。

3. 氰化物中毒时,可出现反射消失、昏迷、心音遥远、低血压、脉搏消失、呼吸浅、瞳孔散大等。

八、平喘药

氨茶碱

【临床应用】

氨茶碱对支气管平滑肌有舒张作用,还能松弛胆道平滑肌、扩张冠状动脉,有轻度利尿、强心和中枢兴奋作用。氨茶碱用于支气管哮喘,也可用于心源性哮喘、胆绞痛等。

【用法与用量】

常用量:静注、静滴,0.25～0.5g/次,用 5％葡萄糖溶液稀释后使用。极量 0.5g/次,1g/d。

【注意事项】

1. 静注过快或浓度过高可有恶心、呕吐、心悸、血压下降和惊厥。

2. 急性心肌梗死、低血压、严重冠状动脉硬化患者忌用。

九、胃肠解痉药

(一)阿托品

【临床应用】

阿托品用于各种内脏绞痛,如胃肠绞痛及膀胱刺激症状,也可作为解毒剂解救有机磷

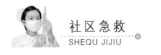

中毒。

【用法与用量】

常用量：肌注或静注，0.3～0.5mg/次，每日 0.5～3mg；一次用药极量为 2mg。用于有机磷中毒时，每次肌注或静注 1～2mg(严重者可加大 5～10 倍)，每 10～20min 重复 1 次，至发绀消失，继续用药至病情稳定后用维持量，有时需连用 2～3d。

【注意事项】

1. 不良反应与剂量有关，大致如下：0.5mg，轻微心率减慢，略有口干及少汗；1mg，口干、心率加速、瞳孔轻度扩大；2mg，心悸、显著口干、瞳孔扩大，有时出现视物模糊；5mg，上述症状加重，并有语言不清、烦躁不安、皮肤干燥发热、小便困难、肠蠕动减少；10mg 以上，上述症状更重，脉速而弱，中枢兴奋现象严重，呼吸加快加深，出现谵妄、幻觉、惊厥等；严重中毒时可由中枢兴奋转入抑制，产生昏迷和呼吸麻痹等。最低致死剂量成人约为 80～130mg，儿童为 10mg。

2. 高热、心动过速、腹泻和老年人慎用。青光眼、幽门梗阻及前列腺肥大者禁用。

3. 当用量超过 5mg 时，即产生中毒，但死亡者不多，因中毒量(5～10mg)与致死量(80～130mg)相距甚远。急救方法为洗胃、导泻，以清除未吸收的阿托品。兴奋过于强烈可用短效巴比妥类或水合氯醛。呼吸抑制时可用尼可刹米。另外，皮下注射新斯的明 0.5～1mg，每 15min 1 次，直至瞳孔缩小、症状缓解为止。

(二)山莨菪碱(654-2)

【临床应用】

山莨菪碱的作用与阿托品相似，用于缓解胃肠痉挛所致的疼痛。

【用法与用量】

口服，成人每次 1～2 片(5～10mg)，每日 3 次。肌注或静注，成人一般剂量 5～10mg，每日 1～2 次，也可经稀释后静滴。

【注意事项】

1. 常见不良反应为口干、面红、视近物模糊。用量较大时可出现心率加快、排尿困难等，多在 1～3h 内消失。用量过大会出现抽搐、甚至昏迷等中枢神经兴奋症状。

2. 出血性疾病、脑出血急性期、青光眼、前列腺肥大、尿潴留患者禁用。对本品过敏者禁用，过敏体质者慎用。

3. 若口干明显，则可口服酸梅或维生素 C，使症状得以缓解。静脉滴注过程中，若排尿困难，可肌内注射新斯的明 0.5～1mg 或氢溴酸加兰他敏 2.5～5mg 以解除症状。

十、激素类药

(一)地塞米松(氟美松)

【临床应用】

地塞米松具有抗炎、抗毒、抗过敏、抗休克及免疫抑制作用。用于各类炎症及变态反应的治疗。

【用法与用量】

口服，0.75～3mg/d，分 2～4 次。维持剂量每日 0.5～0.75mg。肌注(醋酸地塞米松注射液),每次 1～8mg,间隔 2～3 周 1 次。静滴(地塞米松磷酸钠注射液),每次 2～20mg。

【注意事项】

1. 不良反应:诱发或加重感染、骨质疏松、肌肉萎缩、伤口愈合迟缓等;大量使用时,易引起类库欣综合征(满月脸、水牛背、向心性肥胖、皮肤变薄、低钾、高血压、尿糖等)。

2. 溃疡病、血栓性静脉炎、活动性肺结核、肠吻合术后、糖尿病、细菌或病毒感染患者、骨质疏松、肝硬化等患者需慎用,使用前考虑利弊。

3. 患者可出现精神症状:欣快感、激动、谵妄、不安、定向力障碍,也可表现为抑制。精神症状尤易发生在患慢性消耗性疾病的人及以往有过精神不正常者。

（二）泼尼松（强的松）

【临床应用】

泼尼松主要用于各种急性严重细菌感染、严重过敏性疾病、严重支气管哮喘等。

【用法与用量】

口服:成人开始每日 15～40mg,需要时可增加到 60mg,分次服用,病情稳定后逐渐减量。

【副作用】

严重肝功能不良者不宜使用。

十一、抗凝血药

肝素

【临床应用】

肝素用于防治血栓形成或栓塞性疾病(如心肌梗死、血栓性静脉炎、肺栓塞等);各种原因引起的弥漫性血管内凝血(DIC);也用于血液透析、体外循环、导管术、微血管手术等操作中及某些血液标本或器械的抗凝处理。

【用法与用量】

静脉注射:首次 5000～10000U,之后按体重每 4h 增加 100U/kg,用氯化钠注射液稀释后应用,或者半支肝素 6250U 加入 50ml 生理盐水中以 4ml/h 速度维持开始,根据活化部分凝血活酶时间(APTT)增减。静脉滴注:每日 20000～40000U,加至 1000ml 氯化钠注射液中持续滴注。滴注前可先静脉注射 5000U 作为初始剂量。

【注意事项】

1. 主要不良反应是用药过多可致自发性出血,肝素可导致血小板减少,在使用肝素过程中需注意监测活化部分凝血活酶时间(APTT)和血小板。

2. 对肝素过敏、有自发出血倾向者、血液凝固迟缓者(如血友病、紫癜、血小板减少)、溃疡病、创伤、产后出血者及严重肝功能不全者禁用。

3. 应对措施:轻度过量时,停药即可;重度过量时,除停药外,还需注射肝素特效解毒剂——鱼精蛋白。

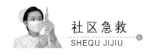
十二、镇静催眠药

(一)地西泮

【临床应用】

地西泮具有镇静催眠、抗焦虑、抗惊厥和骨骼肌松弛作用。地西泮用于焦虑症及各种神经官能症、失眠和抗癫痫,缓解炎症引起的反射性肌肉痉挛等。

【用法与用量】

口服,2.5～5mg/次,每日 7.5～15mg。

【注意事项】

1. 不良反应有嗜睡、眩晕、运动失调等,偶有呼吸抑制和低血压。

2. 慎用于急性酒精中毒、重症肌无力、青光眼、低蛋白血症、慢性阻塞性肺疾病患者。

3. 新生儿、妊娠期(尤其是妊娠前 3 个月与末 3 个月)、哺乳期妇女禁用。

(二)苯巴比妥

【临床应用】

苯巴比妥用于镇静催眠、抗惊厥、抗癫痫、麻醉前给药、与解热镇痛药配伍应用以增强其作用、治疗新生儿高胆红素血症。

【用法与用量】

肌内注射抗惊厥与癫痫持续状态,成人一次 100～200mg,必要时可 4～6h 后重复使用 1次。麻醉前给药术前 0.5～1h 肌内注射 100～200mg。儿童:肌内注射抗惊厥,按体重一次 3～5mg/kg。

【注意事项】

1. 肝肾功能不全、呼吸功能障碍、卟啉病患者、对本品过敏者慎用。

2. 当轻度中毒时,有头胀、眩晕、头痛、语言迟钝、动作不协调、嗜睡、感觉障碍、瞳孔缩小等。当重度中毒时,可有一段兴奋期,患者可发生狂躁、谵妄、幻觉、惊厥、瞳孔散大(有时缩小)、肌肉松弛,角膜、咽、腱反射消失,呼吸减慢、变浅不规则,或呈潮式呼吸,严重时可引起呼吸衰竭、昏迷逐渐加深,皮肤发绀、湿冷,脉搏快而微弱,少尿或无尿,血压下降甚至休克,黄疸及肝功能损害。

十三、解热镇痛药

(一)水杨酸类

代表药物为阿司匹林。

【临床应用】

阿司匹林用于普通感冒或流行性感冒引起的发热,也用于缓解轻至中度疼痛,如头痛、关节痛、偏头痛、牙痛、肌肉痛、神经痛、痛经。

【用法与用量】

常用量:解热、镇痛,口服每次 0.3～0.6g,每日 3 次,必要时可每 4h 一次;抗炎、抗风湿,每日 3～6g,分 4 次口服。

【注意事项】

1. 解热镇痛的剂量很少引起不良反应。长期大量用药(治疗风湿热)时较易出现不良反应,如耳鸣、听力下降、哮喘等。

2. 消化道出血、血友病患者以及有阿司匹林或其他非甾体抗炎药过敏史者禁用。

(二)苯胺类

代表药物为对乙酰氨基酚。

【临床应用】

对乙酰氨基酚具有解热、镇痛的作用。主要用于发热,缓解轻中度疼痛,如头痛、神经痛、肌肉痛、关节痛、痛经和术后止痛等。

【用法与用量】

常用量:肌注,0.15~0.25g/次;口服,0.3~0.6 片/次,每日 3 次。

【注意事项】

1. 偶可引起恶心、呕吐、腹痛等,少数可见皮疹、粒细胞缺乏症、血小板减少等。

2. 严重肝肾功能不全者禁用,3 岁以下儿童避免使用,孕妇不推荐使用。不宜长期服用。

(三)吲哚乙酸类

代表药为吲哚美辛。

【临床应用】

吲哚美辛是很强的非选择性 COX 抑制剂,抗炎、镇痛和解热作用强大。对高热的对症解热,可迅速大幅度短暂退热。

【用法与用量】

栓剂:直肠给药。取塑料指套一只,套在示指上,取出栓剂,持栓剂下端,轻轻塞入肛门约 2cm 处,每次半枚或一枚,每日一次,每日剂量不宜超过 2 枚。

口服:成人用于镇痛,首剂 25~50mg,继之 25mg,每日 3 次,直到疼痛缓解,可停药;用于退热,每次 6.25~12.5mg,每日不超过 3 次。

【不良反应】

常见胃肠道反应如胃痛、胃烧灼感、恶心反酸等症状;头痛、头晕、焦虑及失眠等;老年人需注意肾功能不全的可能;各型皮疹,最严重的为大疱性多形红斑(Stevens-Johnson 综合征);造血系统受抑制及过敏反应亦可出现。

【注意事项】

1. 解热作用强,可迅速大幅度退热,故应防止大汗和虚脱,补充足量液体。

2. 可导致水钠潴留,故心功能不全及高血压等患者应慎用。

3. 血友病及其他出血性疾病患者、再生障碍性贫血、粒细胞减少等患者均应慎用。

十四、镇吐药

(一)甲氧氯普胺(胃复安)

【临床应用】

甲氧氯普胺是多巴胺(D_2)受体阻断药,抑制延脑的催吐化学感受器而发挥中枢止吐作

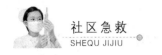
用,并促进胃蠕动,加快胃内容物的排空。用于尿毒症、肿瘤化疗放疗引起的呕吐及慢性功能性消化不良引起的胃肠运动障碍。

【用法与用量】

口服:成人 5～10mg/次,每日 3 次,总剂量每日不得超过 0.5mg/kg。

肌注:成人 10～20mg/次,总剂量每日不得超过 0.5mg/kg。

【注意事项】

1. 不良反应有体位性低血压、便秘等,大剂量可致锥体外系反应,也可引起高泌乳血症。

2. 禁用于嗜铬细胞瘤、癫痫、进行放射性治疗或化疗的乳癌患者。胃肠道出血、机械性肠梗阻或穿孔者,可因用药使胃肠道动力增加,病情加重。

3. 甲氧氯普胺对晕动病所致呕吐无效。醛固酮与血清催乳素浓度可因甲氧氯普胺的使用而升高。严重肾功能不全患者剂量至少须减少 60%,这是因为这类患者容易出现锥体外系症状。静脉注射甲氧氯普胺须慢,1～2min 注完,快速给药可出现躁动不安,随即进入昏睡状态。

(二)苯海拉明及异丙嗪

详见抗过敏药类。

十五、促凝血药

(一)氨甲苯酸(止血芳酸)

【药理及应用】

氨甲苯酸具有抗纤维蛋白溶解作用,能竞争性阻止纤溶酶原在纤维蛋白上的吸附,用于纤维蛋白溶解过度所致的出血,如在进行肝、肺、胰、前列腺、肾上腺、甲状腺等手术时的异常出血;还用于妇产科和产后出血以及肺结核咯血或痰中带血、血尿、前列腺肥大出血、上消化道出血等。

【用法与用量】

口服:成人 0.25～0.5g/次,每日 2～3 次。

静注:0.1～0.3g/次,用 5%葡萄糖注射液或 0.9%氯化钠注射液 10～20ml 稀释后缓慢注射,1 日最大用量 0.6g。儿童每次 0.1g。

【注意事项】

1. 不良反应少见,可有头晕、头痛、腹部不适等。

2. 肾功能不全者减量或慎用。有血栓形成倾向或有血栓性血管疾病史者禁用。

(二)酚磺乙胺(止血敏)

【药理及应用】

酚磺乙胺能增加血液中的血小板数量,增强其聚集性和黏附性,促使血小板释放凝血活性物质,缩短凝血时间,加速血块收缩。止血作用迅速,静注后 1h 作用达高峰,作用维持 4～6h。适用于预防和治疗外科手术出血过多,血小板减少性紫癜或过敏性紫癜以及其他原因引起的出血,如脑出血、胃肠道出血、泌尿道出血等。可与其他类型止血药如氨甲苯酸、维生素 K 并用。

【用法与用量】

1. 肌内注射或静脉注射：每次 0.25～0.5g，每日 0.5～1.5g。静脉滴注：每次 0.25～0.75g，每日 2～3 次，稀释后滴注。

2. 预防手术后出血，术前 15～30min 静滴或肌注 0.25～0.5g，必要时 2h 后再注射 0.25g。

【不良反应及注意事项】

1. 不良反应发生率低，可有恶心、头痛、皮疹、暂时性低血压等，偶有静脉注射后发生过敏性休克的报道。

2. 可与维生素 K 注射液混合使用，但不可与氨基己酸注射液混合使用。

十六、解毒药

(一)氯解磷定

【临床应用】

氯解磷定用于解救多种磷酸酯类杀虫剂的中毒，在体内能与磷酰化胆碱酯酶中的磷酰基结合成无毒物质由尿排出，恢复胆碱酯酶活性。氯解磷定是有机磷农药中毒的首选药物。对轻度有机磷农药中毒，可单独应用氯解磷定；中重度中毒时必须合并应用阿托品。

【用法与用量】

肌内注射或缓慢静注。

一般中毒患者用量为 0.5～1g；严重中毒患者用量为 1～1.5g。以后根据病情和血清胆碱酯酶水平每 1.5～2h 可重复 1～3 次。

【不良反应】

注射后可引起恶心、呕吐、心率增快、心电图出现暂时性 ST 段压低和 Q-T 间期延长。

注射过快会引起眩晕、视物模糊、复视、动作不协调。

剂量过大可抑制胆碱酯酶、抑制呼吸和引起癫痫样发作。

【注意事项】

1. 有机磷杀虫剂中毒患者越早应用本品越好。皮肤吸收引起中毒的患者，应用本品的同时要脱去被污染的衣服，并用肥皂清洗头发和皮肤。眼部用 2.5% 碳酸氢钠溶液和生理氯化钠溶液冲洗。口服中毒患者用 2.5% 碳酸氢钠溶液彻底洗胃。由于有机磷杀虫剂可在下消化道吸收，因此口服患者应用本品至少要维持 48～72h，以防引起延迟吸收后加重中毒，甚至致死。昏迷患者要保持呼吸道通畅，呼吸抑制患者应立即进行人工呼吸。

2. 用药过程中要随时测定血清胆碱酯酶活力作为用药监护指标。要求血清胆碱酯酶活力维持在 50% 以上。急性中毒患者的血清胆碱酯酶活力与临床症状有关，因此密切观察临床表现亦可及时重复应用本品。

3. 本品对马拉硫磷、敌百虫、敌敌畏、乐果、甲氟磷(dimefox)、丙胺氟磷(mipafox)和八甲磷(schradan)等的中毒效果较差；对氨基甲酸酯杀虫剂所抑制的胆碱酯酶无复活作用。

(二)阿托品

【临床应用】

阿托品应用于有机磷农药中毒时，是有效阻断毒蕈碱样作用和解除呼吸中枢抑制的有

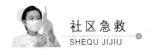
效药物。

【用法与用量】

轻度中毒:1.0～2.0mg 肌注,必要时 1～2h 后再用 0.5～1.0mg;

中度中毒:2.0～4.0mg 肌注或静滴,10～20min 后重复 1 次;

重度中毒:5～10mg 肌注或静注,以后每 5～10min 用 3～5mg。

也可以予 5mg 加入 50ml 生理盐水中,以 1ml/h 开始微泵注射,逐渐加量,直到轻度阿托品化后给予维持治疗。

根据有无异常分泌、体温及脉搏调整阿托品用量。

【注意事项】

1. 不良反应与剂量有关,大致如下:0.5mg,轻微心率减慢,略有口干及少汗;1mg,口干、心率加速、瞳孔轻度扩大;2mg,心悸、显著口干、瞳孔扩大,有时出现视物模糊;5mg,上述症状加重,并有语言不清、烦躁不安、皮肤干燥发热、小便困难、肠蠕动减少;10mg 以上,上述症状更重,脉速而弱,中枢兴奋现象严重,呼吸加快加深,出现谵妄、幻觉、惊厥等;严重中毒时可由中枢兴奋转入抑制,产生昏迷和呼吸麻痹等。最低致死剂量成人为 80～130mg,儿童约为 10mg。

2. 高热、心动过速、腹泻患者和老年人慎用。青光眼、幽门梗阻及前列腺肥大者禁用。

十七、抗过敏药

常用抗过敏药有三类。

(一)抗组胺药

组胺是过敏反应时释放的致敏物质,而抗组胺药主要是组胺 H_1 受体拮抗剂,如苯海拉明、氯苯那敏(扑尔敏)、异丙嗪(非那根)等,它们能与组胺竞争致敏细胞上的组胺 H_1 受体,使组胺不能与其结合而产生过敏反应。

1. 苯海拉明

【临床应用】

有抗过敏作用,并有镇静、催眠、镇吐等作用。用于治疗皮肤黏膜过敏(如荨麻疹、血管神经性水肿、过敏性鼻炎等)以及变态反应性疾病、晕动病及呕吐。

【用法与用量】

常用量:成人,口服 25～50mg,每日 2～3 次。深部肌内注射,每次 20mg,每日 1～2 次。

【不良反应】

有疲乏、头晕、嗜睡、口干、恶心等,偶可引起皮疹、粒细胞减少、肌张力障碍等。

【注意事项】

青光眼、前列腺肥大、幽门梗阻及肠梗阻患者忌用,重症肌无力患者禁用,孕妇慎用,新生儿、早产儿禁用。

2. 氯苯那敏

【临床应用】

有较强的抗组胺作用,广泛用于一切瘙痒性变态反应性皮肤病,也可用于过敏性鼻炎、血管舒缩性鼻炎、药物及食物过敏。

【用法与用量】

口服：成人每次 1 片,每日 3 次。

肌注：成人每次 5～20mg。

【不良反应】

可见嗜睡、口干等,但较苯海拉明轻,可诱发癫痫。小儿服用过量可出现幻觉、不安和语无伦次。用水化氯醛处理后可恢复。

【注意事项】

同苯海拉明。另外,明显前列腺肥大、幽门十二指肠梗塞患者均应禁用。本品不可应用于下呼吸道感染和哮喘发作患者(因可使痰液变稠而加重疾病)。用药期间,不得驾驶车、船或操作危险的机器。

3. 异丙嗪

【临床应用】

异丙嗪能竞争性阻断组胺 H_1 受体而产生抗组胺作用,能对抗组胺所致毛细血管扩张,降低其通透性,缓解支气管平滑肌收缩所致的喘息,较盐酸苯海拉明作用强而持久。

【用法与用量】

注射给药后吸收快而完全,血浆蛋白质结合率高。

成人：抗过敏,每次 25mg,必要时 2h 后重复;严重过敏时可肌注 25～50mg,最高量不得超过 100mg。

儿童：抗过敏,每次按体重 0.125mg/kg 或按体表面积 3.75mg/m² ,每 4～6h 一次。

【不良反应】

异丙嗪属吩噻嗪类衍生物,小剂量时无明显副作用,但大量和长时间应用时可出现吩噻嗪类药物常见的副作用。较常见的有嗜睡;较少见的有视物模糊或色盲,头晕目眩、口鼻咽干燥、耳鸣、皮疹、胃痛或胃部不适、反应迟钝(儿童多见)、晕倒感(低血压),甚至出现黄疸。增加皮肤对光的敏感性,多噩梦,易兴奋,易激动,幻觉,中毒性谵妄,儿童易发生锥体外系反应。上述反应发生率不高。心血管的不良反应很少见,可见血压增高,偶见血压轻度降低。白细胞减少症、粒细胞减少症及再生障碍性贫血少见。

【注意事项】

下述疾病患者应慎用：急性哮喘、膀胱颈部梗阻、闭角型青光眼、高血压、胃溃疡、前列腺肥大症状明显者、幽门或十二指肠梗阻、呼吸系统疾病、癫痫、黄疸、各种肝病以及肾功能衰竭。应特别注意有无肠梗阻或药物的用量、中毒等问题,因其症状体征可被异丙嗪的镇吐作用所掩盖。

(二)过敏反应介质阻释剂

此类药物能稳定致敏细胞膜,阻止组胺等多种过敏反应介质,如 5-羟色胺、缓激肽等的释放。常用药物是酮替芬。

酮替芬

【临床应用】

酮替芬为一较强的过敏介质阻释剂,适用于防治多种类型的支气管哮喘,也可用于治疗过敏性鼻炎、过敏性皮炎。

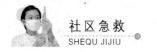

【用法与用量】

口服,每次 1 片(相当于酮替芬 1mg),每日 2 次,早晚服。

【不良反应】

主要有嗜睡、倦怠、胃肠道反应等,长期服用可增进食欲,进而增加体重。

【注意事项】

孕妇、哺乳期妇女慎用,驾驶员及高度注意力集中工作者慎用。

(三)其他药物

如属于糖皮质激素的氢化可的松、曲安奈德等,具有抑制免疫反应的作用,故可缓解过敏反应症状。作为非处方药,皮质激素类药物仅供外用,主要适用于过敏性皮炎、脂溢性皮炎以及瘙痒症等。这类药物不应长期应用。

参考文献

［1］蔡文伟，陈凤英，陈寿，等.急性酒精中毒诊治共识［J］.中华急救医学杂志，2014，53（2）：
    135-138.

［2］陈灏珠，林果为，王吉耀.实用内科学［M］.14 版.北京：人民卫生出版社，2013.

［3］陈灏珠，钟南山，陆再英.内科学［M］.8 版.北京：人民卫生出版社，2013.

［4］陈红.中国医学生临床技能操作指南［M］.2 版.北京：人民卫生出版社，2014.

［5］陈文彬，潘祥林.诊断学［M］.8 版.北京：人民卫生出版社，2013.

［6］陈孝平，汪建平.外科学［M］.8 版.北京：人民卫生出版社，2013.

［7］陈亦江.急性中毒诊疗规范［M］.南京：东南大学出版社，2004.

［8］丁国芳，李正红，孙杨.临床医师实践技能指导［M］.北京：中国协和医科大学出版社，
    2016：245-246.

［9］葛均波，徐永健.内科学［M］.8 版.北京：人民卫生出版社，2013.

［10］郭毅.急诊医学［M］.北京：人民卫生出版社，2016.

［11］呼吸困难诊断、评估与处理的专家共识组.呼吸困难诊断、评估与处理的专家共识［J］.
    中华内科杂志，2014，53（4）：337-341.

［12］赖荣德，梁子敬.急诊科医师诊疗思维与决策［M］.北京：人民军医出版社，2013.

［13］李春盛.急诊科疾病临床诊疗思维［M］.2 版.北京：人民卫生出版社，2013.

［14］李春盛.急诊医学［M］.北京：高等教育出版社，2011.

［15］李桂源.病理生理学［M］.2 版.北京：人民卫生出版社，2010.

［16］李小寒，尚少梅.基础护理学［M］.5 版.北京：人民卫生出版社，2012.

［17］刘长文，严静.危重症临床基本监测与处置［M］.北京：人民卫生出版社，2009.

［18］刘大为.临床血流动力学［M］.北京：人民卫生出版社，2013.

［19］刘大为.实用重症医学［M］.北京：人民卫生出版社，2010.

［20］陆再英，钟南山.内科学［M］.7 版.北京：人民卫生出版社，2008.

［21］马丹，魏峰，刘清和.急诊医学［M］.武汉：湖北科学技术出版社，2009.

［22］沈洪，刘中民.急诊与灾难医学［M］.2 版.北京：人民卫生出版社，2013.

［23］沈洪.急诊医学［M］.北京：人民卫生出版社，2008.

［24］田勇泉.耳鼻咽喉头颈外科学［M］.8 版.北京：人民卫生出版社，2013.

［25］万学红，卢雪峰.诊断学［M］.8 版.北京：人民卫生出版社，2013.

［25］王辰，王建安.内科学［M］.3 版.北京：人民卫生出版社，2015.

［27］王一镗.急诊医学［M］.2 版.北京：清华大学出版社，2015.

［28］王振杰，石建华，方先业.实用急诊医学［M］.3 版.北京：人民军医出版社，2012.

［29］王振杰，史继学.急诊医学［M］.北京：人民军医出版社，2013.

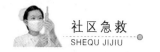
［30］吴在德,吴肇汉.外科学［M］.7版.北京:人民卫生出版社,2008.

［31］于学忠,黄子通.急诊医学［M］.北京:人民卫生出版社,2015.

［32］于学忠.协和急诊医学［M］.北京:科学出版社,2010.

［33］张宏顺,周静,张寿林,等.毒鼠强在家兔体内的代谢动力学研究［J］.中华预防医学杂志,2005,39(2):91-94.

［34］张玲芝,周彩华.护理实务临床处置［M］.杭州:浙江大学出版社,2010.

［35］张文武.急诊内科手册［M］.2版.北京:人民卫生出版社,2014.

［36］张文武.急诊内科学［M］.2版.北京:人民卫生出版社,2007.

［37］章晓幸.基础护理［M］.2版.北京:高等教育出版社,2010.

［38］赵家良.眼科学［M］.北京:人民卫生出版社,2009.

［39］赵堪兴,杨培增.眼科学［M］.8版.北京:人民卫生出版社,2013.

［40］中国医师协会急诊医师分会.急性百草枯中毒诊治专家共识［J］.中国急救医学,2013,33(6):484-489.

［41］中华医学会.临床诊疗指南:急诊医学分册［M］.北京:人民卫生出版社,2009.

图书在版编目（CIP）数据

社区急救 / 朱宁, 费敏主编. —杭州:浙江大学
出版社，2018.9(2024.8 重印)
ISBN 978-7-308-18161-7

Ⅰ.①社⋯ Ⅱ.①朱⋯ ②费⋯ Ⅲ.①社区卫生服务
－急救－教材 Ⅳ.①R459.7

中国版本图书馆 CIP 数据核字（2018）第 085892 号

社区急救

朱　宁　费　敏　主编

丛书策划	阮海潮（ruanhc@zju.edu.cn）
责任编辑	阮海潮
责任校对	陈静毅　殷晓彤
封面设计	杭州林智广告有限公司
出版发行	浙江大学出版社
	（杭州市天目山路 148 号　邮政编码 310007）
	（网址:http://www.zjupress.com）
排　　版	杭州青翊图文设计有限公司
印　　刷	杭州钱江彩色印务有限公司
开　　本	787mm×1092mm　1/16
印　　张	13.5
字　　数	337 千
版 印 次	2018 年 9 月第 1 版　2024 年 8 月第 5 次印刷
书　　号	ISBN 978-7-308-18161-7
定　　价	45.00 元